中国健康养老与保险保障系列丛书

中国老年健康保险保障

创新发展报告

中国健康管理协会

北京群畅健康管理应用技术研究院

—编著—

中国财经出版传媒集团

中国财政经济出版社

·北 京·

图书在版编目（CIP）数据

中国老年健康保险保障创新发展报告 / 中国健康管理协会，北京群畅健康管理应用技术研究院编著 . -- 北京：中国财政经济出版社，2024.7

（中国健康养老与保险保障系列丛书）

ISBN 978-7-5223-2740-2

Ⅰ. ①中… Ⅱ. ①中… ②北… Ⅲ. ①老年人—医疗保健事业—研究报告—中国 Ⅳ. ① R199.2

中国国家版本馆 CIP 数据核字（2024）第 013429 号

责任编辑：郁东敏　　　　　　责任印制：党　辉
责任设计：中通世奥　　　　　责任校对：张　凡

中国老年健康保险保障创新发展报告

ZHONGGUO LAONIAN JIANKANG BAOXIAN BAOZHANG CHUANGXIN FAZHAN BAOGAO

中国财政经济出版社 出版

URL：http://www.cfeph.cn

E-mail：cfeph @cfemg.cn

社址：北京市海淀区阜成路甲 28 号　邮政编码：100142

营销中心电话：010-88191522

天猫网店：中国财政经济出版社旗舰店

网址：https://zgczjjcbs.tmall.com

中煤（北京）印务有限公司印刷　各地新华书店经销

成品尺寸：185mm×260mm　16 开　15.25 印张　296 000 字

2024 年 7 月第 1 版　2024 年 7 月北京第 1 次印刷

定价：89.00 元

ISBN 978-7-5223-2740-2

（图书出现印装问题，本社负责调换，电话：010-88190548）

本社图书质量投诉电话：010-88190744

打击盗版举报热线：010-88191661　QQ：2242791300

中国老年健康保险保障创新发展报告

编著：中国健康管理协会　北京群畅健康管理应用技术研究院
支持单位：北京远盟康健健康科技有限公司

《中国老年健康保险保障创新发展报告》

编辑委员会

《中国老年健康保险保障创新发展报告》

专家委员会

名誉主任： 白书忠　姚　军

主　　任： 曾　强　赵　平

专家委员会：（按姓氏拼音排序）

众所周知，我国正快速步入人口老龄化。不仅老龄人口数量巨大，2021年末，我国65岁及以上人口已经突破2亿人，占比达14.2%；而且老龄化速度快，仅用了22年，老龄人口占比就从7%上升到14%，达到深度老龄化。与此同时，老年人群的健康风险问题暴露既普遍又突出，主要表现在疾病特别是慢病发病率高方面，人口老龄化已经成为慢病患病率升高的重要推动因素；诊疗、护理等费用经常发生，累计金额较高，给许多个人和家庭带来了沉重的经济负担。目前，虽然我国的医疗保障体系在不断完善，基本医疗保障已经实现全民覆盖，但商业健康保险在缓解基本医保的财务可持续压力、降低自付负担方面作用十分有限。从2021年数据看，商业医疗保险赔付支出仅占全社会卫生总费用的2.78%，占个人卫生支出的10%。因此，大力发展老年商业健康险，提升商业健康险对于老年人群的有效供给，是保险业责无旁贷的责任。

2022年，中国保险业经历了保险复业之后最为艰难的一年，资产端负债端都承受了前所未有的压力。在我看来，这不仅与新冠疫情以及国内外经济金融环境有关，也和国内保险业长期积累下来的问题未能得到有效化解有关。这些年，国民经济在强调供给侧结构性改革，保险业在强调"保险姓保"、回归主业。我们既要看到养老险和健康险是保险业最重要的新的增长点，更要注意到，保险必须服务于社会，满足民众的真实需求。老龄化及其所带来的健康保障需求是巨大并且持续的，老年健康保险是真正的蓝海，市场潜力巨大，足以成为保险业未来相当长时期的增长支柱，这是保险业的机遇。

当然，我们也必须注意到，老年人群的健康风险是有特殊性的。这不仅表现在老年人群的整体健康水平低于普通人群，其中许多属于传统的非标核保，甚至有拒保风险，而且老年人群的保障需求更加多元和复杂，对于服务的敏感度也更高。因此，开展老年健康险业务，对保险公司来说，会是一块不太好啃的"硬骨头"，经营难度比较高，无论是从传统的产品定价、营销、核保核赔等环节，还是从诊疗、护理、健康管理等服务资源的整合与服务提供方面来说，都是这样。所以，开展老年商业健康险，对保险业来说亦是挑战。

我国老年商业健康险业务目前处于发展的早期阶段，十分需要对市场环境和需求，以及行业供给现状进行调研，通过分析，把握准这项业务的发展方向，梳理出可持续发展的路径。由中国健康管理协会和北京群畅健康管理应用技术研究院联合编撰的《中国老年健康保险保障创新发展报告》，在这方面率先迈出了一步。我个人觉得，该报告对于促进我国老龄化商业健康险的发展是十分及时的，也是很有帮助的。希望这方面的研究能够持续开展，通过研究指导实践，在实践中不断总结，不断优化和完善。

习近平总书记在党的二十大报告中指出，"实施积极应对人口老龄化国家战略"，"把保障人民健康放在优先发展的战略位置，完善人民健康促进政策"。发展老年商业健康险具有重大和长期意义，利国利民，也具有巨大的商业发展前景。保险业有责任、有义务，把老年商业健康保险做好、做实，满足民众的健康保障需求，推动我国老年健康保障水平不断提升，实现健康中国的宏伟目标。

魏迎宁

原中国保监会副主席

序二

习近平总书记在党的二十大报告中指出："把保障人民健康放在优先发展的战略位置，完善人民健康促进政策。"推进健康中国建设，是我们党对人民的庄严承诺。党的二十大高瞻远瞩地提出了健康中国的宏伟战略，这既是对人民群众现实需求的深切回应，更代表着国家对全民健康的高度重视和全面提升人民群众健康水平的坚定决心。

随着社会经济的发展和人民生活水平的提高，我国的人口老龄化趋势日益加剧。预计到 2035 年，每 3 个中国人中就有 1 个是老年人。在这个背景下，老年人的健康问题变得日益突出。老年人的健康问题不仅影响个人和家庭的生活质量，也给社会和经济发展带来了巨大的压力。因此，加强老年健康管理，提高老年人的健康水平和生活质量，已经成为我们必须面对的重要问题。

健康管理对提升老年群体健康水平的作用和意义深远而宏大。其重大价值体现在不仅能够有效提升老年人群的生活质量，同时通过预防性手段显著降低大病医疗费用支出。此外，在新的时代背景下，高速老龄化对我国医疗卫生事业也提出了更高的要求，而推行健康管理是促进医疗卫生事业的发展创新的重要探索方向。健康管理作为一种新型的健康保障模式，可以通过跨学科的合作和创新，为老年群体提供更加个性化、精准的健康保障服务，为老年人提供全方位、个性化的健康保障服务，让老年人享受幸福生活，也为社会和谐稳定和国家的繁荣发展作出贡献。

在不断探索老年人群健康保障的技术手段和服务模式的同时，全行业需更加重视老年人群健康保障费用上涨的预期在健康保障支付方面带来的重大挑战，并关注强化运用商业保险控制风险、减量风险、平滑风险的能力来应对这一问题。在我国多层次健康保障体系中，商业保险在实现全民健康目标中将扮演极为重要的角色。一方面，商业保险可以通过提供多样化的保险产品和服务，满足人们多样化的健康需求，提高人们的健康水平和生活质量；另一方面，商业保险可以通过风险管理和预防保健措施降低人们的健康风险，提高社会整体健康水平。

"健康管理+保险保障"的融合创新、协同发展是适应新时代需求，应对上述挑战的有效路径，对于提高群体健康水平、降低医疗支出、提供个性化服务、促进经济发展以及实现社会公平都具有重要的意义和价值。这种融合创新可以促进医疗卫生事业的发展和创新，提高社会整体健康水平。同时，这种协同发展也可以为推动健康中国战略落地实施注入新的动能，引领民众健康保障水平和管理能力再上新台阶。

《中国老年健康保险保障创新发展报告》则在此处做出了重要的尝试，为行业专家和从业机构提供了一个共同探索保险保障与健康管理协同发展的平台。通过本报告的探索和示范，更多的行业专家和从业机构将更加关注保险保障与健康管理的协同发展，实现技术、服务、支付的闭环生态。这种协同发展将为推动健康中国战略落地实施再有新作为，引领民众健康保障水平和管理能力再上新台阶，为全民健康总体目标的实现再添新动能。

感谢参与这本报告编纂的各位专家的辛勤付出，打造出一个健康产业创新发展的多方交流平台，对一线丰富实践和宝贵经验进行科学总结，对发展理论进行深度探索。让我们共同致力于推动健康中国建设的发展，积极探索和创新老年健康管理和保险保障的融合发展模式；让我们携手共进，为中国的健康事业贡献更多的智慧和力量，让人民群众享受更高水平的医疗卫生服务和健康保障。

姚军

中国健康管理协会会长

我国正加速进入中度老龄化社会。据国家统计局数据，2022年末，我国60岁及以上人口28 004万人，占全国人口的19.8%，其中65岁及以上人口20 978万人，占全国人口的14.9%。按照国际标准，60岁以上人口占总人口比重超过20%，或65岁以上人口比重超过14%，即进入中度老龄化社会。可以看出，我国60岁、65岁及以上人口的占比数字都已临近中度老龄化的标准线。

习近平总书记对加强老龄工作作出重要指示强调："贯彻落实积极应对人口老龄化国家战略，把积极老龄观、健康老龄化理念融入经济社会发展全过程。"

我国老年人健康状况不容乐观，慢性病患病率达到82%，据预测，到2030年人口老龄化可能使我国的慢病负担增加40%。有研究表明，在医疗服务价格不变的条件下，人口老龄化导致的医疗费用负担年递增率为1.54%，未来15年人口老龄化造成的医疗费用负担将比目前增加26.4%。我国老年人口的健康余寿比发达国家低10岁左右。

老年群体的健康状况对整个国家的健康水平有着重要影响，其中尤为重要的是老年人群体对医疗健康的需求的特殊性。一方面，老年群体的身体机能退化，抵抗力较弱，容易受到疾病的困扰；另一方面，老年群体往往同时患有多种慢性疾病，其医疗健康需求具有长期性和持续性。两方面作用下，我国老年人群的医疗费用支出水平呈现不断上升的趋势，对健康医疗保障体系提出了更高的要求。

《"健康中国2030"规划纲要》强调了全民健康是全面小康的重要基础和前提，要实现全民健康，就必须要重视并解决好老年群体健康的问题。可以说，没有老年人的健康，就没有健康中国。

"健康老龄化"是通往"全民健康"的有效路径。

因此，构建多层次的健康医疗保障体系、创新健康医疗支付形式以保障我国老年人群的健康权益，是"把保障人民健康放在优先发展的战略位置"的必然要求。通过有效的策略和措施提高老年群体的身体健康水平，提升老年群体生活质量，也是实现健康中国战略目标的应有之义。

如何通过多层次的健康医疗保障体系、通过更多维的健康医疗支付形式为我国老年群体健康保驾护航，备受社会关注。近年来，我们注意到在人口老龄化的背景下，商业保险与健康管理相结合，在提升老年人的健康水平、降低医疗支出、优化健康服务、促进经济发展以及实现社会公平方面发挥了积极作用。面对不断上涨的医疗费用和健康保障需求，商业保险公司不再仅局限于提供经济保障，而是更努力地探索通过创新服务模式，开发针对性强的保险产品，提供更完善的健康管理服务，扮演了多层次健康保障体系中不可或缺的重要角色。

《中国老年健康保险保障创新发展报告》正是从这一角度出发，深入剖析了老年健康保障的现状、挑战与对策，不仅深入探讨了老年人群的医疗需求特性，而且也深度解读了商业保险与健康管理在老年健康保障体系中的角色与价值。更重要的是，本报告以跨学科的宽广视野，提供了一个全面、深入的解决方案框架，为老年健康保障的创新发展做出了贡献。

老年健康保障不仅是一个医学课题，更是一个社会课题。需要整合医疗、科研、教育、金融等多领域的资源，共同探索适合我国老年人群的健康保障模式。本书汇聚了来自商业保险、临床医疗、健康服务等多个相关行业的权威专家和有志之士的真知灼见，形成了跨行业、跨学科的思想交汇平台。通过不同视角下的专业论述，更好地理解老年人的健康需求，更具针对性地思考适应我国新时代老年人群需要的医疗健康及配套支付的保障方案。

希望本书能够引发更广泛的讨论和思考，推动中国老年健康保障事业的创新发展，为构建和谐、可持续的老龄社会提供有力的支持。

面对未来的挑战和机遇，我们期待看到更多关于老年健康保障的创新实践和研究，期待看到更多的跨界合作和交流，期待看到更多的研究成果转化为实际应用的案例。我们相信，只有不断创新、不断进步，才能真正满足老年人的健康保障需求，提高他们的生活质量和幸福感。

高成运

中国老龄科学研究中心党委书记、主任

目录
C O N T E N T S

专题报告

摘要	# 中国老年健康保险保障 创新发展报告

我国社会正在经历人口结构老龄化的巨大冲击。随着年龄增长，老年人群整体健康水平降低，慢性病发病率显著高于年轻人群。提高老年人健康服务和管理水平，推进老年健康保障创新是推动实现我国健康老龄化的关键步骤。当前，我国已建立起以基本医疗保障为主体、其他多种形式补充保险和商业健康保险为补充的多层次医疗保障体系。我国成熟完善的基本医保体系为保障老年人健康筑起了坚实的安全网，与此同时，老年人健康保障仍存在较大的缺口，商业健康保险发展空间广阔。

从全球市场来看，为老年群体提供健康保障是保险业重要的创新方向，应用大数据技术进行数据分析、整合医疗健康网络、提供积极的健康管理服务等是主要的发展趋势。发展商业健康保险，将健康管理服务与老年健康险产品开发相结合，不断丰富老年健康保险产品，推动老年健康保障创新，是贯彻落实积极应对人口老龄化国家战略和健康中国战略，提升老年人获得感、幸福感、安全感的重要举措。

当前，我国聚焦商业健康保险的老年健康保障研究有待进一步深化，已有研究多集中在老年健康保障需求分析、老年慢病防治等领域，尚缺少关于老年商业健康保险的系统、深入研究。为深入贯彻党的二十大精神，认真落实习近平总书记关于积极应对人口老龄化国家战略，做好老龄工作的系列重要指示精神，中国健康管理协会和北京群畅健康管理应用技术研究院联合编撰了《中国老年健康保险保障创新发展报告》，旨在系统研究我国老年商业健康保险的发展现状及重要趋势，认真分析老年健康保险保障创新模式，深入探讨发展健康促进型健康保险作业模式，为政府部门、保险企业等推动、参与老年商业健康保险的发展提供决策参考和经验借鉴。

编辑委员会以强烈的责任感、使命感，通过大量查阅文本资料，系统分析行业数据；深入开展实地调研，与20余位从事老年健康保险及服务的企业高管、资深专家进行访谈；详细解读20余家头部险企、再保公司、保险中介机构以及第三方科技公司、业务创新典型企业等不同类型市场主体的运营经验及战略洞察；对不同国家商业健康保险制度进行对比研究，全面系统地对老年商业健康保险相关问题进行剖析，总结其中的经验和启示，在探索促进老年健康保障以及商业健康险业务发展方面提出了新的思路。

本报告分为研究报告与专题报告两大部分。

研究报告部分共七章："第一章　我国人口老龄化与老年健康保障需求"从市场供需的角度对老年健康险业务进行研究，指出我国人口老龄化压力大，老年人群慢性病患病率显著高于年轻人群，老年健康保障缺口较大。"第二章　发展老年商业健康保险的重大意义"从支付结构的角度探讨老年商业健康险业务发展的必要性，强调发展老年商业健康险业务的重大意义，并对我国老年健康保险发展的方式和途径进行了深入的思考。"第三章　我国老年商业健康保险发展梳理"对我国老年商业健康险业务发展现状进行了系统性梳理，总结老年商业健康险业务的发展历程及发展特点，按险种进行产品分析，并探讨行业发展的痛点与难点。"第四章　从保障层次视角看我国老年商业健康保险发展"从保障层次的视角分析我国老年商业健康保险的发展，重点阐述了社保、惠民保及商业保险产品的创新对老年群体的利好作用。"第五章　老年长期护理保险制度与案例研究"放眼全球视野探讨老年长期护理保险制度与案例，通过对比国外典型国家和我国长护险制度特点，探讨我国发展长护险的成效与问题，并提出完善的建议。"第六章　老年商业健康险企业案例分析"介绍了美国典型的老年商业健康险企业的创新工作模式，从中分析提炼出对我国老年商业健康险创新发展的启示。"第七章　我国养老产业政策简析"全面介绍了近年来我国颁布的养老产业各项政策，从发展和全局的高度阐述了推动我国老年商业健康保险有序发展的制度保障和政策依据。

专题报告部分：本部分共汇集了十八篇专题报告。由行业专家和业界精英通过不同角度提炼了老年保险保障实践中的经验，提出了老年商业健康保险与康养服务深度融合的发展思路，梳理了不同企业在各自实践中的典型经验，展示了在老年健康服务领域的系列探索和创新成果，强化了科技创新在推动老年健康保险业务发展方面的重要作用，特别阐述了在长护险、居家照护等老年专属服务领域的创新实践。这些宝贵经验极具借鉴意义，是助力老年健康保险保障创新发展的生动教材。

相信本报告将为助力健康中国战略实施、缓解人口老龄化带来的社会问题、完善老年健康保险保障体系、满足老年群体健康需求提供参考。

研究报告

第 一 章
我国人口老龄化与老年健康保障需求

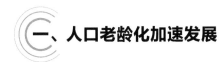

一、人口老龄化加速发展

（一）我国人口老龄化加速发展

2022年《政府工作报告》提出："积极应对人口老龄化，优化城乡养老服务供给，推动老龄事业和产业高质量发展。"应对人口老龄化已上升为国家战略。

我国老龄人口增长迅速，人口老龄化加速发展。据国家统计局最新数据，2023年末，我国60岁及以上人口为29 697万人，占全国总人口的21.1%，其中65岁及以上人口为21 676万人，占全国总人口的15.4%。从人口老龄化的速度看，2000—2010年，60岁以上人口和65岁以上人口分别增加了4 689万人和3 072万人，2010—2020年则增加了8 637万人和7 181万人，说明2010年之后人口老龄化速度明显加快。

2021年，我国65岁及以上人口已经超过2亿人。根据国家统计局公布的数据，2021年我国65岁及以上人口为20 056万人，占全国总人口的14.2%。这是我国65岁及以上人口占比首次超过14%。

按照联合国的报告，以65岁及以上人口占总人口比重来界定人口老龄化的进程。初级人口老龄化社会的标准为7%；深度人口老龄化社会的标准为14%，高度人口老龄化社会的标准为20%。根据联合国发布的《世界人口展望2022》，2021年我国老龄化水平（13.1%）已高于世界平均水平（9.6%），且增长曲线陡峭。我国老龄化发展的速度远快于日本、德国、法国、美国等主要经济体，将迅速超过其老龄化水平。根据联合国的预测，我国将在2033年进入超老龄化社会，2100年时，我国65岁以上人口占比将高达40.9%（详见图1-1）。

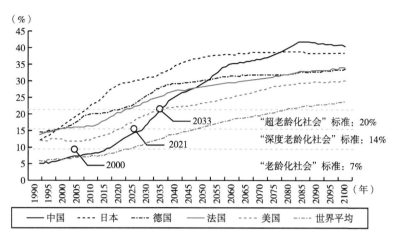

图1-1 中国与主要经济体65岁以上人口占比（1990—2100年）

注："中国"指中国大陆地区；人口老龄化划分标准来源于1956年联合国提出的《人口老龄化及其社会经济后果》。

资料来源：《世界人口展望2022》［R］，联合国，2022；《2021年国民经济持续恢复发展预期目标较好完成》［N］，国家统计局，2022。

少子化和长寿趋势使老龄化程度持续加深。从少子化情况看，我国人口出生率持续走低，并于2022年进入人口负增长时期。根据国家统计局的数据，从1990年至2022年，我国人口出生率从21‰下降至6.77‰，人口自然增长率为-0.60‰，这是我国自1961年以来首次出现人口负增长。2023年末全国总人口数为140 967万人，比上年末减少208万人，人口出生率为6.39‰，人口自然增长率为-1.48‰。根据联合国发布的《世界人口展望2022》，我国人口出生率长期低于世界平均人口出生率水平。至2100年，我国人口出生率将滑落至6‰，而同期世界平均人口出生率水平预测为11‰（详见图1-2）。

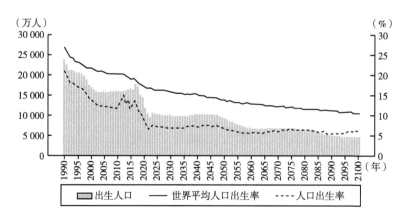

图1-2 中国人口出生率和出生人口数量及预测

资料来源：《世界人口展望2022》［R］，联合国，2022；《2022年国民经济顶住压力再上新台阶》［N］，国家统计局，2023。

从长寿趋势看，中国平均预期寿命达约78岁，未来还有较大的提升空间。1950—2020年，中国平均预期寿命从约40岁提升至约78岁，过去20年平均每10年提升2~3岁。目前中国平均预期寿命已明显高于全球平均水平的72.8岁和中高收入经济体的75.9岁，但低于高收入经济体的81.2岁。其中，日本、美国分别为84.8岁和78.9岁。按照联合国人口预测中的方案，到2100年全球人口平均预期寿命将达81.8岁，其中高收入经济体均值将超过90岁，日本将达约94岁。

（二）我国"未富先老"问题突出，养老负担重

我国的人口老龄化进程具有规模大、速度快的特点，人口基数大，高龄人口多。同时，与发达国家的老龄化进程相比我国"未富先老"问题突出，个人和家庭的养老负担重。

从老年人口规模来看，我国老年人口数量将长期保持世界第一位。1964—2022年，中国65岁及以上人口占全球老人比重从14.8%升至27.0%，相当于全球每4个老年人中就有1个中国人。根据国务院发展研究中心课题组预测，到2035年和2050年，中国65岁及以上老年人口规模将分别达到3.46亿和4.49亿，占全球老人比重将分别为31.5%、29.9%。2050年前后，我国老年人口规模和比重、老年抚养比和社会抚养比将相继达到峰值。

随着人口老龄化的程度不断加深以及城镇化水平的提高，高龄化、空巢老人问题日益突出，根据《中国人口展望（2022）》报告数据可知，到2050年，我国80岁以上老年人口将会翻两番，超过1.4亿，空巢老人尤其是独居老人增长。老年人口分为80岁以下的中低龄老人和80岁以上的高龄老人，前者健康水平较高，后者健康水平较低。2010—2020年，中国80岁及以上人口从2 099万人增至3 660万人，占总人口比重从1.6%增至2.6%。预计到2035年、2050年，中国80岁及以上人口将分别增至8 256万人、15 962万人，占总人口比重分别达6%和12%左右。《中国老龄产业发展报告（2021—2022）》显示，截至2022年末，我国失能老年人大约为4 400万人，另据《第四次中国城乡老年人生活状况抽样调查成果》，我国的空巢和独居老人已达1.18亿人。这严重弱化了家庭养老的功能，祖辈和子代两地分居，子代对祖辈的照顾多来自经济支持，而生活照护、情感支持等家庭养老保障逐渐减少（详见图1-3）。

随着老年抚养比攀升、少儿抚养比下滑，我国养老负担加重。根据联合国数据，2021年我国老人抚养比为19.01%，到2100年，我国老人抚养比将上升至90.02%。所谓老年抚养比，是指人口中65岁及以上人口数与劳动年龄人口数之比，这意味着目前平均5名年轻人要抚养一位老人，到21世纪末期，几乎每位年轻人都要赡养一位老人。除沉重的养老负担外，中国小孩高昂的养育成本让年轻人"两头承压"，社会生育意愿不强导致少儿抚养比的下滑，年轻人口规模萎缩，社会养老负担进一步加重（详见图1-4）。

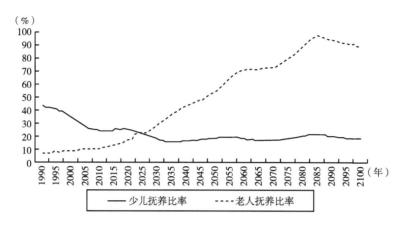

图1-3 中国少儿抚养比率和老人抚养比率（%）变化及预测

注：国际上一般把15~64岁的人口列为劳动年龄人口；少儿抚养比率计算方式为0~14岁人口与15~64岁人口的比值，老人抚养比率计算方式为65岁以上人口与15~64岁人口的比值。

资料来源：《世界人口展望2022》[R]，联合国，2022。

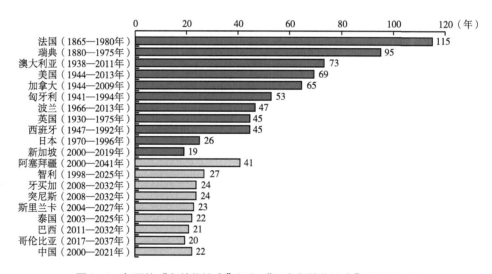

图1-4 各国从"老龄化社会"迈入"深度老龄化社会"所用的时间

资料来源：《世界银行为中国养老服务体系建设提供政策选择》[N]，世界银行，2018。

与发达国家相比，我国未富先老问题突出，应对老龄化的时间窗口比发达国家短得多。根据世界银行的统计，各国由"老龄化社会"迈入"深度老龄化社会"所用的时间不等。其中，法国为115年，瑞典为85年，美国为69年，澳大利亚、加拿大、匈牙利、波兰、英国、西班牙等国的窗口期均在40年以上。与我国老龄化情况最为接近的日本时间窗口期也有26年，而我国只有22年（2000—2021年）。前所未有的老龄化速度、庞大的人口规模给我国应对人口老龄化问题带来了巨大的挑战。

从经济发展水平看，中国在2001年进入老龄化时，人均GDP仅处于4 000美元的水平，中国在追赶阶段已进入老龄化，2021年中国人均GDP为1.25万美元，接近高收入国家下限水平，但中国65周岁及以上老年人口占比13.5%，高于中高收入经济体10.8%的平均水平。反观发达经济体，大部分都是在物质财富积累到一定程度后，才开始进入人口老龄化阶段，瑞典、日本、英国、德国、法国等发达经济体在进入老龄化时，人均GDP大约在1万~3万美元。

二、老年人口慢性病患病率持续上升导致医疗负担加重

（一）老龄化因素对慢性病患病率上升影响明显

影响老年人口健康状况的一项重要因素为慢性病，我国慢性病患病率持续上升，这导致老年人生活质量下降，同时医疗支出增加，经济负担重。在当前的医疗支付结构下，我国医疗支出中个人自付比例过高，对于个人和家庭而言，这意味着沉重的养老负担。

根据瑞再研究院发布的《中国中老年慢性病风险因素与经济影响研究》，我国慢性病患病率持续上升，由2000年初的12.3%上升至2018年的34.3%。世界卫生组织的数据显示，2016年，慢性病导致全球4 100万人死亡，占当年全球死亡人数的71%。其中，心脑血管疾病导致1 790万人死亡，恶性肿瘤导致900万人死亡，慢性呼吸系统疾病导致380万人死亡，糖尿病导致160万人死亡。2019年，中国因慢性病导致的死亡人数占总死亡人数的88.5%；慢性病造成的疾病负担占总疾病负担的70%以上，慢性病已成为影响国家经济社会发展的重大公共卫生问题。并且，我国慢性病患者基数仍将不断扩大，因慢性病死亡的比例也会持续增加，防治工作面临巨大挑战。

与此同时，慢性病具有潜伏期长、难以治愈、致死致残率高等特点，并且相较于年轻群体，中老年群体的慢性病患病率更高。若得不到及时的控制，慢性病将给个人及其家庭带来沉重的经济压力和精神负担。近年来，中国人口老龄化程度日益加深，呈现出体量大、增速快等特点。随着人口老龄化程度进一步加深，中国慢性病相关问题的紧迫性和严峻性将进一步加剧。2022年10月，党的二十大报告中也提出要"加强重大慢性病健康管理"，越发凸显了研究慢性病相关问题的重要性。

根据世界卫生组织发布的数据可知，中国四大慢性病过早死亡率呈长期下降趋势。2019年，中国四大慢性病过早死亡率降至15.9%，显著低于全球平均水平（19.0%），且显著低于中等偏上收入国家平均水平（18.3%），较为接近高收入国家平均水平（14.4%）。然而，从死亡人数占比看，在过去20年中，由于中国人口特别是老年人口基数大（2023年中国总人口为14.10亿人，65岁及以上人口为2.17亿人），受中国人口平均

预期寿命延长的影响（2021年中国人口平均预期寿命为78.2岁），由四大慢性病导致的死亡人数不断攀升，由2000年的625.6万人增至2019年的812.8万人，在全球占比一直徘徊在24%左右，居高不下。

从发病率数据分布可以看出，随着年龄上升，中老年人口的慢性病患病风险显著提升，45~54岁人群慢性病患病率可达31.26%，55~64岁人群患病率达48.39%，65岁及以上人群的慢性病患病率更是高达62.33%。中老年人群是应得到健康保障支持的重点人群。

研究结果显示，1993—2018年，"老龄化因素"对慢性病的贡献率约为64.1%。慢性病患病率的增长主要由不良生活方式和不利环境等因素造成：运动量下降、高钠高脂饮食、生活作息不规律、吸烟饮酒等不良习惯增加也导致慢性病患病率呈上升趋势；环境污染和生态破坏导致雾霾等不利环境因素增多推高了中国慢性病患病率。经研究，1993—2018年实际慢性病患病率增长17.31个百分点，其中"老龄化因素"贡献率约为64.1%。可见，老龄化是慢性病患病率上升的重要推动因素，随着未来30年人口的持续老龄化，"老龄化因素"将加剧慢性病的威胁。同时，不利环境和不良生活方式等非老龄化因素亦不容忽视。

总体而言，根据《中国中老年慢性病风险因素与经济影响研究》可知，中国四大慢性病的患病率呈现出患病率高、增长较快的特点，成为危害居民健康水平的重要疾病因素。我国前四大慢性病患病率呈现如下特征：

循环系统疾病（主要为心脑血管疾病，如高血压、高血脂、心脏病等）患病率由1993年的3.14%飙升至2018年的25.10%。在1998—2018年位于慢性病患病率首位，远高于其他慢性病（2018年的患病率约为排名第二的慢性病的4倍），成为威胁中国人生命健康最严重的疾病之一。

内分泌、营养、代谢及免疫疾病（包括糖尿病、肥胖症、甲状腺疾病等）患病率由1993年的0.31%增加至2018年的6.25%，年均增长0.24个百分点，患病率排名从第7位跃居至第2位，是患病率增长速度最快的慢性病。其中，糖尿病及其并发症严重危害身心健康，其治疗费用是近年来疾病费用的重要构成部分。

呼吸系统疾病患病率由1993年的2.27%上升为2018年的2.61%，25年来位居慢性病患病率第4位或第5位。"老慢支"（老年慢性支气管疾病）和"慢阻肺"（慢性阻塞性肺疾病）是患病率较高的两类慢性呼吸系统疾病。

恶性肿瘤（俗称"癌症"）患病率由1993年的0.10%上升至2018年的0.51%。2020年，中国新发癌症457万例，占全球新发癌症病例的23.70%。与其他三大慢性病相比，虽然恶性肿瘤患病率较低，但其对患者造成的健康威胁和经济负担更为严重。

（二）中老年慢性病对医疗支出增加影响显著

根据瑞再研究院发布的《中国中老年慢性病风险因素与经济影响研究》的研究结论，慢性病患病率上升将导致医疗支出显著增加。研究显示，对于中老年群体，慢性病会提高其健康支出约13.7%，从而加重其总支出负担约2.0%。此外，老年群体得慢性病会增加其子女的照护成本及经济负担。

慢性病将增加个人医疗卫生支出，带来较大的经济影响。从总消费支出看，慢性病导致个人总消费支出增加2.0%；个人的日常生活支出增加4.3%；个人健康支出增加13.7%，其中住院费用支出和门诊费用支出分别增加了27.8%和33.0%。

与此同时，慢性病也将加重成年子女的赡养负担。据《中国中老年慢性病风险因素与经济影响研究》，从成年子女转移支付看，慢性病使父母收到成年子女转移支付的概率上升1.0个百分点，收到成年子女转移支付的金额增加6.8%，这表明个体在患慢性病后会收到更多来自成年子女的支持。同时，慢性病使患病群体受到成年子女照料的概率上升2.5%，受到成年子女照料的总时长相应增加到34.8%。可见，父母在患慢性病后对成年子女造成的照护负担显著增加（详见表1-1）。

表1-1　　　　　　　　　　慢性病的经济影响

经济影响		患慢性病		每多患一种慢性病	
劳动力市场表现（45~59岁）	劳动参与率	3.3%	↓	2.6%	↓
	劳动时长	27.9%	↓	19.6%	↓
	劳动收入	23.6%	↓	11.3%	↓
	劳动生产率	7.4%	↓	4.8%	↓
消费支出（45岁及以上）	总消费支出	2.0%	↑	0.8%	↑
	健康支出	13.7%	↑	6.8%	↑
	住院支出	27.8%	↑	26.6%	↑
	门诊支出	33.0%	↑	19.1%	↑
	日常生活支出	4.3%	↑	1.4%	↑
成年子女赡养负担（45岁及以上）	成年子女转移支付概率	1.0%	↑	0.2%	↑
	成年子女转移支付金额	6.8%	↑	2.4%	↑
	成年子女照料概率	2.5%	↑	1.6%	↑
	成年子女照料时长	34.8%	↑	24.9%	↑

注：1."患慢性病"为0~1变量，"每多患一种慢性病"为连续变量。
2.日常生活支出包括家政护工费用、日用品、化妆品、厨卫用品和家具。

所患慢性病数量也有重要的经济影响。从消费支出看，每多患一种慢性病，总消费支出相应增加0.8%，日常生活支出增加1.4%，健康支出相应增加6.8%（其中，住院费用支出和门诊费用支出分别增加26.6%和19.1%），其余类别的消费支出变化并不明显。从成年子女的赡养负担看，每多患一种慢性病，个体收到成年子女转移支付的概率相应增加0.2个百分点，成年子女转移支付金额相应上升2.4%，受到成年子女照料的概率增加1.6个百分点，成年子女照料时长上升24.9%。

不同慢病的经济影响不同。在消费支出方面，恶性肿瘤和心脑血管疾病对个人总消费支出产生了显著影响，分别上升9.9%和1.3%。首先，在健康支出方面，四大慢性病都产生了显著影响，其中恶性肿瘤造成的影响最为严重，估计导致健康支出上升31.5%；其次分别是呼吸系统疾病（12.1%）、糖尿病（8.9%）和心脑血管疾病（8.0%）。其他类别慢性病也使个体健康支出显著增加12.0%。从成年子女的赡养负担来看，在成年子女转移支付方面，恶性肿瘤和心脑血管疾病对成年子女转移支付的影响最大，分别使个人受到的成年子女转移支付增加24.1%和7.1%，其余慢性病种并未对成年子女转移支付产生显著影响。在成年子女照料方面，所有慢性病种均对成年子女照料时长产生了显著的正向影响，其中恶性肿瘤首先使成年子女照料时长几近翻倍，其次是糖尿病（48.9%）、呼吸系统疾病（26.4%）、心脑血管疾病（23.9%）。

综上，四大慢性病对个体的消费支出以及成年子女的赡养负担均造成了显著的影响。从严重程度上看，与其他慢性病相比，四大慢性病整体而言造成的影响更为严重，其中又当属恶性肿瘤的影响最明显。

三、老年人群健康保险保障供求分析

（一）老年人群对商业健康保险产品需求高

由于老年人慢病特病高发，失能风险上升，医疗、护理和保健方面的支出大大提高，给国家财政和家庭经济造成了很大的负担。在国家基本医疗保险保障范围和保障水平有限的情形下，如何发挥商业健康保险的补充作用，为老年人提供"健康保险+健康医疗+健康服务"的全生命周期健康管理方案，是商业健康保险面临的机遇和挑战。

根据平安健康保险、英国佰仕富人寿再保险有限公司上海代表处联合上海财经大学发布的《2021老年健康保障需求白皮书》，被访者不仅对老年健康风险有较为清晰的认知，而且对老年健康风险所造成的家庭经济压力和心理压力有很大的忧虑。正因为对老年健康风险的担忧，被访者对老年健康管理服务和医疗服务、老年医疗和重大疾病保障和老年失能护理保障等老年健康保险有较大的需求。人们对购买商业老年健康保险的态度较为积极，且有超过七成的被访者已经购买了各类商业健康保险产品，表现出一定的购买力。

根据《2021老年健康保障需求白皮书》进行的人群调研，人们对老年健康风险较为担忧，对老年健康管理和医疗服务需求非常关注，对商业健康险有较为积极的认知。在支付方式的选择上，人们希望首先使用医保来支付，其次使用商业保险费用支付，最后才动用个人资金，商业保险在医疗支付方面具有重要的补充作用。对老年群体来说，健康管理和医疗服务是老年健康保险的重要组成部分，提升健康管理和医疗服务水平将有助于提升老年人的获得感和体验感，有效降低老年健康保险的赔付率，形成老年健康保险经营的良性循环。高净值人群对老年健康保险的购买力更强。

在老年健康风险认知方面，人们不仅认识到老年人面临各类健康风险，而且也对老年健康风险表示担忧，由此产生了对老年健康保障和健康服务的需求。人们最为担忧的老年健康风险主要包括老年重大疾病、老年身体机能功能性退化、丧失生活自理能力、患慢性病及并发症、老年免疫力下降以及老年意外骨折。人们担忧老年重大疾病对家庭带来的影响主要包括影响家庭正常生活、增加家庭经济负担、增大自身心理压力、增加本人的经济负担以及减少家庭正常经济收入。

在商业健康险认知方面，人们对商业健康保险有一定的认知，并且相当一部分被访者已经购买了商业健康保险。超过半数的被访者对商业健康保险比较了解，一成左右的被访者对商业健康保险非常了解，有七成被访者已经购买了各种类别的商业健康保险。其中，购买前5位的险种分别为：住院医疗保险、特定疾病医疗保险（癌症、重疾）、门急诊医疗保险、一次性给付保险（癌症、重疾）和高端医疗保险。

具体到险种分类，被访者对老年医疗保险的保障范围需求较广，首先对住院医疗保障的需求最高，占85%；其次分别为：门急诊医疗费用保障、住院护理费用保障、手术医疗费用保障、药品保障和中医理疗保障。

被访者对老年重大疾病保险保障范围的主要需求为罹患重大疾病后一次性保险金给付、重大疾病特效药医疗费用保障及特定老年疾病（阿尔茨海默病、帕金森病等）医疗费用保障及重大疾病特定疗法（质子重离子疗法、嵌合抗原受体T细胞免疫疗法CAR-T等）的医疗费用保障。

从养老方式及老年护理保险的维度看，大多数被访者首选居家养老。被访者对老年护理保险有较大的需求。八成被访者对失能医疗护理保障有需求，七成左右的被访者对失能康复费用保障有需求，50%左右的被访者对专业护理人员上门护理费用保障、定期失能津贴保障、失能医疗器械费用保障、一次性给付失能津贴保障、入住专业护理机构费用保障等各类老年护理保障都有不同程度的需求。

不论从年龄和家庭结构的角度，还是从医保类型和个人年收入的角度，各类人群的被访者对老年护理保险的保障需求基本相同，其中对失能医疗护理费用保障和失能康复费用保障的需求最大。被访者对商业老年护理保险的态度比较积极，70.2%的被访者认为必须购买商业老年护理保险，以减轻家庭经济负担。

商业健康保险是社会医疗保险的有效补充，是支付老年健康费用不可或缺的经济来源。调研发现，大多数被访者对老年健康费用支付的意愿是：首先用社保医疗金和社保养老金来支付，其次用商业健康险保险金和商业养老保险保险金来支付，最后才动用个人银行存款、个人其他金融资产、个人房产等来支付。

在老年健康管理和医疗服务需求方面，根据调研情况可知，无论从年龄、身体状况，还是生活习惯等不同维度，七成以上的被访者都对老年健康管理和老年医疗服务非常关注。人们希望获得的老年健康管理服务主要包括：健康指标监测、疾病知识普及、健康养生咨询、体检安排服务、护理咨询服务和心理疏导服务。人们希望获得的老年医疗服务主要包括：预约挂号服务、专家诊疗服务、就医陪诊服务、医疗费用垫付服务、住院绿色通道服务、中医理疗服务和代配药送药服务。

调研结果说明，对于老年群体来说，健康管理和医疗服务是老年健康保险的重要组成部分，健康管理和医疗服务做好了，不仅可以使老年人有获得感和良好的体验感，而且可以有效降低老年健康保险的赔付率，形成老年健康保险经营的良性循环。

高收入人群对老年健康保险的购买力更强。全人群均倾向于使用商业健康保险支付老年健康费用，而高收入人群对商业健康保险的购买意愿更强。

（二）老年商业健康保险产品供给不足

过去10年间，中国商业健康险保费收入年均复合增长率达到33%，增速为寿险、财险等其他险种的2~3倍。中国商业健康险迎来前所未有的发展机遇和战略窗口期。然而，尽管政府大力支持、企业积极布局、居民意识逐渐增强、产品形态日益多样，时至今日，由商业健康险承担的保障在全国医疗总费用支出中仍然非常有限。2020年，中国直接医疗支出约为4.3万亿元，其中医保支出为2.1万亿元，个人支出约为2万亿元，而商业健康险赔付仅为0.2万亿元（约占直接医疗支出的5%）。可见商业健康险尚未有效减轻居民的就医负担，其潜在市场空间极为广阔。

目前主流健康险产品存在着"保健康人，不保非标体""保长期不保短期""保医保内，不保医保外"等供需错配现象，最需要保障的人群反而难以有效参保。据麦肯锡发布的"奋楫正当时：中国商业健康险的挑战与破局"测算，中国老年人和带病人群的医疗支出在总医疗支出中占比高达60%，但这部分人群的商保保费在商保总保费的占比仅约5%。

为提高居民医疗保障水平，减轻就医负担，中国政府构建了"多层次医疗保障体系"顶层设计，包括以医疗救助构成的"托底层"，以基本医疗保险构成的"主体层"，以商业健康保险、医疗互助、慈善捐赠共同构成的"补充层"，并进一步明确商业健康险为国家医疗保障体系不可或缺的组成部分。在顶层设计和指导原则的基础上，政府自2012年以来出台了一系列支持性政策，在具体执行层面推动商业健康险的切实发展，包括鼓励商保公司经办城乡居民大病保险，提高资金运营效率；推出城市定制普惠型商业医疗险（惠民保）标准规范，提升商保参保率；探索商保目录，推动商业健康险的标准化与专业化发展等。

尽管增长迅速，但商业健康险的赔付支出约占我国直接医疗支出的5%。医保支出贡献了医疗总费用的半壁江山，同时个人自付占比达46%。商业健康险尚未对医保形成足够补充，未能有效减轻居民的就医负担。

具体来看，在2.2万亿元的非医保支出中，商保赔付支出占比仅达10%（约2 200亿元），且集中在中青年人群的重疾类赔付。商业健康险对轻疾、慢病及老年人群保障明显不足，其赔付支出仅占医保支出的70%左右（以补充型医疗保险及高端医疗险为主），疾病覆盖存在巨大的市场空白（详见图1-5、图1-6）。

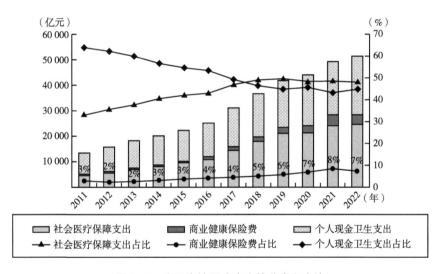

图1-5 我国直接医疗支出的分类和占比

注：直接医疗支出定义为用于药品、医疗产品与服务的直接支出，不包括卫生总费用中的非医疗直接支出（如政府对医院和基层机构的财政补助与行政管理事务支出、计生事务支出、医保和商保结余、社会办医支出、社会捐赠援助等）。

资料来源：Wind。

图片来源：康橙投资。

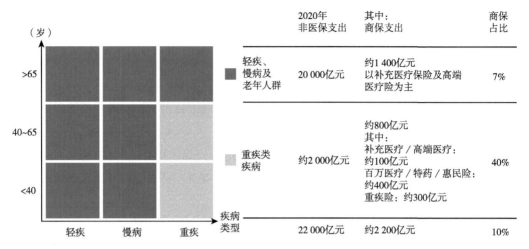

图1-6　中国非医保医疗支出

注：假设重疾险给付中近30%用于医疗支出。
资料来源：《卫生统计年鉴》（2019）。

参考文献：

麦肯锡分析.奋楫正当时：中国商业健康险的挑战与破局［R］，2022.

第二章
发展老年商业健康保险的重大意义

 一、现行医疗支付结构与基本医疗保险

　　基本医疗保险制度是社会保障体系的重要组成部分，是由政府制定、用人单位和职工共同参加的一种社会保险制度，具有广泛性、共济性、强制性的特点。不同国家法定医疗保障制度有所不同，例如英国实行全民免费医疗保障制度，德国、法国、日本等实行全民高水平社会医疗保险制度；美国的法定医疗保障制度覆盖范围有限，主要针对低收入成年人、儿童、孕妇、老年人和残疾人，其余群体主要依赖商业医疗保险。我国基本医疗保险制度包含职工基本医疗保险和城乡居民基本医疗保险，主要以保基本为原则，截至2023年底，基本医疗保险参保人数约13.34亿人，参保率稳定在95%以上，已基本实现全民覆盖目标。2020年2月，国务院发布《关于深化医疗保障制度改革的意见》，提出我国将推进建立多层次医疗保障制度体系，具体可分为以下四层。

　　第一层为政府主导的基本医疗保险（包含城乡居民基本医疗保险与城镇职工基本医疗保险）、大病保险（保险公司经办）和政府负责的医疗救助，作为以满足全民基本医疗保障需求的法定医疗保障，其中大病保险主要目的为解决"因病致贫和因病返贫"问题，责任范围受限（医保目录内），免赔额度较高，保险金额较低。

　　第二层为用人单位以激励员工和增进员工福利为目的的举办的企业补充医疗保险，作为城镇职工基本医疗保险的进一步补充；职工可自主选择参与。

　　第三层为商业保险公司提供的商业健康保险，主要针对基本医保报销后需个人自付部分进行补偿或报销，由投保人根据自身需求自行选择相应产品进行投保，产品种类多，报销范围较广。

　　第四层为建立在社会捐赠和互助基础上的社会慈善公益和医疗互助，主要目的是帮助解决困难群体的疾病医疗问题。

我国基本医疗保险参保人数及基金累计结余增速均承压，财政负担较重。目前我国基本医疗保险覆盖率已稳定在高位（95%以上），2017年因医保整合后统计口径变化等原因，期末参保人数迅速增加，2018年开始同比增速急速下滑，截至2021年底，我国基本医疗保险参保人数同比增速仅0.2%，高覆盖率下预计未来增长空间有限。同时，我国基本医疗保险基金累计结余增速也呈下行趋势，截至2021年底，基金累计结余为3.61万亿元，增速仅14.7%，预计未来财政压力将进一步增加（详见图2-1、图2-2）。

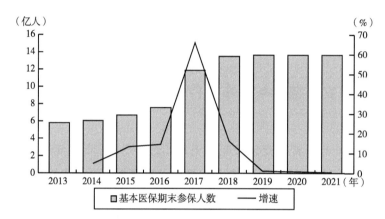

图2-1　我国基本医疗保险参保人数同比增速承压

资料来源：光大证券研究所整理。

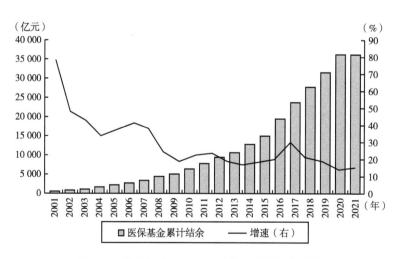

图2-2　我国基本医疗保险基金收支及结余情况

资料来源：光大证券研究所整理。

我国卫生总费用不断增加，增速快于GDP。2010—2020年复合增速为13.7%，且占GDP比重逐年提升。截至2020年，我国卫生总费用为7.2万亿元，占GDP比重为7.1%，较2019年增加0.5%（详见图2-3、图2-4）。

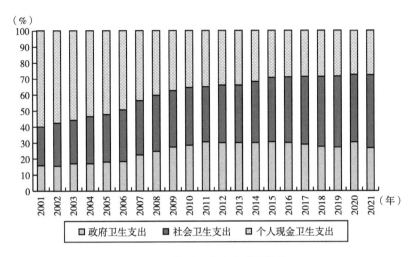

图2-3　我国卫生支出费用结构

资料来源：光大证券研究所整理。

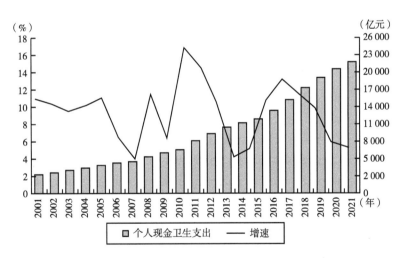

图2-4　个人现金卫生支出持续增加

资料来源：光大证券研究所整理。

我国卫生总费用承担主体主要分为三大类，分别为政府卫生支出、社会卫生支出及个人现金卫生支出（详见表2-1）。

表2-1   卫生总费用的分类图

类别	说明
政府卫生支出	指各级政府用于医疗卫生服务、医疗保障补助、卫生和医疗保障行政管理、人口与计划生育事务性支出等各项事业的经费
社会卫生支出	指政府支出外的社会各界对卫生事业的资金投入，包括社会医疗保障支出、商业健康保险费、社会办医支出、社会捐赠援助、行政事业性收费收入等
个人现金卫生支出	指城乡居民在接受各类医疗卫生服务时的现金支付，包括享受各种医疗保险制度的居民就医时自付的费用，反映城乡居民医疗卫生费用的负担程度

政府卫生支出指各级政府用于医疗卫生事务、医疗保障补助、卫生和医疗保险行政管理、人口与计划生育事务支出等各项事业的经费。

社会卫生支出指政府支出外的社会各界对卫生事业的资金投入，包括社会医疗保障支出、商业健康保险费、社会办医支出、社会捐赠援助、行政事业性收入等。

个人现金卫生支出指城乡居民在接受各类医疗卫生服务时的现金支付，包括享受各种医疗保险制度的居民就医时自付的费用。可分为城镇居民、农村居民个人现金卫生支出，反映城乡居民医疗卫生费用的负担程度。

政府卫生支出占比与社会卫生支出占比均呈上升趋势，其中政府卫生支出自2011年以来便稳定在30%左右，2021年为26.9%；社会卫生支出占比自2001年的24.1%提升至2021年的45.5%，成为最主要的支出主体，且主要为医保支出（2020年基本医保基金支出占社会卫生支出比例达69.5%）；个人现金卫生支出占比虽逐年下滑，由2001年的60.0%降至2021年的27.6%，但由于总费用的增加，个人现金卫生支出金额每年仍在提升。

对比海外，我国自付卫生支出占比偏高，个人负担较重。我国基本医疗保险严格按照医保目录中的责任范围进行赔付，以保基本为原则，赔付范围及比例均有一定限制，若无商业健康险的有效补充，居民自身仍将承担大量医疗费用支出。根据世界卫生组织（WHO）数据可知，2019年我国自付卫生占比为35.2%，在国际上属于较高水平，分别超过英国、德国、美国水平18.2个百分点、22.4个百分点及23.9个百分点，超世界平均水平4.4个百分点，个人负担偏重。同时，我国卫生支出占GDP比例处于较低水平，低于世界平均水平1.2%，叠加该比例的不断上升趋势，未来我国卫生总费用还将进一步提升。

国务院《"健康中国2030"规划纲要》中提出，2030年要将个人卫生支出占比降至25%。较重的财政与自付负担将为商业健康险发展创造沃土。一方面，随着卫生支出的不断增加以及基本医保基金累计结余增速下滑，财政压力将进一步增加；另一方面，基本医疗保险责任范围及赔付比例受限，仍有大量费用需要居民"自掏腰包"，亟须商业健康险的补充报销。

二、商业健康保险医疗支付占比与支付替代能力

我国健康险保费收入增速放缓，但市场份额不断提升。作为基本医疗保险的有力补充，商业健康险能够满足居民除基本保障以外的多样化和个性化健康需求，我国健康险保费收入持续增长。2017年以来，随着监管强调"保险姓保"以及各险企陆续开始寿险改革，保费增速有所放缓，但健康险市场份额不断提升。根据数据，2012—2022年我国健康险原保费收入由863亿元增长至8 653亿元，健康险原保费收入占人身险的比重由8.49%增长至25.27%。由此可见，自寿险行业进入脱离"人海战术"的转型期以来，虽然整体保费增速承压，但保费结构正在发生改变，居民保险消费正逐渐向健康险转变。

需要看到的是，我国商业健康保险发展还不充分。2022年商业健康保险赔付支出占全国卫生总费用支出比例仅为5.3%。一些发达国家的商业健康保险赔付率在75%以上，这一方面受到赔付率不高因素的影响，另一方面我国商业健康险需求还未完全释放。相较而言，美国2019年该比例为31.5%，可见我国商业健康险赔付支出仍偏低，这一方面受到赔付率不高因素的影响；另一方面我国商业健康险需求还未完全释放，根据友邦保险联合中国社会科学院世界社保研究中心和腾讯新闻发布的《2021大中城市中产人群养老风险蓝皮书》可知，90%以上的受访者对于健康保障支出有强烈意愿，但有效行动转化不足，受访者中有53.2%未购买任何补充性医疗保险，仅有7.4%的人购买了重疾险，担忧健康风险的人数量多于采取有效行动的人数，保障缺口仍然较大。

从健康险的渗透率看，对比海外，我国健康险深度及密度偏低，未来发展空间仍较大。2010年以来，我国健康险深度及密度迅速增加，但对比海外，截至2019年（美国为2020年），我国健康险密度73美元/人，深度0.7%，远低于美国水平（3 348美元/人，5.1%）、澳大利亚（675美元/人，1.2%）、德国（554美元/人，1.2%）等国家。随着我国城镇居民医疗保健支出占比的不断增加，预计市场对健康险的需求会进一步增加，商业健康险行业整体发展空间、潜力巨大。

具体到对老年人群的健康保障，商业健康险发展更为不足。目前市面上的主流产品大多仅允许无既往病症、65岁以下的健康群体参保或首次投保，导致最需要得到医疗保障的人群在商保产品选择上十分有限，产品主要为惠民保、团险性质的企业补充医疗险和高端医疗险等。而对比非标群体的医疗支出及商业健康险保费规模可发现，商保对这部分人群的保障存在巨大缺口：尽管老年人以及非标体人群的医疗支出占比高达60%，但由于适用的商保产品有限，该类人群贡献的商保保费占比仅为5%左右（详见表2-2）。

表2-2　　　　　　　　　　　　2020年中国医疗支出及商保保费

人群		人口数量（亿人）	全年医疗支出	全年商保保费	主要覆盖的商业健康险产品
>65岁	非标体人群	1.2	约20%（近1万亿元）	<0.1%（1亿~2亿元）	惠民保（目前约50%产品允许带病人群投保，未来有望全面放开）
	标体人群	0.4	3%~5%（1000亿~2000亿元）	<0.1%（0~0.5亿元）	惠民保（最新产品基本已放开年龄限制）
45~64岁	非标体人群	2.1	约25%（1万亿~1.5万亿元）	3%~5%（300亿~400亿元）	团险性质的补充医疗及高端医疗险惠民保（同老年人带病群体）
	标体人群	2.0	约10%（3000亿~5000亿元）	约30%（约2500亿元）	允许参保全部商保
<45岁	非标体人群	0.6	5%~10%（2000亿~4000亿元）	约1%（100亿~200亿元）	团险性质的补充医疗及高端医疗险惠民保（同老年人带病群体）
	标体人群	7.9	约30%（约1.5万亿元）	约65%（约5000亿元）	允许参保全部商保
总计	—	14亿人	约4.3万亿元	约8000亿元	

人群	全年医疗支出	全年商保保费
非标体人群保障缺口明显	医疗支出 2.5万亿~3万亿元	占比约60%
	商保保费 约500亿元	占比约5%

■ >20%　■ 5%~20%　□ <5%

注：1.非标体人群指重症和慢性病患者；
2.此处指2020年全国全年龄段医保、商保、个人支付医疗支出总和，约4.3万亿元人民币；
3.包含重疾险、补充医疗险、百万医疗险、惠民保、高端医疗险。
资料来源：原中国银保监会年鉴；麦肯锡全球研究中心；麦肯锡分析.奋楫正当时：中国商业健康险的挑战与破局［R］，2022。

老年人群慢性病患病率高发，医疗费用支出高，但商保更倾向于年轻、不带病人群，对于老年人群的支持不足，健康保障缺口巨大。随着年龄增长，慢性病患病率将从年轻人群的3%~7%左右，急剧升至30%~50%的水平，65岁及以上老年人口的慢性病患病率更是高达62.33%。2020年，全国全年龄段医保、商保、个人支付的医疗支出总和约为4.3万亿元，其中带病人群及老年人群的医疗支出约为2.5万亿~3万亿元，占比约

60%，而相应的商保保费仅有500亿元，占比不足5%。

三、发展商业健康险对于提升老年健康保障水平的意义

发展商业健康保险对于提升老年人群健康保障水平，促进健康老龄化具有重要意义。商业保险能够促进健康保险与健康管理的融合发展，为老年群体提供有效的健康支付工具。

第一，从医疗支付结构看，发展老年商业健康保险有利于平衡我国医疗支付结构，缓解社保的财务压力。当前我国卫生支出费用结构中，社会卫生支出为最主要的支出主体，且主要为医保支出。2020年基本医保基金支出占社会卫生支出比例达69.5%。随着人口老龄化程度加深以及医疗卫生费用进一步上涨，基本医保累计结余增速下滑，财务可持续性压力加大。发展商业健康保险，将有效缓解社保的财务可持续性压力，发挥商业保险的支持性作用。

第二，对于个人和家庭而言，有利于减轻老年人医疗支出负担，提供经济支持。当前，我国卫生支出中个人自付比例处于较高水平。一方面，个人现金卫生支出金额每年仍在提升，2020年支出金额达2万亿元，增速为6.9%。个人支出占比相较国际水平而言处于高位；另一方面，政策规划下一步将进一步降低个人自付比例《"健康中国2030"规划纲要》中提出，2030年将个人卫生支出占比降至25%。老年群体慢病发病率高，医疗健康支出给个人和家庭带来沉重的经济负担，严重的甚至影响老年人的治疗及生活质量。发展老年商业健康保险，对于降低个人和家庭的经济负担，提供疾病保障和风险分担的作用，具有重要意义。

第三，整合医疗健康资源搭建生态闭环，通过主动型的健康管理提升老年人健康水平。发展老年商业健康保险并非仅在于其支付作用。从全球健康险市场的发展轨迹来看，商业健康险发展的一个重要趋势是由单一的支付功能转向主动的健康管理，通过整合医疗健康资源搭建生态闭环，借由慢病管理、保险科技等先进技术手段提供前摄性的健康管理服务，提升老年人健康水平和生活质量。

四、对我国老年健康保险发展的新思考

我国老年医疗健康保障体系呈现两个不同特征：一是中国具备庞大的老年群体医疗健康消费市场，但单一的支付结构限制了老年医疗健康消费的动力与效率，也缺乏由支

付方推动由医疗健康服务，向以健康为中心的价值医疗方向转变的良性机制；二是老年患者因慢病带来的长期依赖性治疗费用及重大疾病造成的高额医疗费用不断攀升，给社会医疗保障体系带来了巨大的支付负担。这对希望在多层次医疗保障体系发挥更大作用的商业保险行业而言，提供了一个新的发展思路，同时也提出了一个全新课题。

目前，保险行业仍局限在传统的风险经营模式中，没有从粗放式转向精细化经营的道路，商业健康保险市场针对老年消费者设计的专属商业健康险产品极少，与市场广泛的消费需求明显不对称，造成了老年健康保险市场有效供给的不足。因此，要有效发挥老年商业健康保险对老年群体的健康保障作用，满足市场消费需求，需要市场主体从以下三大方面开展创新性实践。

第一，老年专属健康保险需要摒弃传统思维，调整方向，转变思路，建立起新的商业逻辑，探索新的经营模式。

老年专属健康保险的定位应回归医疗健康消费的需求原点。消费群体既希望获得高性价比的医疗健康服务，又希望医疗费用带来的财务风险在合理机制下得以转移。对具备高消费意愿与消费动力的老年群体而言，险种的设计应具备医疗健康消费和金融保险消费的双重属性，单一的经济补偿功能面对这一特殊群体并不能达成有效的市场供给。

从卫生经济学角度看，由支付方、服务方和消费方共同构成的医疗健康消费体系是效率最优的交易结构。在此结构下，服务方提供的预防类服务，可以通过对健康风险的有效管理，改善支付方对风险经营的能力与效果，这是服务方为消费体系的良性运行创造的最大价值，并可促成更为稳定的、可持续的交易状态。老年健康保险应在预防类医疗健康消费的积极引导下，在面对高风险人群的险种定价、责任设计、客群运营等现实困难中，拿出解决方案。

保险公司的经营效益建立在死差、费差和利差"三差损益"基础上，老年健康保险的经营也离不开这一基础的商业逻辑，但面对老年健康保险市场，当通过对支付工具的充分利用，带动相当市场体量的老年医疗健康消费（尤其是无法纳入医保支付范围，缺乏转移支付支撑的诸如家庭医疗、慢病管理、居家康复、营养、心理、运动、延续照护等服务），这在极大提升老年群体保险消费体验的前提下，形成了保险机构对泛医疗健康服务行业的渠道效应，进而催生出经营高风险人群保险的新盈利模式与收入来源。

第二，大力发展以健康促进为目的的创新型老年健康保险是老年保险市场的重要方向，对保险经营主体提出了新要求。

要找准市场痛点。保险行业需要加大对老年医疗健康消费需求特点的研究，根据社会调查结论可知，高发肿瘤、意外医疗、心脑重症以及阿尔茨海默病等老年退行性病变等都是老年人群集中的健康担忧，围绕此类重大疾病的早期风险因素，如结节、息肉、骨质疏松、认知功能下降以及高血压、糖尿病等代谢类疾病的早期诊治和主动干预，以及重症后的患者管理、康复、护理、延续照护等都是老年人群的消费痛点。

要完善消费链条。老年人群的健康促进型健康保险，应跳脱健康体保险的设计逻辑以及经营重大疾病保险和综合医疗保险的惯性思维，应根据不同疾病的健康风险迁移规律，在慢病合并、并发的相关重症等临床重点事件中遴选出直接关联的风险疾病，将隔离后的可保风险作为险种的风险标的，并围绕风险标的的病前、诊中以及院后等病情迁移环节和医疗健康消费的不同场景，为慢病患者提供贯穿全病程，以主动健康风险管理为手段，以健康促进为目的的完整消费链条。

要加强风险评估。老年人群的健康风险具备特殊性和诸多不确定因素，对老年人群健康风险的动态识别、精准干预、量化评价是对保险机构经营老年健康保险新的风控能力要求。此种风控能力需要基于体检报告等相关健康信息，建立风险维度下的健康档案，并采用数字化健康风险评估模型，对不同人群重大疾病的风险部位、风险性质、风险程度进行量化标注，进而对承保人群进行不同类别的风险池划分，将预防性检查与预防性治疗等措施，依据标准化路径和规范针对重点人群持续干预，达到平滑风险曲线的目的。这种风险管理视角下的医疗健康服务的组织和开展，完全有别于临床诊疗服务模式，是保险机构经营高风险人群健康保险时对医疗健康服务提供机构提出的新要求。

要增强服务能力。无论是保险集团内部的医疗健康服务板块，还是为保险行业提供健康服务的独立第三方组织，面对保险支付的老年医疗健康消费体系，需要在专科建设、科技能力等诸多方面提升对自身的能力构建，以满足保险机构在健康风险管理和服务体验提升方面的要求。应由健康管理向专业化家庭医疗服务提供能力深化，围绕理赔疾病谱的病前和院后，在初级保健、基础诊疗以及院外康复等重点服务场景，搭建完善的以预防为目的的服务产品体系。同时，将承载线上问诊和健康咨询等碎片化服务的互联网诊疗平台，向远程医学、数字健康为特征的整合型医疗健康服务定位进行功能延伸，形成由家庭医生、专科医师、临床专家、护士、康复医师为成员的线上服务团队，以及执行预防性检查处方的体检网络，满足预防性治疗的药品供应体系、承接预防性手术的临床协作网络和提供预防性康复、预防性护理的居家服务网络等共同构成的价值型医疗健康服务体系。

要转变研发思路。保险经营主体对老年健康促进型健康保险采用的研发模式也应转换思路，应与临床医学研究机构、第三方医疗健康服务提供组织等建立协同创新机制，弥补保险机构在医学人员、经验数据以及专科领域等方面的不足。首先，医学研究机构开展过的相关循证研究成果可为险种定价和核保基线的确定等提供科学依据；其次，围绕理赔疾病谱的病前和院后开展的相关服务标准化研究，是厘定健康服务相关成本的前提，也可保证险种配套服务的设计符合价值为导向、健康促进为目的的初衷；最后，多方共同研发服务给付、实物给付的相关保障责任，可以很好地形成对保险经济补偿功能的有益补充。

第三，发展老年健康促进型健康保险，需要得到来自行业监管部门和行业组织的大力支持。

在特定市场区域内开展试点。粤港澳大湾区健康保险即是特定区划内保险市场的重要组成部分，同时也是积极开展行业创新，推动商业健康保险在人口老龄化、慢病普遍化的社会背景下发挥更多社会价值的"试验田"。大湾区是经济发达地区，收入水平和健康消费能力均处国内首位，老龄化社会和慢病普遍化等特征突出，广东地区民众自我健康维护意识高，主动进行预防类养生保健服务消费的意愿强，具备开展健康促进型健康保险试点的社会基础，可以为此类健康保险在国内其他市场区域的广泛推广提供示范应用的经验，为保险监管部门对健康保险发展的政策优化提供依据。

协同创新平台的统一组织与实施。面向老年和慢病人群在特定疾病领域的专属保障产品，其在责任设计、定价、风控以及医疗健康服务体系的构建等方面，势必面临诸多现实的技术性问题。需要保险机构改变原有的产品研发模式，有必要在定位于金融保险与医疗健康交叉领域的专业化研究机构策划下，成立专门的课题研究组织，整合国内高水平的临床研究资源，引入专家团队、专业机构和优质服务内容等关键要素，充分协作，协同解决瓶颈性问题。保险经营机构是发展健康促进型健康保险的主体，在目前商业健康保险发展遇到困难，广泛的老年和慢病人群保险供给不足的市场矛盾背景下，积极主动参与此类应用型研究活动尤为必要。

重视保险医疗健康服务提供组织的参与。面向老年人群的健康促进型健康保险需要产业生态内部的充分协作与价值互补，无论是大型国有保险集团内部的健康与医养服务板块，还是医疗医药集团内部的保险支付创新部门，以及独立第三方保险医疗健康服务提供机构，都有必要与支付方建立紧密的业务协同关系，在险种的服务给付和实物给付责任设计、客群主动运营、健康风险管理、线上&线下服务平台建设、居家&专业机构服务资源整合以及健康促进的质量控制与效果评价等方面发挥关键作用。保险医疗健康服务提供组织应该发挥自身专业能力，在保障创新、风控创新、服务创新领域日益成为老年健康保障事业可持续发展的关键力量。

第 三 章
我国老年商业健康保险发展梳理

 一、老年商业健康保险发展概述

（一）我国老年商业健康险产品发展概况

商业医疗保险主要赔付被保险人发生的医疗费用，分为费用补偿型和定额给付型两种。费用补偿型即根据实际发生的医疗、康复费用支出，按照约定的标准确定保险金数额，但不得超过实际发生金额；定额给付型即按照约定的数额给付保险金，与实际花销没有必然联系，只与购买额度有关，如领取固定金额的住院补贴。

从产品情况看，我国老年健康险产品有重疾险、医疗险以及两者的复合产品。

老年重疾险： 突破年龄限制，保额较低。韩国市场推出了专门面向老年群体的老年防癌重疾险，这款产品属于定额给付疾病险，将投保年龄上限提升至75岁。随之，中国市场也推出了相似的老年防癌重疾险产品。老年防癌重疾险突破了对投保年龄的限制，但产品责任比较单一，且保额不太高，通常在10万~15万元。

老年医疗险： 核保规则放松，保额提升。老年防癌医疗险保障病种依旧为癌症，但产品责任为医疗责任，同时保额提升至接近百万医疗险的水平；随着医疗险的发展，以癌症医疗险为基础产品，购买时赠送免费体检，体检后可升级为百万医疗险的产品应运而生。这一健康险产品保障责任拓宽，产品形态更复杂，但有体检到检率不高、产品设置了较高的免赔额，以及销售过程较为复杂，线上销售难度大的问题。

老年重疾医疗险： 重疾责任与医疗责任结合，简化投保流程。从癌症开始逐渐拓宽保障范围与保障额度，将重疾责任与医疗责任结合；针对体检到检率太低的问题，简化健康告知与投保流程，同时降低免赔额。

纵观老年健康险产品的演化历程，体现出保障责任逐步拓宽、保额提升、产品形态逐渐复杂化三大发展趋势。

趋势一：责任拓宽。老年健康险保障责任由单独的重疾责任或者医疗责任升级到重疾责任与医疗责任相结合的责任；覆盖的病种也由以癌症为主到多病种。

趋势二：保额提升。老年健康险由早期防癌重疾险10万~15万元左右的保额，升级到接近百万医疗险的保障水平，保额不断提升。

趋势三：形态复杂。产品形态由重疾责任、医疗责任演化为通过倒置核保技术与互动式保单的设计提升保障水平，同时控制风险。

（二）我国老年商业健康险发展五大特点

我国老年商业健康保险整体上处于发展初级阶段，其主要特点体现在五大方面。

第一，从保障水平看，我国老年商业健康保险处于发展的初级阶段，整体保障水平偏低。据国内外研究，65岁以上老年群体人均医疗花费是非老年群体的3~5倍，从具体的产品供给来看，市面上可供老年人群选择的健康险产品十分有限。重疾险、医疗险等主流健康险产品多将投保年龄设置在55岁以下，且年龄越高、保费越高，存在保费倒挂的现象。老年群体慢性病患病率高，整体健康水平偏低，现行健康险产品健康告知严格，老年人群、带病人群等非标体往往得不到保障。

第二，从产品形态看，老年商业健康保险产品以重疾险和医疗险为主，长期护理保险试点较早但发展不足。惠民保是目前对老年群体投保较为友好的健康险产品，值得关注。老年商业健康险产品结构与健康险市场结构类似，以重疾险和医疗险为主。其中，重疾险产品对老年群体的保障以放宽年龄限制为主，产品形态较为简单。医疗险产品分类更丰富，包括防癌医疗险、百万医疗险等。由于医疗险产品责任较重疾险而言更为复杂，承保风险更高，因此险企多通过倒置核保、互动式保单的设计控制风险。惠民保产品近两年发展迅速，挤压了百万医疗险的部分市场。惠民保系列产品多、不设置投保年龄限制，是目前对老年人最友好的健康险产品，其未来发展值得关注。长期护理保险是具有政策性的老年健康险产品，试点开始较早，但整体规模小，发展动力不足。

第三，从发展方向看，老年健康险领域创新密集，医疗健康属性凸显，健康险业务由单一的医疗支付功能转向主动的健康管理，内涵更为丰富。尽管目前市场规模小，但老年商业健康险属于密集创新的领域，发展空间巨大。从产品形态的演化以及未来发展预判，老年健康险业务的核心在于其医疗属性。健康险产品从重疾责任逐渐演化到医疗责任，不断放宽年龄限制，将非标体纳入保障范围，均得益于技术的不断进步，对老年群体的健康风险把握更为准确。老年健康险业务与普通健康险业务的区别在于其医疗健康属性更强，健康险业务应从单一的保险支付功能转向主动的健康管理，通过前摄性的健康干预提升被保险人的健康管理水平，进而控制费用，实现产品盈利。保险业内已有多家险企搭建医疗健康生态圈，通过自建医院、建立医疗合作网络等模式搭建医疗健康生态闭环，提升健康险业务内涵。

第四，从技术应用看，技术助力健康险业务拓宽保障范围，为老年群体提供健康保障。技术的发展使得健康险业务可保范围不断扩大，将老年人群、带病人群等非标体纳入保障范围内。随着健康人群的市场开发趋于饱和，已有多家险企采用了非标体核保技术，尝试开发非标体市场。

第五，从合作模式看，老年健康险业务经营较复杂，现行老年商业健康保险产品多由保险公司与保险中介及第三方机构合作推出。目前，市面上的普通健康险产品多存在同质化、简单化、费率竞争的问题。老年健康险产品与普通健康险产品相比，其经营难度更大，无法简单套用已有模式。据统计，多款老年重疾险、老年防癌医疗险、老年百万医疗险等产品均由保险公司与保险中介及第三方机构合作推出。不同性质的市场主体各司所长，通力合作。保险中介或医疗保险第三方管理公司（TPA）、保险科技公司等机构科技实力更强，深耕细分市场，作为衔接保险公司与客户的桥梁，深挖市场需求的同时，在产品设计、定价、营销以及核保核赔等多个环节为保险公司提供技术支持，协助开发老年商业健康险产品。随着健康险业务的逐渐复杂化，保险公司与保险中介及第三方机构的合作模式是重要的发展方向。

二、老年商业健康保险市场主要险种分析

从保险产品结构看，我国老年商业健康保险产品结构与健康险市场的整体结构类似，以重疾险和医疗险为主。其中，重疾险产品对老年人群的覆盖以拓宽年龄范围为主，将高龄人群纳入到承保范围，产品形态与普通重疾险产品相似。医疗险产品形态更为多样化，包括老年防癌医疗险、老年百万医疗险以及惠民保等。由于医疗险产品责任更复杂，承保风险更高，在产品设计中险企多采用倒置核保的设计以控制风险。惠民保产品与百万医疗险产品具有一定的相似性，近两年发展迅速，是目前对老年人群较为友好的保险产品。长期护理保险试点开始较早，但保费规模小，整体发展不足（详见表3-1）。

表3-1　　　　　　　　　我国老年商业健康保险产品分类梳理

保险类型	主要产品	一般年龄上限	一般产品责任	产品期限	产品特点
重疾险	老年重疾险	初次投保年龄可拓宽至60岁，可续保至80岁	重疾定额给付	短期	产品形态较为简单，利润率高

续表

保险类型		主要产品	一般年龄上限	一般产品责任	产品期限	产品特点
医疗险	百万医疗险	老年百万医疗险	70~80岁	重疾责任与医疗责任结合，体检后可升级医疗责任，部分产品可覆盖外购药等	短期	多设置倒置核保条款以控制风险
	防癌医疗险	老年防癌医疗险	70~80岁	癌症医疗责任，部分产品可覆盖质子重离子、外购药等	短期	限定癌症医疗责任，因此可将年龄进一步放宽；将质子重离子、肿瘤新特效药等纳入保障范围
	惠民保	城市普惠型惠民保产品	95%无年龄限制	住院责任、购药责任等	短期	对老年群体较为友好；·城·产品，形态多样；可持续性仍需探讨
长护险及失能险		商业长期护理保险；失能险	55~65岁	失能护理责任	长期	以失能护理责任为主，多为10~20年长期险产品

（一）重疾险

重疾险是指由保险公司经办的以特定重大疾病，如恶性肿瘤、心肌梗死、脑出血等为保险责任，当被保险人患有上述疾病时，由保险公司给付约定额度保险金的商业保险行为。

重疾险一直以来是我国健康险主要险种，市场份额大，其特点为产品形态较为简单，以保障特定疾病、定额给付为主。同时，重疾险属于利润率较高的健康险产品，其利润主要来源于死差和费差。

一直以来，适合老年群体投保的重疾险产品并不多，主要有以下三大原因：

第一，年龄限制，重疾险多将投保年龄上限设置为55~60岁，这一点将绝大多数老年群体拒之门外。

第二，年龄越大，保费越高，存在保费倒挂现象。重疾险的保费与年龄有很大的关系，一般是越年轻保费越便宜。50岁的人群买重疾险，相比于30岁的年轻人来说，保费往往会翻倍，且存在保费倒挂的现象，即购买保险的保费与保额相当。

第三，难以通过健康告知。重疾险的健康告知较为严格，而老年人群往往或多或少都有健康问题。一旦被保人患有健康告知范围内的疾病，就可能会被拒保。

重疾险为老年人群提供健康保障的主要方向为：通过拓宽投保年龄限制，将老年人群纳入承保范围内。目前已有险企尝试推出了高龄人群可投保的重疾险产品。由于高龄人群可投保的产品经营较为复杂，从产品设计、定价到销售、核保核赔都需更多的技术支持。这些重疾险产品通常为保险公司与保险中介、第三方机构合作推出。

（二）医疗险

与重疾险相比，医疗险产品形态更为复杂，经营难度更大。其赔付与实际医疗费用挂钩，风控要求也更高。医疗险产品中，可以为老年人群提供健康保障的主要有两大类。

一类为防癌医疗险产品，老年防癌医疗险产品可允许高龄投保，以保障癌症为主，通常可覆盖与癌症相关的治疗费用，以及CAR-T、新特效药等保险责任，防癌医疗险多为短期险，防癌医疗险是目前面向老年人群的健康险产品中相对成熟的一种，相关保险产品更多，老年防癌医疗险产品价格较低廉，通常将投保年龄拓宽至70~80岁，保障内容覆盖住院保障、特殊门诊、门诊手术、质子重离子、新特效药等。

另一类为百万医疗险产品，百万医疗险是健康险市场增速最快的险种，近期已呈增速放缓趋势。2016年百万医疗险开始兴起，并呈现快速增长态势。老年百万医疗险产品与普通百万医疗险产品在产品形态方面差别不大，主要以放宽年龄限制为主。此外，针对老年人这一特定群体，老年百万医疗险产品通常加入倒置核保和交互式保单的设计，将重疾责任与医疗责任进行区分。在投保时，投保人只需要进行健康告知并获赠体检套餐，如果在投保后进行体检则可升级保障责任。未体检人群通常只得到重疾保障，体检为健康体后可升级为医疗责任。老年人群相对年轻人群健康风险更高，倒置核保的设计可以帮助保险公司控制风险。

除市场热销的防癌医疗险与百万医疗险之外，城市惠民保产品异军突起，抢占了百万医疗险产品的一部分市场。惠民保保险产品惠民保即城市定制型商业医疗保险，是由地方政府与商业保险公司共同推出的"普惠型"医疗保险，具有保额高但投保门槛及保费均低的特点，通常不设置年龄限制，是目前对老年人群最为友好的一种保险产品。惠民保定位为城市订制普惠保险，每个城市的保险产品形态不一，且对其可持续性仍需探讨，具有一定的特殊性。

惠民保与百万医疗险产品具有相似性，但并非完全的替代品。相比百万医疗险，惠民保虽投保门槛和保费更低，但保额有限，免赔额偏高。惠民保在产品性质上参考社保的思路，更具普惠性。惠民保更适合购买其他商业医疗险受限制的大龄人群、亚健康人群以及从事高危职业人群。

（三）长期护理险与失能险

长期护理保险对于防范高龄老人和失能老人的医疗和护理需求风险具有重要的作用，同时对于提高人民群众的社会保障福利待遇和维护社会稳定具有关键作用。除鼓励支持商业长期护理保险的多样化发展之外，我国正在社会保险层面开展相关试点，探索并逐步建立起可持续的长期护理保险制度，意图构建社会保险和商业保险双层次、多险种、多种类、广发展的长期护理保险体系。

2016年，我国人力资源和社会保障部办公厅印发了《关于开展长期护理保险制度试点的指导意见》（人社厅发〔2016〕80号），将吉林省长春市、河北省承德市等15个城市确立为长护险第一批试点城市，启动了我国长期护理保险制度的探索。2020年5月，国家医保局、财政部出台了《关于扩大长期护理保险制度试点的指导意见》（医保发〔2020〕37号），意见指出长护险应逐步扩大试点探索的范围，在原来第一批15个试点城市的基础上，按照每省设立1个试点城市的要求，将长护险的试点范围进一步扩大到29个城市。第二批试点城市的试点期限为2年。我国长期护理保险不断发展与完善，对保障失能老人的生活质量和生命健康发挥了重要作用。

长护保险、健康险等一直都得到非常多的政策支持和关注。《"健康中国2030"规划纲要》明确提出，关注老年人身体和心理健康，为之营造相对健康的文化环境。"十四五"规划也提出相关建议，比如合理确定参保对象和保障范围，失能等级评估标准如何在全国范围内统一，管理服务机制进一步完善等。《关于开展人寿保险与长期护理保险责任转换业务试点的通知（征求意见稿）》指出，自2023年1月1日起，将开展人寿保险与长期护理保险责任转换业务的试点。

我国长期护理保险主要分为两类：一类是具有社会保险性质的长期护理保险试点；另一类是商业保险性质的长期护理保险产品。商业保险性质的长护险产品的设立对于满足失能老人的长期护理需求，减轻失能人群经济负担，保障人民群众权益和维护社会稳定同样具有关键性作用。

目前国内已有不同公司针对失能人群提供了不同商业保险领域的长期护理保险产品。从各公司长期护理保险产品来看，各保险产品在投保年龄方面针对的主要是失能老人这一特定群体，且从保障内容和服务上看给付方式相对单一，保障范围相对狭窄，发展还不够成熟。

护理险主要以长期、个人护理险为主，目前，国内长期护理试点总体进展顺利，以产业化的方式整合支付方和服务提供方服务于老年群体、减轻老年群体护理相关负担方面，已展现不错的效果。相关产业也培育了一批相对稳定的人群从事护理相关工作，拓展就业。在部分地区，如在江苏省南通市，长期护理产业已形成规模效应，但长期护理试点也面临一些挑战。

一是各地筹资方式不统一，从现有医保划出一部分作为长期护理保险收入来源，还是作为新的保险种类进行筹资，业界仍存在争议。

二是照护服务发展不成熟，整个行业缺乏对服务的明确规范，照护服务有比较显著的地域差异。

三是专业护理人才匮乏，从业人群年龄相对偏大，文化层次偏低，业务能力有比较显著的提升空间。有一些商业主体，如丁香园，已经参与专业护理人才的培养。

四是各项标准划定不一，国家层面已经统一，但具体落地的阶段仍需明确。

五是引导参保人员获取权益，如何使真正有护理需求的人得到相应保障，且护理的有限预算不会被挪用，这些都是长期护理险在发展过程中需要解决的问题。

 ## 三、老年商业健康险行业发展的关键

我国老年商业健康险行业发展主要面临四大关键问题，即：产品定价、风险控制、销售获客及健康管理服务。

（一）产品定价

风险数据缺失，产品定价难是制约我国老年商业健康险发展的核心因素。因老年人群整体健康状况差，风险因素多样，老年商业健康险产品对数据的要求更高于普通健康险产品。

从疾病谱数据看，我国疾病谱数据整体滞后，只有按照性别和年龄进行细分的数据，这导致健康险产品难以进行精细化定价。同时，对于老年人群而言，大量老年人群患有慢性病或存在风险因素，整体健康水平低于普通人群，风控难度较大。对老年健康险产品定价，更需综合其个人健康情况、病历数据、检验数据、影像数据、处方数据等进行综合风险分析，这些数据都难以获取。

当前，险企只能基于经验数据对老年商业健康险产品进行定价，这也导致了老年商业健康险产品难以拓宽保障范围、提升风险保障水平。

（二）风险控制

目前健康险业务通常采用健康告知的方式进行核保，这导致大量的非标体人群被拒保。老年人群慢性病发病率高，健康水平差，普通的核保规则并不适用于该群体。在对非标体进行风控方面行业已经取得了一些进展，已有多家保险中介或保险科技公司尝试开发非标体智能核保系统，以对高风险人群进行更为精细化的核保以及定价。

除智能核保系统外，倒置核保也是一项重要的风控方式。倒置核保指的是投保人采用健康告知方式投保并获赠免费体检，如果完成体检且健康则可进行保障责任升级，包括由重疾责任升级为医疗责任，保额提升等。这种设计也将有效提升对老年人群的风控水平。

（三）销售获客

与普通健康险产品相比，老年健康险产品的形态更为复杂，在保障责任、产品设计、核保规则等方面都与普通健康险产品有差异。复杂的产品形态决定了老年健康险产品不太适合线上销售。

对于保险代理人而言，老年健康险产品与其销售的主要产品差异较大、学习成本高、销售动力不足。同时，老年人群对于保险的认知度低于年轻人，再加之保费偏高，这些因素都对老年健康险产品的营销过程提出了挑战。除了销售过程之外，老年人群对健康险产品的理解往往不全面或不到位，如在理赔时出现纠纷，老年人作为弱势群体更容易得到社会的同情或支持，这也是保险公司在开发或销售老年健康险产品时的顾虑之一。

（四）健康管理服务

健康管理服务可以追踪被保险人健康状态的数据，一方面可以预警出险风险，降低赔付率；另一方面可以为高风险人群差异化产品的开发提供定价基础。但是目前互联网健康险产品的健康管理服务尚未充分发挥作用，波士顿咨询公司开展的"打造健康管理能力，破局健康险挑战"课题研究显示，目前保险公司与其他健康管理服务提供方主要面临缺乏有效数据支持效果分析、缺乏创新与差异化服务、缺乏联动的健康管理链条三大发展困境，难以对患者的事前健康生活与预防、事中诊断与治疗、事后用药与康复实现全流程一体化的管理。

老年商业健康险业务的特殊之处有以下两点：

一是其医疗健康属性更强，需对投保人进行更为主动积极的健康管理，以提升健康水平，控制赔付支出，保险公司才有盈利的空间。当前我国多家险企均积极尝试整合医疗健康服务资源，但整体仍处于初级阶段。在患者就诊之前，保险公司多能提供健康管理服务，但与医疗系统的联动较弱，在提供服务时面临服务割裂，难以对患者的健康生活做出合理干预；诊中，保险公司难以控制医疗费用支出；诊后，用药与康复服务范围有限，因此难以实现患者健康流程一体化的管理。针对此问题，在老年健康险领域，险企目前选择一些细分领域进行产品开发，通过技术手段提升投保客户的健康水平，例如糖尿病保险、阿尔茨海默病保险等。

二是老年人群体的健康管理服务并不只是针对老年人群体本身，需要提前建立客户全生命周期服务体系。利用数字赋能，形成全生命周期和重点人群防治康养全链条健康管理医学服务，让老年人慢病管理"快"起来，争取为客户建立360度无死角的个人电子健康综合状况，并进行全面评估、分析与管理；加强互联网健康险产品客户服务的频率，有效为客户提供全生命周期的健康管理的评估、分析与管理，从心理上为客户提供安全感，提供持续的精神保障。

　　解决上述发展痛点的关键，在于整合商业保险公司、健康管理服务机构和医疗系统的相关资源，发挥信息化、大数据的支持作用，建立多方融合、共建、共享的合作机制。为此，亟须跨领域的专业研究机构参与其中，通过聚焦有支付方参与的医疗健康消费体系的应用研究与成果转化，制定服务标准及方案，促进创新业务的迅速发展，在保障商业保险公司实现风险减量的同时，推动健康管理及健康促进服务落地落实，切实提升老年人群的医疗保障水平和生活质量。

参考文献：

1.平安证券."惠民保"多地开花，从普惠出发的补充医疗［Z］，2021.https://max.book118.com/html/2021/0226/7041046014003061.shtm.

2.湖南大学."惠民保"产品研究蓝皮书（2022）［Z］，2022.https://max.book118.com/html/2022/0515/8046024062004101.shtm.

3.北京爱选信息科技有限公司.2021中国人身保险产品研究报告［M］，北京：新华出版社，2021.

第四章
从保障层次视角看我国老年商业健康保险发展

一、社会保障保险利好老年群体

社会保障是指国家对于人民基本权益的保护和支持，其中老年人社会保障是保障我国老年人权益和改善老年人生活水平的重要组成部分。通过建立完善的养老保险制度、医疗保障制度以及提供社会福利等措施，可以确保老年人在退休后获得稳定的经济来源，享受医疗服务，并提高他们的生活质量。

（一）医疗保险

医疗保障制度旨在为老年人提供医疗费用的报销和支付服务，保障他们的身体健康。我国的医疗保障制度主要包括基本医疗保险、大病保险和医疗救助三大层级。基本医疗保险由政府主导，通过缴纳医保费用，老年人可以在就医时享受医疗费用的报销和支付服务。大病保险则为老年人提供重大疾病的医疗费用报销，减轻他们的负担。医疗救助则为那些无法支付医疗费用的老年人提供帮助，确保他们能够得到及时的医疗服务救助。

1.基本医疗保险

我国的基本医疗保险被划分成了两种主要的医疗保险：一种是城镇职工医疗保险；另一种是城乡居民医疗保险。因为这两种社会医疗保险，在参保对象、缴费标准、缴费方式等方面都有很大的不同，因此，职工医疗保险与居民医疗保险在住院报销的比例上也有很大的不同。对于老年人的住院报销，在报销比例上都会有一些优势。

以北京市为例，城乡老年人均可参加城乡居民医疗保险，在规定期内及时参保的人员，自参保缴费的当月起享受城乡居民医保待遇，享受待遇时间至当年12月31日；在规定期内未及时参保的人员，办理参保缴费手续，按缴费标准一次性缴纳当年医疗保险费，在3个月等待期满后可享受城乡居民基本医疗保险待遇，享受待遇时间至当年的12月31日。

退休人员门诊费用的报销比例是累计超过1 300元，1 300元以上的部分不满70周岁的大额医疗互助基金支付70%个人自付30%，70周岁以上的大额医疗互助基金支付80%，个人自付20%。1个自然年度内最高支付限额2万元。住院报销比例是1个自然年度内首次住院起付标准为1 300元，以后每次650元。支付比例分3个档，以三级医院为例，起付标准：3万元，退休91%，3万~4万元退休94%，4万元以上退休97%。普通住院90天为1个结算周期。精神病住院360天为1个结算周期，起付标准减半。1个自然年度内统筹基金支付最高7万元。住院大额最高支付10万元，住院大额的支付比例一律为70%。

2.大病保险

老年人发生重大疾病的几率，往往要比年轻人高很多。老人参加大病保险，只需在老人户口所在地的社保中心参保。大病医疗保险优点也显而易见，保费实惠，带有一定的福利性质。

以北京市为例，城镇老年人和无业老年人均可参保大病医疗保险。缴费标准根据人群不同有所差异，城镇老年人每人每年360元，无业居民个人缴费额为每人每年660元（残疾的无业居民个人缴费金额为每人每年360元）。大病医疗保险的报销范围包括住院的医疗费用、恶性肿瘤放射治疗和化学治疗等费用的门诊医疗费用，以及急诊抢救留观并收住入院治疗的医疗费用等。对于可进行大病医疗保险二次报销的医疗费用，包括城镇居民基本医疗保险基金起付标准以下的医疗费用、起付标准以上至最高支付限额以下按照比例应当由个人负担的医疗费用等。

只要参保了基本医疗保险，在医保范围之内所产生的各种费用都是能够在通过基本医疗保险的报销之后，再使用大病保险去报销的。

参保了北京市城乡居民医保基本医保的人员可以享受到上一年度的基本医保待遇，再扣除掉医疗救助金额以后，如果超过了起付线就可以通过大病保险得到一定的报销，报销的具体比例以实际的比例为准。

北京市大病保险的起付标准则是由低收入人群确定的，每年的起付线都不一样，比如在2022年的时候起付线就是3万元。对于起付线以上并且满足大病保险能报销范围的个人医疗费用，可以根据相关的法规实行分段累计报销。对于5万元以内的部分，可以由大病保险基金赔付60%，而对于5万元以上的可以由大病医疗保险按基金赔付70%，没有上限。大病保险是1年报销1次的，在第2年的时候就可以报销上一年的大病保险费用。在每年年初的时候，相关的部门就会通过信息系统去筛查，只要再在上一年有参保和大病保险享受到相关待遇的参保人，就会在经过数据统计以后，在1个月之内把费用发放到对应人员的银行账户当中。

（二）护理保险

除了养老保险制度和医疗保障制度，社会福利也是老年人社会保障的重要组成部分。社会福利的主要目标是改善老年人的生活质量，提高他们的幸福感。社会福利包括但不限于老年人护理服务、老年人补贴和老年人活动中心等。

老年人护理保险主要针对那些生活不能自理的老年人，通过提供护理服务，帮助他们解决日常生活的问题。

2016年6月，人力资源和社会保障部印发《人力资源社会保障部办公厅关于开展长期护理保险制度试点的指导意见》，提出开展长期护理保险制度试点工作的原则性要求。明确河北省承德市、吉林省长春市、黑龙江省齐齐哈尔市等15个城市作为试点城市，这标志着国家层面推进全民护理保险制度建设与发展的启动。

2020年5月，国家医疗保障局发布的《关于扩大长期护理保险制度试点的指导意见》（征求意见稿）提出扩大试点范围，拟在原来15个试点城市的基础上，按照每省1个试点城市的原则，试点范围扩充为29个城市，试点期限2年。同年9月，经国务院同意，国家医保局会同财政部印发《关于扩大长期护理保险制度试点的指导意见》，长期护理保险试点城市增至49个。

以深圳市为例，2020年11月8日，深圳市人大常委会发布《深圳经济特区养老服务条例》，明确长期护理保险于2021年10月1日开征。每人全年缴费约128元，在岗职工由单位和个人各缴50%，退休人员、居民及其他人员则个人缴费，困难人群缴费由财政补助。深圳在《国家医保局财政部关于扩大长期护理保险制度试点的指导意见》基础上，扩大了参保人员范围，年满18周岁且未在校就读的非在职医疗保障参保人员也纳入其中。保费以深圳上年度在岗职工月平均工资为基数，按0.1%比例逐月缴交。以2019年度在岗人员月平均工资10 646元测算，即每人全年缴费约为128元，在岗职工和用人单位每月各承担约5.3元；退休人员、居民及其他人员则每月个人缴费折合约10.6元。

二、惠民保产品创新利好老年群体

（一）基于普惠性和政策支持，惠民保业务井喷式发展

惠民保由地方政府牵头、保险公司承保，面向医保参保人员，属于普惠型补充医疗保险产品，定位是在医保之后提供二次保障，主要为转移医保内大病大额自付费用的开销而设。惠民保的雏形是2015年12月深圳市政府试点推出的由深圳市政府主导、平安养老险承办的重特大疾病补充医疗保险，当年参保人数即达264万人。随后，南京、珠

海、广州等地相继推出各市惠民保产品。相关研究报告显示，截至2023年11月15日，我国已推出惠民保产品和迭代惠民保产品共622款。其中，2023年度，全国共推出284款惠民保产品。

（二）惠民保主打低门槛低保费，对高龄人群较为友好

惠民保产品的主要特征为低价格、低门槛、高免赔，以扩大覆盖面为主，兼顾保本微利。其主要保障住院费用和特定药品，类似"低配版"特药险＋百万医疗险。这种产品形态对百万医疗险等中端医疗险市场形成了较大的冲击。对于老年人群而言，惠民保是为数不多的投保条件较为宽松的健康险产品，也是目前对老年人群投保最为友好的产品，但也存在免赔额高、保障额度不足的问题。从产品形态来看，惠民保产品主要有以下特点。

第一，惠民保的承保条件相对宽松。无年龄和健康水平要求，可带病投保。百万医疗险和特药险有年龄限制，一般不承保60岁以上和特殊职业者，且健康告知较为严格。

第二，惠民保的免赔额更高，多为2万元；特药险和百万医疗险较低，为1万元或以下。惠民保的保障范围较窄、报销比例偏低，仅保障医保内的住院费用及医保外的特效药，报销比例70%~80%；特药险可报销医保内60%、医保外100%（含癌症靶向药等）；百万医疗险保障大病医疗费用、不限医保内外目录，报销比例100%。

第三，惠民保的保费最低，大多100元以下，具有普惠性特征；百万医疗险保费最高，平均为300~400元；特药险其次，不高于200元。

第四，惠民保对既往病史要求宽松，定价普惠，对年龄的限制几近于零，高龄人群占比更高。以人保为例，其在支付宝销售的百万医疗险——好医保·长期医疗和惠民保客群差距较大，好医保符合精算定价原理，高龄人群保费贵，目前30岁左右是主力客群。

惠民保产品将高龄人群和既往病症人群纳入保障范围内，这是对以往商业健康险产品的一个突破，是目前对老年人最为友好的健康险产品。根据《2022年惠民保可持续发展趋势洞察》可知，在各地惠民保参保人群中，60岁以上人群整体占比约为35%。从部分城市参保人群分布比例来看，城市A居民较年轻，城市B老龄化程度较高，在两个城市的老年人的惠民保投保积极性都很高，50岁以上人群占比分别达42%和50%，60岁以上人群占比分别达24%和34%，充分体现了对高龄老年人的保障覆盖（详见图4-1）。

惠民保价格体现普惠定位，多为百元以下。惠民保从推出之初便定位于保本微利、衔接基本医保的普惠型保险产品，与百万医疗险、重疾险等普通健康险产品相比，价格更为亲民。

惠民保主要报销医保目录内的住院医疗费用和指定的特定药品费用，保障范围有

限。惠民保80余款产品中，绝大多数产品只保障社保目录内的住院医疗费用或特效药，仅有约20款产品保障社保外的住院医疗费用，报销比例仅为50%~60%；医保目录外的特效药仅10~20种，而社保外的自费药和高价药才是真正造成看病贵的根源。以360城惠保为例，仅保障肺癌和乳腺癌两类高发癌症靶向药，肠癌、甲状腺癌、肝癌、宫颈癌、胃癌等其他高发癌症的特效药则不在保障范围内。

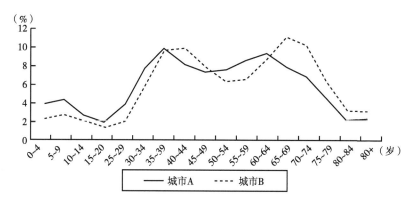

图4-1　部分城市参保人群分布示例

资料来源：中再寿险《2022年惠民保可持续发展趋势洞察》。

惠民保面临多样风险，须突破"死亡螺旋"问题。与普通商业健康险产品相比，惠民保产品的设计及受众决定了其面临特有的风险特征，惠民保产品如想实现长久发展，需具备良好的可持续性，才能实现健康的良性循环。根据《2022年惠民保可持续发展趋势洞察》可知，惠民保产品面临的风险主要有年龄结构偏差风险、带病体认定偏差风险以及长尾和长期理赔风险等。惠民保产品的投保门槛低，带病体和老年人群均可投保，这部分人群在投保人群中的占比远高于普通健康险产品，且保费低廉。因此，如何在保费水平、保障额度、参保率之间实现平衡至关重要。一旦健康人参保率不能持续，而参保人群中带病体比例逐渐提高，整体产品就会面临"死亡螺旋"问题，项目将不可持续。这也是所有的老年健康险产品设计需要解决的核心问题。

（三）城市惠民保典型产品

1.宁波：一城三保，各有侧重

宁波市推出了3款惠民保产品，分别为甬惠保、市民保、工惠保，3款产品参保条件、免赔额和最高保额相同，保障范围则各有侧重。3款惠民保产品由政府为机构背书，支持力度各异。

甬惠保由平安产险于2020年7月率先推出，专注于社保内个人自付部分的医疗费用。"甬惠保"由宁波市人民政府金融工作办公室、宁波市大数据发展管理局等机构作为指导单位。

市民保由4家保险公司共同承办，于2020年8月上线，主要保障社保外的个人自付部分。市民保政府参与度较低，仅由市医保局、市金融办等机构参与宣传。

工惠保由泰康养老于2020年9月推出，保障内容覆盖社保内和社保外费用。工惠保政府参与度较高，由市总工会牵头，获得宁波市金融办、宁波银保监局联合发文宣传，支持个人投保和企业投保，已列入宁波市重大保险创新项目。除此之外，工惠保得到了金融机构补贴，本土宁波银行出资3 000万元给予100万名宁波银行卡客户每人30元补贴，预计将推动"工惠保"产品进一步普及。

2021年8月，宁波甬惠保、市民保升级为天一甬宁保，参保人每年仅需139元，即可获得最高300万元的医疗费用保障，并且参保不限户籍年龄、特殊职业、身体状况，无须体检。进一步扩大了保障人群，增强个人和家庭抵御大病和风险的能力。

2.广西：惠桂保引入免赔额众筹机制

广西惠桂保由广西金管局、扶贫办等机构指导，由国富人寿承保，每年保费根据承保年龄分为46元、66元、96元不等。除社保内医疗费用80%报销外，覆盖原发肺癌、原发肝癌等11种广西高发重疾，报销范围不限社保内，100万元最高保额范围内的自费药、进口药、诊疗费用均可按80%比例报销。

首创引入"轻松筹"大病众筹机制。针对惠桂保2万元免赔额和报销后仍需个人负担的资金缺口，广西扶贫办、国富人寿联合轻松集团提供众筹增值服务，投保人符合在度过观察期后首次确诊保障中包含的30种大病之一即可申请互助，寻求社会力量帮助，有助于产品进一步下沉市场，为不能负担免赔额的投保人提供绿色通道。对于老年人群而言，惠桂保产品不设投保年龄限制，60岁以上人群投保保费为96元，投保条件较为友好。

3.深圳：与基本医保打通，理赔直付

深圳惠民保产品开始得早，发展也较为成熟。深圳惠民保项目市民参与度高，最高覆盖全市基本医保参保人数的50%以上，同时惠民保与基本医疗保险打通，参保人在定点医疗机构住院就诊后，费用可在医院即时结算，无须再向保险公司申请理赔。

2015年，深圳市政府首次推出深圳市重特大疾病补充医疗保险，由深圳市医疗保障局主办、平安养老保险公司承办，针对深圳市社会医疗保险参保人推出，免赔额仅1万元，低于多数惠民保产品。筹资方式为个人账户划扣、企业团体投保、个人自愿缴费。深圳市社会医保参保人可通过团体、医保个人账户划扣、个人自费方式办理参保缴费。产品价格相对便宜，年度保费标准统一为每医保年度每人30元。由于政府参与度较高，深圳市医保参保人若未申请不参保，则将默认参与。

无须申请理赔，实时结算提高使用率。与大多数惠民保不同，深圳市重特大疾病补充医疗保险政府参与度极高，与基本医疗保险打通，参保人在定点医疗机构住院就诊后，费用可在医院即时结算，无须再向保险公司另行申请理赔，有效提升医保账户使用和报销效率。产品具体保障内容包括住院医疗费用及药品费用两部分，在基本医保范围内报销，但免赔额较高，且存在赔付比例，仅能赔付医保范围内统筹基金支付后扣除免赔额剩余部分的70%，因此保障程度有限。

4.上海：政府充分运用个人账户闲置资金

上海医保专属商业健康保险业务是由原中国银行保险监督管理委员会备案、市政府同意，联合上海市保险公司推出的商业医疗保障专属产品。2017年正式启动，截至2019年12月底，累计覆盖人群约18万人，提供风险保障超700亿元，累计赔款约7 500万元。目前，上海共推出6款专属产品，包括上海医保账户重大疾病保险、上海医保账户住院自费医疗保险、上海医保账户医疗保险、上海医保账户意外伤害医疗保险4款行业统一产品和"国寿肺安宝特定肿瘤疾病保险""泰康关爱肝疾病保险"两款公司个性化产品。

针对健康人群，统一保障、费率。目前，上海市共有9家险企经营，分别为中国人寿、中国太平、新华人寿、平安养老、人保健康、泰康养老、平安健康、太平养老、建信人寿，其产品均可在"E保无忧"公众号上购买。每一项产品投保人仅可选择向一家保险公司投保，各家保险公司条款统一，为投保人提供相同保障，且采取一致费率。根据投保人年龄进行分层定价，具有普适性，且定价较惠民保更为充分。其中，人保健康承保的重大疾病保险支持通过支付宝窗口提供服务，具备流量优势。投保人首次投保时即可使用本人职工基本医疗保险个人账户余额全额支付保费，并指定自动续保方式为医保卡或支付宝，用医保卡里的闲钱给自己增加一份保障。

针对带病人群，提供个性化产品。除为健康人群提供的行业统一产品之外，中国人寿、泰康养老分别为上海医保投保人中带病人群设计了个性化产品。肺结节人群可选择国寿肺安宝特定肿瘤疾病保险；泰康关爱肝疾病保险则支持乙肝病毒携带者和感染者、慢性乙型肝炎患者（大三阳、小三阳）、轻度肝纤维化患者、酒精肝、药物肝、脂肪肝、肝病家族遗传史及肝脏受损等人群投保。

特别值得注意的有两点：一是上海市的惠民保产品统一将投保年龄上限设为65岁，并非不设限；二是上海在医保个人账户闲置资金购买商业险方面的创新实践，不仅反映了上海市场的活跃性，而且也为全国范围内老年保险市场的发展提供了借鉴和启示。

（四）惠民保的健康管理与价值服务

惠民保即为城市定制型商业医疗保险，相比于重疾险、百万医疗险等商业健康险主要保障健康体，惠民保最大的特点是将参保人扩大到带病体和老年人。

截至2023年11月15日，各省、自治区、直辖市共推出284款惠民保产品（不包含迭代产品），其中211款产品正常运营，73款产品停止运营，占比约为25.7%。近日，有媒体称，在沿海某省，部分城市惠民保赔付率超过100%，多家商保公司亏损，曾入局的平＊养老、泰＊养老已陆续退出该省惠民保业务。公开资料显示，部分地区出现惠民保参保人数下降，高龄或疾病群体占比上升，赔付率接近或超过100%，综合成本开支高于筹集资金池等现象。

惠民保为何从香饽饽变成烫手山芋？保险公司为什么会亏？主要是源于参保率人数下降，而人数的下降源于惠民保受益的仅仅是领到赔款的人，而大多数未出险的人没有感知。

如何让惠民保不仅是一个普通的健康险产品？如何提高参保人数？如何提高大家的购买意愿？如何从低频购买变成高频服务？

根据湖南大学保险精算与风险管理研究所与圆心惠保共同发布了《"惠民保"业务的大舞台——"惠民保"与健康管理服务的紧密结合》研究报告可知：一直以来，传统商业健康医疗保险主要聚焦在医疗费用的补偿方面，在大健康生态中是以支付方的角色出现，而随着民众健康需求的释放与行业深耕，为吸引更多的健康体投保和提升客户体验，越来越多的惠民保产品开始在提升参保率的基础上实现健康管理服务创新，逐渐从事后赔付观念转向事前风险管理观念。通过将健康管理服务引入惠民保产品中，短期内可以优质的服务吸引更多健康群体参保，长期内也有利于实现保费的循环发展。因此，健康管理服务可作为惠民保可持续发展的突破口。

1.各个省份（市）提供健康管理服务的惠民保数量

截至2023年7月底，在提供健康管理服务的213款惠民保产品中，产品数量最多的是江苏省，共有24款，其次是广东省，共有22款，湖南省有20款，广西壮族自治区有16款，福建省和四川省分别有15款，浙江省有13款。

2.惠民保健康管理服务数量

在健康管理服务数量方面，有100款惠民保产品提供的服务数量集中在8~12项这个区间范围内，占比48%，其中提供健康管理服务数量为9项的惠民保产品最多，共计34款；提供健康管理服务数量低于7项的惠民保产品共62款，占比29%。此外，有12款惠民保产品提供了18项以上的健康管理服务（详见图4-2）。

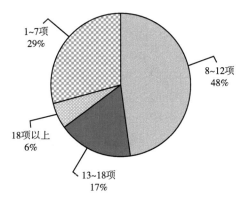

图4-2　惠民保提供健康管理服务数量图

3.健康管理服务类别

在现有惠民保产品中，最为普遍的健康管理服务是临床试验申请服务，共有65款惠民保产品提供了该项服务。其次是在线问诊服务，共有60款惠民保产品提供，此外，重大疾病早筛服务有52款惠民保产品提供、健康档案服务有46款惠民保产品提供，健康测评、癌症基因检测以及海南博鳌乐城就医服务分别有39款、34款以及32款惠民保产品提供（详见图4-3）。

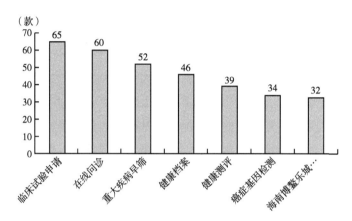

图4-3　惠民保健康管理服务类别

除了最常见的在线问诊，临床试验申请等服务外，不少惠民保产品还提供了其他类别的服务，由于细分类别较多且在名称上具有一定的差异，该部分只对大类的数量进行统计，如中医健康管理、中医"治未病"服务等均并入中医类服务类别（详见图4-4）。

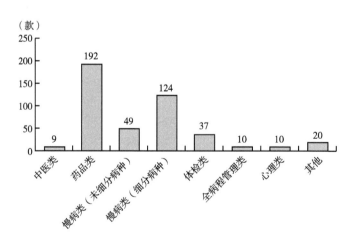

图4-4　常见的惠民保产品服务类别

（1）中医类服务。目前，已有9款惠民保产品向参保人提供了中医类的健康管理服务，包括中医体质辨识、中医名医在线、中医问诊、中医体检、"治未病"中医健康增值服务、中医体质辨识、中医养生馆等。

（2）药品类服务。共有192款惠民保产品在健管服务中加入了药品服务，包括但不限于新药试验服务、找药服务、药品折扣、在线购药以及药品配送等多种服务类型，易于链接到消费者的购药、用药需求，增值属性较为明显。

（3）慢病类服务。在提供慢病类服务的惠民保产品中，服务类型主要包括慢病管理、慢病知识培训、慢病咨询服务、慢病药品配送、慢性病药品购药折扣、慢病用药安全指导等五大类型；有43款产品提供了癌症相关的服务，主要包括癌症基因检测优惠服务以及癌症早筛服务；提供肿瘤类服务的惠民保产品共有78款，主要包括肿瘤早筛、肿瘤咨询、肿瘤MDT多学科会诊服务等；还有少数惠民保产品提供了高血压、糖尿病相关的服务。

（4）全病程管理类服务。截至2023年7月底，共有10款惠民保产品提供了全病程管理服务。全病程管理服务是指以单个病人为中心的照护模式，基于单个病人，贯穿患者院前管理、院内诊断、连续性治疗、院后康复、追踪随访的整体病程服务体系。

（5）体检类服务。截至2023年7月底，共有37款惠民保产品提供了体检类服务。其中有9款惠民保产品提供了体检折扣福利。有17款产品向参保人提供了体检报告解读服务。

（6）心理类服务。截至2023年7月底，共有10款惠民保产品提供了心理类的健康管理服务。主要有综合型医疗服务平台、垂直类心理咨询平台以及垂直类精神心理医疗服务平台三大类。

（7）其他类别的服务。除了普遍的服务以及上述几大类服务外，有些惠民保产品还提供齿科类、眼科类、家庭医生、失眠改善类以及营养定制类的健康管理服务，提供这些服务的产品加总起来共计20款。

健康管理服务可以分为事前、事中、事后三大阶段（详见图4-5）。在对惠民保健康管理服务提供情况进行简要分析后，依据健康管理的不同阶段，对健康管理服务进行二次分类，从而说明健康管理服务在不同阶段以及不同人群中的适用性。

阶段	健康管理服务	备注
事前	健康档案、健康测评、健康科普、体检类服务、早筛类服务、问诊类服务、中医"治未病"服务、健康训练营等	事前阶段以疾病预防为主
事中	药品类服务、慢病管理类服务、国内二诊服务、就医协助服务、绿通服务、院中院内陪护服务、临床试验申请服务等	事中阶段以疾病治疗为主
事后	院后上门康复服务、营养方案定制服务等	事后阶段以院后康复为主

图4-5 惠民保健康管理服务的阶段分类

除了上述服务外，眼科类服务、齿科类服务、心理类服务、失眠筛查服务等对于三类人群都具有一定的适应性，这些服务往往更加具体，指向性也较为明确。

通过对惠民保产品的健康管理服务提供情况以及适用性进行分析，惠民保在健康管理服务板块主要存在服务使用率低、服务界定不清晰，缺乏针对性以及数据披露不完善三大问题。

虽然已有很多惠民保产品配备了健康管理服务，但是健康管理服务的使用率普遍较低，针对慢病未形成体系化的行之有效的管理措施。首先，健康管理服务宣传不到位；其次，对健康管理服务的解释不够全面；最后，健康管理服务设定是否科学有效，是否符合消费者的需求。

4.惠民保业务与健康管理服务融合发展建议

做好惠民保的健康管理服务才有未来。鉴于惠民保政府扶持、医保补充、商保参与的特性，必须做好政、产、学、研、商、资、用七位一体协同参与，努力解决好现有体制框架下的消费、服务、支付的利益平衡和重构，推动增值服务向价值服务转型，让参保人员获得有价值的健康服务，才能为构建多层次医疗保障体系做出积极贡献。

惠民保作为一种普惠性补充医疗保险，其健康管理服务的价值体现在为大众提供更加全面和有感知的健康保障，从而提升客户的获得感和满意度，降低脱落率，增强客户黏性。要做好健康管理价值服务，以下几大方面是关键。

（1）聚焦健康人群及慢病人群的健康管理需求。惠民保产品在设置健康管理服务时可以着重分析健康人群以及慢病人群的健康管理需求，比如，可以利用惠民保官方公众号平台开展调查问卷或者相关咨询，呼吁消费者自愿填写，从而筛选出健康人群及慢病人群的健康管理需求。并通过减少仅针对疾病人群的服务来节省一定的成本，从而将有限的预算用在重点设计并提高针对健康人群及慢病人群的服务内容及质量上。

（2）推动增值服务向价值服务转型。根据调研结果显示，增值服务的使用率普遍较低，但使用过服务的用户整体满意度更高。因此，按人群分层分类，需要设计一些高频且真正有价值的健康管理服务，如健康咨询、重大疾病早期筛查、药品服务等，特别是发生率高的单病种的管理服务，提供有感知的服务，让用户能够切实感受到服务的价值。

（3）强化健康服务能力建设。除了大病报销之外，惠民保的健康服务能力有待提升。除了通过提供健康咨询、重大疾病早期筛查、药品服务等服务，还要加强服务内涵建设，实现从"保疾病"到"保健康"的转变，提升惠民保对人们的吸引力。

（4）因地制宜提供特色服务。结合当地特色提供具有针对性的健康管理服务，惠民保产品在提供的健康管理服务时也应当根据当地特色，分析当地消费者的健康状况及需求，充分利用当地现有的各方资源，并时刻秉持健康管理服务在精不在多的观念，有针对性地为参保人提供个性化健康管理服务。

（5）推动学术研究及成果转化。调动医疗及健康管理服务相关机构和人员的积极性，参与重大慢病及健康管理服务的真实世界研究，为产品设计、服务流程优化及结果评价提供完整、科学的学术支撑。

（6）优化产品设计。除了通过降低免赔额、扩大报销范围、提高报销比例等方式，提升投保人的待遇水平，简化流程，提升服务效率，全面的保障，使得产品更加吸引人，更好地满足用户的健康保障需求，同时也能考虑健康管理服务的成本和资源匹配。

（7）整合多方资源。惠民保通过整合政府、保险公司、健康管理服务机构、医院等多方资源，提供更加便捷的参保方式和健康管理服务，如优惠体检、癌症及肿瘤筛查、在线图文问诊、咨询和指导等，贯穿疾病的预防、保健、诊断、治疗、康复全过程。

（8）数据和信息管理。进行适当的数据披露并开放服务申请界面互动：惠民保产品在健康管理服务板块应进行适当的数据披露，数智化时代数据对于政府决策、机构参与、产品设计、服务评价至关重要。公开参保人使用服务的人数，并在服务申请页面设置评论区，支持并鼓励参保人分享服务使用感受，从消费者角度体现服务质量，吸引现有参保人申请使用服务，从而提高服务的使用率，较少资源的浪费。

（9）规范营销宣传。加大健康管理服务宣传力度，充分发挥公众号的桥梁作用，确保消费者能够明明白白投保，避免误导行为，保护消费者合法权益。同时，通过规范的营销宣传，提高产品的知名度和透明度，让消费者了解产品的具体内容和保障范围。惠民保官方公众号除了提供高质量的健康科普内容，还应该提高产品及服务的推送频率及质量，充分发挥惠民保官方公众号在保险与参保人之间的桥梁作用。

（10）政策支持与监管。政府部门可以为惠民保提供适当的鼓励政策、数据支持、参与产品设计等，以促进其规范健康发展。同时，建立健全的监管机制，确保惠民保业务的透明度和公正性，提升消费者信任度。

通过上述措施，惠民保能够在提供有价值健康管理服务方面取得更好的效果，不仅有助于提升续保率，而且还能为构建多层次医疗保障体系做出积极贡献，有效践行健康中国战略。

 三、商业保险产品创新利好老年群体

（一）支持慢病群体投保产品的代表：糖尿病医疗保险

国际糖尿病联合会（IDF）发布的《2021全球糖尿病地图》数据显示，2021年我国糖尿病患者人数已增加至1.4亿，还有约7 283万名患者尚未被确诊，比例高达51.7%。根据预测，未来20余年虽然我国糖尿病患病率增幅会趋于下降，但患者总数将增加到

2030年的1.64亿和2045年的1.75亿。国家卫生健康事业发展统计公报显示，2021年内在基层医疗卫生机构接受健康管理的Ⅱ型糖尿病患者人数为3 571.3万。尽管中国糖尿病患者的医疗覆盖率目前不算高，但相关医疗费用支出已相当惊人。国际糖尿病联盟的统计显示，2021年我国与糖尿病相关的医疗支付费用额已经位居世界第二，高达1 653亿美元，仅次于美国。糖尿病给患者自身、其家庭以及社会都带来了沉重的经济负担。面对日益严峻的糖尿病患病趋势和高额的医疗费用支出，仅凭社会医疗保险难以满足糖尿病人群的医疗保障需求，商业健康险应在其中发挥自己的作用。

从行业发展的角度来看，现行健康险市场产品同质化严重，针对标准体的保险市场已是红海。多家险企不约而同地选择了尝试开发次标体这一蓝海市场，作为突破健康险市场同质化难题与费率竞争的破局之道。开发次标体保险市场，需改变现有产品的设计逻辑，对投保人群进行细分，精准识别风险、度量风险，实施差异化定价和覆盖全流程的精准风控。

在当前市面上针对次标体人群所开发的健康险中，糖尿病保险属于产品种类较多、发展相对成熟的一类，属于次标体保险的代表性产品。次标体的种类众多，风险因素庞杂，因此需要选择合适的病种切入，最小化投入产出比。据机构统计，84%的保险代理人在职业生涯中都遇到过因糖耐量异常或患有糖尿病而不能投保健康险的客户，上千万糖尿病患者未能得到健康险保障。糖尿病是综合代谢疾病，患者需接受健康宣教、血糖监测、营养、运动和药物等综合干预。建立以循证医学为基础、以患者为中心的数字慢病管理体系，更有利于改善患者健康状况，延缓并发症发生，从而延长寿命。

1. 糖尿病保险产品

糖尿病保险产品是指针对糖前期和糖尿病患者的保险产品。根据《2021中国人身保险产品研究报告》，市面上出现了30余款糖尿病保险产品，其中主要有重大疾病保险、特定疾病保险、中端医疗险这3种保险类型。除了基本的保障责任外，有些产品会提供糖尿病并发症的额外给付责任和健康管理服务等。

重大疾病保险：保险责任与常规重疾险相同，提供重大疾病、身故等责任保障，投保人群面向糖前期及糖尿病患者。

特定疾病保险：仅涵盖糖尿病并发症保险责任。大部分产品都涵盖了对糖尿病导致的脑卒中后遗症、终末期肾病、急性心肌梗死、双目失明、截肢和深度昏迷等疾病保障。

中端医疗保险：不仅涵盖一般医疗保险责任或重大疾病医疗保险责任，部分产品还包含糖尿病严重并发症的额外给付责任。

以上3类糖尿病保险产品的设计还是遵循传统产品的思路。但为了给糖尿病和糖前期患者更多的保障，有些产品会增加对糖尿病严重并发症额外给付的责任，如在一些产品计划中，对于糖尿病常见并发症（如脑卒中后遗症、终末期肾病等），按合同基本保险金额给付保险金；对糖尿病急性并发症（如重度糖尿病酮症酸中毒、高血糖高渗状态等），给付住院津贴保险金。

除了基础责任外，不同糖尿病保险产品涵盖的具体保障责任不尽相同。

重疾险类型的糖尿病保险产品市面上还比较少，产品责任无特别创新，仅是向糖前期及糖尿病患者提供投保重疾险的权益，但是也有产品都提供了可供搭配的附加险，把糖尿病并发症额外给付责任纳入到保障当中。特定疾病类型的糖尿病保险产品只包含糖尿病严重并发症保险责任。

中端医疗险的保险责任主要包括一般医疗保险金责任，覆盖床位费、膳食费、护理费等项目。部分产品也有重大疾病医疗保险金责任，保障重疾的数量在100种左右，为重大疾病导致的住院医疗、特殊门诊医疗、特殊门诊手术、住院前后门急诊等费用提供保障。

总体而言，当前市面上的糖尿病保险产品差异不大。重大疾病险和中端医疗险类型的糖尿病保险产品的保障责任和传统的保险产品基本保持一致，针对糖尿病并发症的额外给付责任主要通过搭配附加险的方式进行保障。特定疾病保险大多采用按基本保额给付特定疾病保险金的方式，对2~6种糖尿病严重并发症进行保障。

在健康管理服务方面，目前常见的健康管理服务包括就医绿通、医疗垫付、线上问诊、饮食指导等内容。糖尿病保险产品所包含的健康管理服务更有针对性，主要有以下两种模式。

第一种模式为医疗层面的血糖检测管理服务，如糖化血红蛋白复查、血糖监测、糖尿病全面体检、糖尿病AI风险评估等服务；提供线上血糖数据记录档案，进行健康指标追踪；搭建控糖经验分享交流的平台，对用户的治疗、饮食、运动等方面给出科学的建议。

第二种模式为生活习惯层面的控糖管理服务。如有的糖尿病险产品搭配了为期21天的线上健康管理特色社群服务——控糖营。由专业的运营团队和专家医护团队提供丰富、科学的趣味活动，帮助用户在21天里养成科学、健康的生活习惯，掌握控糖技巧。有的糖尿病险产品包含了90天的长效自我管理服务，通过医学任务算法和游戏化设计帮助患者进行居家自我管理。

总体而言，现在市面上专门提供糖尿病健康管理服务的产品并不多，健康管理的模式各有不同。有的使用血糖监测和血糖数据追踪的方式，帮助用户更有效地记录自己的健康状态进行血糖管理；有的使用社群管理的方式，提供科学的控糖指导，激励用户养成健康的生活习惯。尽管采取的模式不同，但此类产品都将"血糖监测"和"控糖指导"作为服务的核心。

2.糖尿病产品发展趋势展望

从产品的演进方向看，糖尿病保险的责任设计始终都在朝着满足糖尿病患者的核心需求拓展，不但从保障范围上涵盖包括糖尿病常见并发症、急性并发症在内的糖尿病患者特定风险，同时其常规重疾保障也在朝着面向健康人群的重疾险靠拢。

糖尿病险产品开发的核心是风险定价。糖尿病患者的风险高于健康人群，但如果基于全部糖尿病患者的风险情况进行定价，将导致产品定价过高，难以销售。糖尿病中低风险人群的整体风险仍处于可保范围内，所以在销售过程中需要对糖尿病人群进行细分，识别中低风险人群。这在实际的销售过程中有极大的难度，因为销售过程要求风控方法简单、有效、低成本、不打断销售流程，所以如何找到更好的风控方法是糖尿病险市场发展的关键。承保后的特色健管服务对于整体风险的控制效果较好，但目前没有足够有效的数据能够量化各类健康管理服务对保险赔付的优化情况。

糖尿病险产品既是健康保障，更是保障健康。由于糖尿病客户与普通健康体客户相比需求更加的复杂和多样，已经不仅停留在保险保障层面，保险公司如果推出与糖尿病患者需求结合的特色健康管理服务，也将极大地提高产品吸引力。这里保险公司可提供的服务不限于院内的诊疗服务，更应该是可以和院内治疗相补充的院外管理服务，让管理服务与保险进行深度互动，使用降低保费或增加保额的方式激励客户积极参与健康管理，控制自身的健康风险，真正实现为客户提供健康保障的同时，也保障客户健康的目标。

（二）支持非标准体投保专病产品的代表：阿尔茨海默病医疗保险

1.产品研发背景

2020年1月，原银保监会（现更名为国家金融监督管理总局）等十三部门联合发布《关于促进社会服务领域商业保险发展的意见》，鼓励商业保险机构积极参与慢病管理等健康服务。2021年10月，原银保监会出台《关于进一步丰富人身保险产品供给的指导意见》，提出对有既往症和慢性病的老年人群适度放宽投保条件。2022年12月，原银保监会发布《关于推进普惠保险高质量发展的指导意见（征求意见稿）》，鼓励发展专属普惠健康保险，探索扩大对既往症人群的医疗保障，从监管角度揭示了扩大既往症患者医疗保障的政策导向。

阿尔茨海默病（以下简称AD）是一种起病隐匿的进行性发展的神经系统退行性疾病，被称为"上帝最恶毒魔咒"。截至2019年，中国有1 000多万患者，是患者数量最多的国家，其中60岁以上人群患病率3.94%；预计到2050年全球AD患者将达到1.52亿，中国将有4 000万患者，将是世界上AD患病人口最多、增长速度最快的地区。

我国AD面临着知晓率低、就诊率低、治疗率低的"三低"困境，是老年人最担忧的健康风险之一。一方面是因为AD在导致中国居民死亡疾病中排名高居第五，仅排在中风、缺血性心血管病、慢性阻塞性肺疾病（以下简称慢阻肺）、肺癌之后；另一方面是因为患者会脑部退化、记忆被抹去、丧失自理能力，给家人、社会带来长期沉重负担。

AD至今没有有效药物，在保险市场也基本是空白，无轻度AD产品、无前期评估、无提前干预。极少数的阿尔茨海默病类医疗和疾病保险产品主要针对没有得阿尔茨海默病的标准体客户，轻症患者无法投保相关产品，难以真正实现此类客户群的保险保障需求；也缺乏有效可行的筛查评估、干预训练、护理资源，难以帮助AD患者家庭日常生活有序进行。市场呼唤保障更加全面、诊疗服务更为精准专业、服务更贴合需求、价格更加合理的AD保险产品。

2.非标准体可投保的阿尔茨海默病医疗保险

某保险公司推出的阿尔茨海默专病保险产品不限地域，线上＆线下均可购买，30周岁以上、尚未确诊重度阿尔茨海默病的有社保人群均可投保。在为消费者提供因治疗严重阿尔茨海默产生的住院费用风险保障的同时，为其提供一对一蒙特利尔认知评估（国际上普遍使用的阿尔茨海默病风险评估工具）、AI检测、一对一全年干预产品权益等健康管理服务，是一个含有评估检测、病情干预、住院护理、住院费用风险保障的一揽子解决方案，能够有效地感知、评估和管理阿尔茨海默病风险。

在老龄化加剧发展的趋势下，保险公司顺应"保险+服务"的时代需求，资源互补，形成合力，用实际行动践行健康中国战略、解决群众急难愁盼问题，探索"短期健康保险+康养服务"商业模式创新，切实担负起经济"减震器"和社会"稳定器"重大使命。

3.阿尔茨海默病产品期望与展望

随着深度老龄化社会到来，老年产业将是万亿元市场，而保险业随着3.5%利率时代结束将迎来回归保障，健康险将成为转型方向，"保险+服务"是金融保险产品的趋势。阿尔茨海默专病保险正是处于3个领域的交集中，高度吻合健康中国、积极应对老龄化社会的主旋律，每年世界阿尔茨海默病日（9月21日）、中华老年痴呆防治日（9月17日）、世界阿尔茨海默病月（9月）自带流量。如果实现目标保费1 000万元，将有10万名老人和他们的家庭受益，享有AD全案管理，将这一疾病风险防治关口有效前移。

服务生态是产品最宽阔的护城河，产品后续将甄选优质服务，汇聚集采优势，引入新药特效药新疗法，创新服务给付方式。

参考文献：

1.袁玲，张良文，方亚.典型国家长期护理保险支付方式及启示［J］.卫生经济研究，2022，39（08）：29-33.

第五章
老年长期护理保险制度与案例研究

 一、国际老年长期护理保险案例简析

（一）国际长期护理保险模式概述

目前国际长期护理模式主要包括长期护理津贴模式、社会保险模式及商业保险模式（详见表5-1）。3种长期护理保险模式在制度责任主体、覆盖对象、筹资模式等方面有所区别。

表5-1　　　　　　　　国际不同长期护理保险制度模式比较

类别	津贴模式	社会保险模式	商业保险模式
责任主体	政府承担主要责任	社会和政府分担责任	政府承担"兜底"责任
代表国家	英国	德国、日本	美国
覆盖对象	全体国民	参加医疗保险的人必须参加长期护理保险日本：年龄在40岁及以上的人	不同年龄段自愿投保
筹资模式	财政税收	政府、用人单位、个人等	个人保险缴费
资格评定	任何有需求的国民都可申请	德国：至少丧失日常生活能量表中的两项能力、辅助性日常生活能量表中一项能力，且失能超过6个月的所有人日本：个人提出申请，由专业人员上门进行健康评估划分服务等级	存在被专业医师认证的日常生活能力丧失、认知功能存在障碍情况，或者具备住院治疗的凭据等
待遇给付方式	—	购买服务、资金补偿、技术支持等	
服务供给主体	公共部门	医疗护理机构、专业护理人员、家庭成员等	
服务形式		机构护理、社区护理、居家护理等	
服务内容	—	基本日常生活护理、家政服务、治疗服务等多样化	

资料来源：郭玉琳，何丽，谢慧玲.美、英、德、日、中5国不同长期护理保险模式的比较研究[J].卫生软科学.2022（04）。

在**制度责任主体上**：津贴模式主要由政府承担责任，家庭或子女照护父母未被列入法定责任；社会保险模式做到了政府及社会的风险共担和责任共担；商业保险模式下，政府只承担弱势群体和低收入群体的费用负担，只承担"兜底"责任。

在**覆盖对象上**：津贴模式覆盖全体国民；社会保险模式下，覆盖对象与医保参保人员挂钩或只覆盖部分年龄段的人群；商业保险则由个人自愿投保。

在**筹资模式上**：津贴模式运用税收筹资，社会保险模式通过政府、单位及个人多方筹资，商业保险模式则由个人缴费。

在**资格评定上**：津贴模式下任何有需求的国民都可申请待遇偿付；社会保险模式需由个人提出申请后，通过生活能量表或专业人员的健康评估方可获得补偿；商业保险模式须有专业医师认证或具备入院治疗的凭证才能获得待遇给付。

在**待遇给付方式上**：各国都倾向通过购买服务、资金补偿或提供技术支持等组合的方式进行待遇补偿。

在**服务供给主体上**：津贴模式主要由公共部门进行长期护理服务提供，社会保险及商业保险模式的长期护理服务由医疗护理机构、专业护理人员、家庭成员等多方主体进行提供。

在**服务形式上**：各国都具备机构护理、社区护理、居家护理等多种护理形式。

服务内容以基本日常生活护理、家政服务等多样化的服务内容为主。

（二）部分国家经验分析

国际上，部分国家已率先建立了长期护理保险制度，经过多年探索，形成了较为成熟的保障模式，如德国、日本、韩国、荷兰、瑞典等国家。他们积累的实践，为我国发展长护险提供了宝贵的经验。

德国模式

德国模式主要有三大方面特点。

第一，德国形成了社会长期护理保险和商业长期护理保险相结合的"双轨"制发展模式，低于规定收入水平的人群必须缴费参与社会长期护理保险，高于规定收入水平的人群可以选择加入社会长期护理保险或购买强制性商业长期护理保险。

第二，德国社会长期护理保险缴费由政府、企业和个人三方共同分担，个人是长期护理保险制度的直接受益人，企业是该制度的间接受益者，德国政府需要宏观调控长护险，承担最后"兜底"的责任。

第三，实行差异化费率。德国长期护理保险采用现收现付模式，其实质是现有长期护理保险受益人享受的待遇是来自未来子女的缴费，对所有人执行相同标准的缴费率，对于已生育子女的人员不公平。因此，德国社会长期护理保险针对23周岁及无子女参保人缴费率要高出有子女家庭参保人0.25%。

日本模式

日本模式主要有三大方面特点。

第一，政府承担了较高的缴费责任。日本长期护理保险制度为了实现其使每个人都能"有尊严地生活"的目标，选择了政府和个人共同承担缴费责任的社会保险模式，被保险人所缴纳的长期护理保险费占长期护理保险基金总收入比例始终不高，将近80%的基金来自日本国库、各级地方政府财政税收和转移支付。

第二，实现了"疾病医疗、失能护理、生活照料"分级管理的老年服务体系。日本根据老年人身体状况和服务需求进行统一评估，建立了从家庭、社区、机构相互衔接的护理体系，整个制度在全国没有"碎片"分割，实现了护理服务管理的一体化发展。

第三，将预防纳入了长期护理保险覆盖范围内。由市町村针对尚具备生活自理能力的被保险人通过上门访问、日间服务、定期体检等方式维持和提高其生活自理能力，从而使这类被保险人延缓接受护理服务，控制护理服务需求人数的过快增加。

韩国模式

韩国长护险根据护理需求将受益人划分五大护理等级，各护理等级设定每月待遇限额，主要提供实物给付，只在特殊情况下提供现金给付。实物给付包括居家护理和机构护理，其中居家护理提供上门照护、上门洗浴、上门护理、日间夜间照护和短期喘息照护服务。各项服务按提供方式由国家定价，全国统一，如上门照顾服务按小时计费，上门洗浴和上门护理按次计费；日间夜间照护、短期喘息照护及机构护理则按日计费，且与患者护理等级相关。

长护险对居家护理按服务项目限额支付，对机构护理按床日支付。限额以内的费用，受益人需部分分担，居家护理共付15%，机构护理共付20%，且食宿费用自理，支付限额以上费用由个人承担。

荷兰模式

荷兰模式主要有两方面特点。

第一，设立地方照护服务办公室。荷兰在全国范围内突破行政区域，按照医疗保险区域以及各保险公司在一定范围内养老服务的活跃程度划分了32个地方照护区域，每个地区的地方照护办公室由当地的健康保险公司实际运行。地方照护办公室必须在荷兰医疗保障监督局制定的预算范围内尽量高效地购买护理服务。

第二，实行个人预算制。申请者在经过第三方机构进行失能等级评定之后，由照护办公室提供相对应的预算额度，申请者在预算范围内，可自行选择决定想要购买的服务方式、内容和服务提供者。

瑞典模式

瑞典模式主要有三大方面特点。

第一，公平性和福利性。只要是瑞典永久性公民都有权利享受长期护理服务。经过护理需求评估后都能够自主选择长期护理服务，一旦对护理服务不满可以向法院提请诉讼，其护理需求能够得到比较充分的满足。瑞典各级政府通过税收来筹措长期护理费用，长期护理服务的分配基于需求，而不是收入、职业、地位等因素。按照平等原则配置，个人累进税制使财富从富人流向穷人，从而尽量达到社会公平的目标。

第二，强调政府主体责任。瑞典长期护理体系从上到下都有中央政府、地区政府和地方政府按照法律各司其职，承担了制度构建、管理、经办、供给服务、绝大部分费用支出等主要责任。

第三，具有较高保障水平。瑞典长期护理体系不但实现了全民覆盖，而且服务内容覆盖全面，从居家环境、护理辅助设施、社区服务中心、交通服务、家庭非正式服务提供者、机构护理等方面都提供了良好的资金支持和政策依据，为制度的稳定、持续实施提供了基础。

二、我国发展长期护理保险制度的背景

党的十八大以来，党中央、国务院高度重视社会保障问题，对社会保障体系建设的要求逐步明确、细化。习近平总书记在党的二十大报告中指出"增进民生福祉，提高人民生活品质""健全覆盖全民、统筹城乡、公平统一、安全规范、可持续的多层次社会保障体系"，明确"建立长期护理保险制度"。这是长期护理保险制度建设首次在党的全国代表大会报告中出现，显示出以习近平同志为核心的党中央高度关注民生发展，不断推进民生建设，从实际行动出发贯彻发展成果由人民共享的价值理念。

推进长期护理保险制度建设具有强烈的现实背景。我国是世界上老年人口最多的国家，这同我国人口基数大，老年人口增长速度快有很密切的关系。2021年5月11日，国家统计局、国务院第七次全国人口普查领导小组办公室发布第七次全国人口普查数据，数据显示我国60岁及以上人口占18.70%，比2010年上升5.44个百分点，其中65岁及以

上人口占13.50%，比2010年上升4.63个百分点。与此同时，老龄化指数①更是翻倍增长：从2010年的53.4%上升到2020年的75.2%，表明我国老龄人口比重在不断增加时，新生人口却在不断减少。与之相伴的，是失能老人数量的大幅增加。

依据《第四次中国城乡老年人生活状况抽样调查结果》报告显示，我国失能、半失能老年人总数约4 063万人，老年人失能、半失能比例高达18.3%。同时，现阶段育龄夫妇的生育观念已经发生了很大的改变，很多人只希望生育1个孩子，甚至有人组成了"丁克"家庭（不生育子女），社会当中的家庭大多呈现"四二一"模式，老龄化指数翻倍增长，使传统的家庭养老功能大幅减弱。此外随着社会经济变革，人口流动性加剧，出现了大量"空巢"家庭。由于意外、疾病等突发因素导致了"失独"家庭（独生子女先于父母死亡）出现。以上多种原因共同造成整个社会的老年人口照护需求增加。另外，由于长期护理费用的日益攀升以及缺乏专业的护理服务提供者，我国失能老年人群的护理保险需求长时间得不到满足。

习近平总书记高度重视老年保障工作，指出"我国已经进入老龄社会，让老年人老有所养、生活幸福、健康长寿是我们的共同愿望。党中央高度重视养老服务工作，要把政策落实到位，惠及更多老年人。"2013年12月28日，习近平总书记在看望北京市一线职工和老年群众时表示："要完善制度、改进工作，推动养老事业多元化、多样化发展，让所有老年人都能老有所养、老有所医、老有所为、老有所学、老有所乐。"2016年5月27日在中共中央政治局就我国人口老龄化的形势和对策举行的第三十二次集体学习上，习近平总书记指出"要完善养老和医疗保险制度，落实支持养老服务业发展、促进医疗卫生和养老服务融合发展的政策措施""要着力发展养老服务业和老龄产业""要积极发展养老服务业，推进养老服务业制度、标准、设施、人才队伍建设，构建居家为基础、社区为依托、机构为补充、医养相结合的养老服务体系，更好满足老年人养老服务需求"。

基于上述现实背景和习近平总书记重要讲话精神，2016年6月27日，人力资源和社会保障部办公厅颁布《关于开展长期护理保险制度试点的指导意见》（人社厅发〔2016〕80号）（以下简称《指导意见》），提出在全国15个城市开展长期护理保险制度的试点工作，并确定山东、吉林两省为重点联系省份，试点目标是："探索建立以社会互助共济方式筹集资金，为长期失能人员的基本生活照料和与基本生活密切相关的医疗护理提供资金或服务保障的社会保险制度。利用1~2年试点时间，积累经验，力争在'十三五'期间，基本形成适应我国社会主义市场经济体制的长期护理保险制度政策框架。"2019年3月《政府工作报告》中明确提出要"扩大长期护理保险制度试点，让老年人拥有幸福的晚年，后来人就有可期的未来。"2020年9月，国家医疗保障局和

---

① 老龄化指数（也称老少人口比）=（65岁以上人口数/0~14岁人口数）×100%

财政部发布《关于扩大长期护理保险制度试点的指导意见》（医保发〔2020〕37号），在原试点城市基础上，新增14个试点城市，拟进一步深入推进长期护理保险制度试点工作，力争在"十四五"期间基本形成长期护理保险制度政策框架，并推动建立健全多层次长期护理保障制度。

三、我国发展长期护理保险制度的成效与问题

从试点经验来看，经过近几年长期护理保险制度的建设，我国各试点地区长期护理保险制度框架基本形成，在筹资机制、待遇内容、失能评估、经办方式、服务管理等方面均取得了一定成效。

筹资机制方面：部分地区设计了参保激励机制；已经开始探索多元筹资模式，考虑到单纯依靠医保基金划拨模式的不可持续性以及自身的经济发展水平，部分地区从试点之初便设计了医保基金划拨、财政补助、公益慈善基金、社会捐助、福利彩票等相结合的多元筹资模式。

待遇内容方面：兼顾日常生活照料和专业医疗护理，细化护理服务包标准，部分地区开始探索辅具器具租赁。

失能评估方面：逐步建立第三方专业化评估队伍，设计复评模式以防止道德风险，在国家层面颁布长期护理失能等级评估标准以实现评估标准化，探索失能评估跨区互认。

经办方式方面：大部分地区采取政府购买服务方式委托社会力量经办，缓解了经办压力。

服务管理方面：采用定点准入和协议管理模式以实现护理服务规范化，培育医疗与养老机构结合新动能，发展专业化护理服务队伍，带动社会资本加快投入发展医养照护产业，充实护理队伍，扩展就业渠道。同时，各地区长期护理保险信息系统逐步建立完善，大大提高了长期护理保险运行效率。

截至2021年，49个国家试点城市中参加长期护理保险人数共14 460.7万人，享受待遇人数108.7万人，基金收入260.6亿元，基金支出168.4亿元，长期护理保险定点服务机构6 819个，护理服务人员30.2万人。

在取得以上成效的同时，试点阶段长期护理保险制度建设仍暴露出一些问题。

第一，筹资机制待完善。目前试点地区90%以上的长护险筹资都来自医保基金划转，在医保基金运行压力逐步增大的背景下，长护险基金面临不可持续风险；筹资标准不统一，有的地区按照人均可支配收入，有的按照医保缴费基数，有的按照年度职工工资总额，不利于形成全国统一的长期护理保险筹资框架；在实际运作过

程中，部分地区长护基金账户依然内嵌于医保基金账户当中，尚未实现单独建账和分账核算。

第二，待遇保障需调整。各地区保障内容差别较大且护理服务标准不一，试点地区虽然出台了护理服务包，但是对于每项服务的具体标准和操作流程尚未出台明确规定，导致各地区乃至地区内部的护理服务水平存在差异；老龄人口、残疾人群福利制度的"碎片化"与民政、残联部门管理的"分散化"在实践中造成了特定人群津贴的重复发放；城乡保障差异化明显，服务给付和现金补贴模式均出现一定不足。

第三，失能评估待优化。失能人群失能状况测定不及时，大部分地区规定长护险享受待遇期限为1~2年，在此期间内难以进行失能等级变动的有效监控，易形成道德风险，造成医疗资源的浪费；统一的失能评估体系需要进一步完善，《长期护理失能等级评估标准（试行）》制度推进较慢。

第四，经办方式需细化。在长期护理保险制度中，由于无法精确估量经办业务所需要的人力、物力、财力，政府招标过程中可能会出现一些商业保险机构"低价中标"现象，导致护理业务经办质量难以得到保证；长期护理保险的风险保障型承保项目，目前大部分为基金结余返还，超赔风险机制未进一步明确；部分经办造成经办流程烦琐，信息系统无法与医保、医疗系统有效衔接。

第五，护理队伍待壮大。大多数地区护理服务队伍仍存在较大缺口，且护理队伍老龄化，专业化程度难以保证。此外，大部分地区虽然规定了医保部门或者医保经办部门作为监督主体对护理服务提供者的监督责任，但是对于如何监督、监督标准以及奖惩机制并未进行详细规定，导致护理服务无法得到有效监管，使部分试点地区对社会资本投资照护服务产业的引导促进作用较弱。

四、我国长期护理保险制度完善的相关建议

未来长期护理保险建立完善需要考虑以下几个方面。

第一，探索建立独立及多渠道筹资机制。长期护理保险应为一项独立的社会保险制度。需要明确政府、单位、个人三方筹资责任，按照权利义务对等、社会互助共济、各方共担责任的原则优化筹资结构，提高单位和个人缴费责任。同时，应探索多元化筹资渠道，降低对医保基金的过度依赖，当前阶段至少完善基本医保基金结余划转、基本医保个人账户划转和财政补助为主，公益慈善基金、社会捐助、福利彩票收入为辅的筹资渠道，并着眼于建立独立且根据老龄化和失能情况动态调整的筹资机制和财政预算机制，合理确定筹资总额，做到收支平衡、略有结余。

第二，建立动态调整的待遇保障机制。探索出台长期护理保险待遇保障清单，理清

长期护理保险支付边界，各地根据经济发展水平和筹资水平，以及护理服务能力，合理确定和定期调整待遇保障范围，尽力而为、量力而行，防止出现保障不足和过度保障的情况。强化以服务给付为主、现金补贴为辅的支付形式，更加注重服务给付。

第三，明确长期护理保险的管理原则和角色定位。长期护理保险制度应该以"失能人员福利"为初衷，首要实施目的在于让失能人员过有尊严的生活，而非单纯缓解家庭负担，否则会出现机会主义倾向，浪费护理资源。因此，长期护理保险实行的核心任务在于加大专业化力度，培养专业化护理机构和护理人员，引导形成良性护理市场，而非进行简单的现金支付，使之变成一项津贴制度。

第四，进一步改进和完善失能评估、经办管理服务等机制。推广《长期护理失能等级评估标准（试行）》的实施使用，各地区逐步过渡到统一标准，同时建立协作机制，加强协调配合，逐步实行评估结果跨地区互认机制。

在经办模式上，继续采用政府购买服务的方式，委托有资质、有经验的商业保险公司提供长期护理保险试点经办服务，充分发挥市场机制作用和保险公司在经办经验、人员配备、系统建设、资源整合等方面优势，提高经办效率与服务水平。

第五，建立长期护理保障体系，做好各类涉老政策衔接。在强调长期护理保险主体保障地位的同时，鼓励多种形式长期护理保障制度发展。做好长期护理保险与基本医保、养老保险、医疗救助、残疾人补贴等政策的协同配合，在厘清各类制度保障边界的基础上，既要避免重复补贴，又要避免出现保障"盲区"。

第六，注重护理服务体系建设，协同推进护理服务队伍发展。目前各地护理服务供给仍存在一定缺口，需要加强对护理服务队伍建设的政策支持，充分发挥医保、卫健、民政相关部门职能。以市场机制培育优化护理产业，提高行业待遇，吸引人才进入。形成人才培养体系，不断开展职业技能培训，实现对护理培训、服务和事后评价的全流程监督，提高护理质量。

参考文献：

朱铭来，2022中国老年健康保障创新蓝皮书［R］.南开大学金融学院养老与健康保障研究所，2022.

第六章
老年商业健康险企业案例分析

目前，海外老年健康保险发展主要集中在两个方向：一是由政府主导的长期护理保险制度；二是政商结合型老年商业健康险。美国的医疗保险优势计划（Mcdicarc Advantage，以下简称MA）就是后者的典型代表，其中一些企业的经营模式对我们会有一些启示。

相关数据显示，美国为健康体提供健康保障的市场已趋于饱和，健康险企业开始希望借由可穿戴设备、数据分析技术以及更先进的慢病管理方法为老年人群等非标体市场提供健康保障。MA就是一个代表性的细分市场。MA是美国政府为65岁以上老年人提供的基本医疗保障计划，不同于基本医疗保险，MA是按人头付费的。医疗保险与医疗救助服务中心（以下简称CMS）向MA计划每个参保人支付固定金额，以提供所有医院保险（包括住院护理、专业护理设施、临终关怀和家庭健康服务）和医疗保险（包括医生和其他医疗保健提供者的服务、门诊医院护理、家庭保健、耐用医疗设备和预防性服务）福利。因此，提供计划的保险公司将承担参保人产生超过该固定付款额外费用的风险；反过来，如果实际支付给参保人的医疗费用低于该固定付款，保险公司则可以获得收益。这种预付制模式通过鼓励保险公司改善患者健康和降低成本，削弱了按项目付费制的按量付费激励，因为当保险计划能够促进参保人的医护协调并防止过度医疗时，收益就会增加。

"MA计划"近年来越来越受欢迎，很大程度上是因为其具有更丰厚的福利和更高的服务质量。MA市场尽管较为集中，但是也诞生了许多初创的健康险与保险科技独角兽企业，这些企业虽然规模较小，却往往在服务、技术等方面具有独特的创新竞争优势，为MA市场注入了源源不断的创新活力。位于美国旧金山的三叶草健康保险公司（Clover Health，以下简称三叶草）就是其中一颗冉冉升起的新星。

一、三叶草健康保险公司——以数据为基础的老年健康险业务

以联合健康为代表的行业巨头垄断着美国健康险市场。在此背景下，三叶草避开传统的标准体人群，选择了MA这一细分市场切入，主要为65岁及以上的老年人群提供健康保险。

（一）企业基本情况介绍

三叶草于2014年成立于美国旧金山，公司的主营业务是在新泽西州的9个县为65岁以上的老年人提供MA保险计划。截至2022年9月30日，公司拥有88 136名会员，拥有约8.6亿美元的营业收入。

三叶草以一种完全不同于联合健康、安泰等传统保险巨头的方式切入健康险领域。他们认为，传统的保险产品只是保险公司和被保险人之间的一种合同关系，双方只在发生理赔的时候产生关联，而三叶草的理念是希望通过技术、数据和医疗护理服务的结合来发现和修复健康管理中的漏洞，提高会员的健康水平，从而有效降低医疗费用的支出。这就为三叶草的保险产品提供了价格优势，以比其他保险公司更低的价格提供更好的健康险产品。这一市场优势使三叶草公司得以迅速成长，并比现有的市场参与者赢得更多的盈利性优势（详见图6-1）。

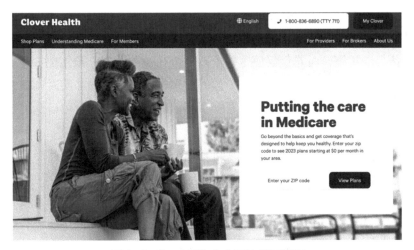

图6-1 "三叶草"官方网站首页截图

三叶草的创始人是Vivek Garipalli和Kris Gale。Vivek Garipalli是医疗健康行业的一个创业者，后转向医疗质量评估与病人护理质量提高方向。2008年，Vivek在新泽西州创建了一家整合医疗公司——护理点健康公司（Care Point Health），其主要业务是为未

保险人群提供医疗服务。在经营护理点健康公司的过程中，Vivek 在一线业务经营的过程中体会到了医疗机构与保险公司角色的错位。在创建护理点健康公司之前，Vivek 有过多家门诊机构的运营经验，并有过金融行业从业经历。Vivek 在医疗科技领域非常活跃，在熨斗健康公司（Flatiron Health）和证据科医生公司（Doctor Evidence）担任董事会成员。

Kris Gale 是组建和扩展数据工程师行业的领军人物，是企业社交平台 Yammer 的工程师团队创始人之一。在 Yammer 就任工程师团队副总裁的 6 年间，Kris Gale 带领团队从 3 人扩展至 200 人，他引领了 Yammer 工程师团队的发展方向并确保了其拓展能力，使公司在 2012 年被微软高价收购。

"我们希望做的事情是将重点重新放在为人们提供医疗服务这一简单明确的初衷上，摒弃一些复杂的、人为制造出来的、官僚的限制。我们认为我们是在重新建立医疗护理行业的秩序。"在"奥巴马医改计划"的背景下，创始人 Vivek Garipalli 瞄准了老年人保险的市场，计划创建一个"MA 保险计划"，通过关注医疗服务和慢性病管理提高医疗质量，降低医疗费用。他们最初从医生和行业的供给侧入手，意识到保险公司与医疗机构之间裂痕的源头在于技术和数据科技。医疗保险的保费需要为预防性医疗和护理的缺失所造成的所有医疗支出和急诊费用买单。通过更好的数据整合、更好的预防性护理干预和更好的临床医疗质量，医疗保险的保费可以有效降低。

三叶草的逻辑是，作为医疗活动的支付方，在对会员进行基础护理、专科治疗以及住院费用及其他医疗健康服务费用的支付过程中可以积累起会员的医疗健康数据并通过这些数据建立完整的会员医疗数据和风险识别数据库。与其他保险公司不同的是，三叶草可以通过这些数据识别预防性护理的机会，并安排护士、社工、护理团队等自有员工确保这些干预得以实施，而非仅仅使这些干预停留在一种设想。预防性护理通过电话和上门诊疗两种方式进行。三叶草对医护干预的效果进行持续跟踪并实时调整以提高会员的健康水平。通过预防性医疗可以节省医疗费用，这项成本的降低可以最终带来保费的降低。

三叶草颇得资本市场的青睐，6 年时间完成 6 次大额融资并成功上市。2015 年 9 月，A 轮融资 1 亿美元，同年 12 月 B 轮融资 3 500 万美元；2016 年 5 月，C 轮融资 1.6 亿美元；2017 年 5 月三叶草宣布获得由 Alphabet（字母表公司）旗下的投资机构 GV 和其他资方共同投资的 1.3 亿美元 D 轮融资，投后估值为 12 亿美元，在 3 年的时间内迅速成为硅谷的新晋独角兽企业；2019 年 1 月，E 轮融资 5 亿美元，由 Greenoaks Capital（绿橡树资本）作为唯一投资者。至此，公司共融资 9.25 亿美元，并于 2021 年 1 月上市。2022 年 11 月 7 日，三叶草公告称，2022 财年前 3 季度收入 25.78 亿美元，上年同期收入为 10.40 亿美元，同比增长 147.88%，2022 财年前 3 季度净亏损 2.55 亿美元，上年同期净亏损为 4.01 亿美元，同比缩小 36.39%。基本每股收益为 −0.54 美元，上年同期为 −0.98 美元（详见表 6-1）。

表6-1   Clover Health 融资进程

时间	金额	轮次	投资机构
2015年9月	1亿美元	——	First Round Capital
2015年12月	3 500万美元	B轮	红杉资本
2016年5月	1.6亿美元	C轮	Greenoaks Capital
2017年5月	1.3亿美元	D轮	GV
2019年1月	5亿美元	E轮	Greenoaks Capital
2021年1月	成功上市	——	——

资料来源：雷帝网雷建平于2020年10月8日报道数据。

（二）大数据、预测性分析及医疗机构－保险公司之间的联系

三叶草的CEO——Vivek Garipalli 所著的《大数据、预测分析和加强联系如何提高病人健康水平并降低医疗费用》文章中对三叶草在健康保险行业的切入点和商业逻辑进行了详细的阐述。三叶草的3个关注点是：慢性病管理、保险公司与医疗机构的联系和数据分析技术（详见图6-2）。

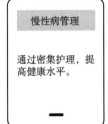
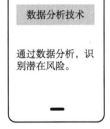

慢性病管理	保险公司与医疗机构的联系	数据分析技术
通过密集护理，提高健康水平。	有效使用大数据和预测分析，弥补医疗健康护理中的漏洞。	通过数据分析，识别潜在风险。

图6-2　"三叶草"商业模式的关注点

慢性病管理：三叶草面向的是高龄老年人的市场。保险公司争夺的市场通常是健康人群，高龄老人往往代表着更高的慢性病发病率和更多的医疗费用支出，这并不是保险公司想要承保的对象。三叶草选择老年人市场并且以慢性病管理作为切入点，因为他们认为通过密集护理可以提高慢性病患者的健康水平并节省医疗费用，承保慢性病人群意味着更多的健康管理空间。

65岁以上的老人患慢性病的风险更高，例如糖尿病、心血管疾病、痴呆和关节炎等。患有慢性病的老年人被反复收治入院是导致医疗费用居高不下的原因。据统计，2011年医疗保险计划93%的开支来源于患有2~3种慢性病的病人。MA计划的部门和医疗机构确实有接入医疗数据的渠道并且拥有自己的技术平台，但是他们在理解并应用这

些数据方面非常落后。这导致了护理的漏洞、病人健康出现问题以及更高的医疗开支。事实上，麦肯锡的一份报告指出，如果在医疗系统中使用大数据每年可以减少3亿~4.5亿美元的医疗开支。

重建保险公司与医疗机构的联系： 在美国，医疗方和付费方之间被认为是存在裂痕的。Health Leaders Media（健康领袖媒体）一项近期的调查表明，超过1/3的医疗机构认为付费方应该给予他们更多的信任。缺乏信任的原因是Medicare（基本医疗保险）医疗机构的赔付通常不合理，Medicare医疗机构只能得到私立保险公司同等赔付额度的80%。结果就是医疗机构接纳了大量的病人，他们不得不在一天中诊疗大量的病人，无法为每一位病人提供充足的诊疗时间。此外，尽管医疗机构是医疗诊断方面的专家，他们对于大规模人群健康管理却不擅长。

三叶草认为，现在保险公司与医疗机构之间是有裂痕的，必须在医疗方与付费方之间建立起强有力的联系才能弥补医疗健康护理中的漏洞。在真实的老年人照护案例中，问题的关键在于缺乏有效的实施机制。尽管医疗机构、护理人员和病人都想要提高健康水平，但护理方式很少是无缝衔接的和有效的。

有效地使用大数据和预测分析，同时建立起保险公司与医疗机构之间紧密的联系是修复这套系统的唯一方式。

使用数据分析技术： 一个关键问题是，基本医疗保险有一套风险评估模型，并根据风险因素对产品进行定价。如果保险公司承保的是高风险人群，则产品定价提高。这就导致许多保险公司没有注重风险防控，而是将重点放在通过营销手段增加销量。

目前，保险公司降低费用的策略主要是通过识别5%最有可能发生高医疗费用的人群，并将资源集中到这部分人群身上，试图降低他们的医疗费用。大型的保险公司是拥有自己的技术平台的，但他们并未将平台用作提高客户的整体健康水平。

Vivek认为，病人、医疗机构和护理人员必须在实施护理时得到所有必要的医疗信息，只有信息完全充分、实时共享才能保证治疗方案是正确的，带来最好的结果。例如，对于之前患有糖尿病的人群而言，大数据和预测性分析可以帮助识别其中可能会发生糖尿病的人并推荐相应的措施。

通过机器学习建立预测模型是另一个工具。通过对化验结果、影像检验报告、处方数据、电话记录、电子病历和医生信息进行收集处理，可以提取并集中数据。自然语言处理可以使数据结构化，这些结构化和非结构化的数据可以聚合到一起用作持续、实时地监测。通过多方途径，包括电话和家庭拜访，可以收集额外的更多数据，医生可以对一个病人的健康状况作出更好的诊断，医疗的流程和协同性可以提高，降低医疗费用。

（三）核心产品三叶草助手（Clover Assistant）：基于数据分析技术辅助临床决策

三叶草经营的核心产品是三叶草助手。这是一款给医生使用的应用程序，汇聚了数百万个相关的健康数据点（包括理赔、病历和诊断等），并使用机器学习功能将这些数据与特定会员的信息合成。当医生对三叶草的会员进行诊断时，就可以通过访问三叶草助手了解有助于帮助进行临床诊断的相关个性化信息，从而使三叶草的会员在就诊期间获得更高质量的治疗方案。

三叶草认为，三叶草助手是患者管理的未来形态。通过对在线应用程序的使用，能够降低医生做文书工作所需要的时间，提升工作效率、增加与患者交流的时长、提供可供参考的治疗方案和个性化的治疗信息。

三叶草助手主要功能包括四大方面。

一是在药物管理方面，可以用于基于药物基因组学的表面个性化药物推荐，确保公司会员使用正确的药物，逐步改善慢性疾病的管理。

二是引入了对肿瘤和慢性肾脏疾病（CKD）的护理协调，使医生和患者从中获得更好的知识、护理支持和转诊，并持续跟进改善调理结果。

三是在慢性肾脏疾病的护理协调方面，可以让医生和患者轻松访问CKD护理管理进程，了解病情发展和具体的治疗手段，从而加强对护理计划的支持，预防或减缓疾病进展。

四是使用三叶草助手使医生和患者能够轻松地进行骨科管理，确保他们通过高质量数据协调进展，减少不必要的沟通浪费，并确保服务环境的效率与舒适。

三叶草助手对老人健康数据的收集有两个主要来源。

其一，三叶草通过多付一倍问诊费用，激励参保客户的医生使用"三叶草助手"这个工具记录老人的健康和问诊数据。

其二，三叶草作为MA医疗费用的支付方之一，可以通过医院方获得就诊数据。将两方面数据结合起来积累形成的老人健康大数据，通过三叶草助手的使用，能够与医生合作，推动收入、毛利率和运营支出的协同效应发挥长期效果。此外，三叶草助手还能够降低医疗赔付率。基于其丰富的数据平台，可以向医疗机构揭示之前未从消费者身上发现的潜在健状况。数据表明，通过三叶草助手的应用，医生从每位会员身上平均每年能够识别出0.85种新病症，从而医疗机构能够应用这些识别结果更准确地对患者的健康状况进行评估，并由此更精准地制订护理计划，提前介入健康管理过程中。这将会大幅改善患者的健康状况，并降低总的护理成本，这种作用效果还会随着时间的推移而增加。2021年的第3季度，使用三叶草助手相较不使用的，医疗机构的医疗赔付率下降了1 000个基点以上。

（四）商业模式：数据收集和预测性分析

三叶草商业模式的核心是对医疗理赔数据的收集和预测性分析。其输入数据包括医疗及药房理赔数据、检验结果、纸质报告、电子病历、影像报告、公共健康数据等，对客户数据进行分析后提出临床护理建议。对数据进行收集和预测性分析的难点在于对数据进行清洗并标准化。

具体来看，三叶草的商业模式通过五大步骤形成一个良性的增长周期：第一步，通过技术手段获得并分析数据；第二步，应用机器学习方法，使用"三叶草助手"系统提供数据驱动的个性化数据解读；第三步，将分析结论应用于临床决策，推动更好的护理进程；第四步，通过费用控制与盈利目标的实现，将经济效益与会员共同分享；第五步，以前述步骤的优秀表现，推动强劲且持续的会员数量增长（详见图6-3）。

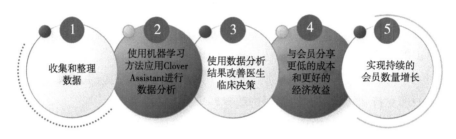

图6-3 三叶草的商业模式

第一步，三叶草先进的技术能够支持其获取大量数据。一方面，作为保险公司可以获得包括理赔、医疗状况、电子病历和经济状况等在内的个性化纵向数据；另一方面，三叶草通过三叶草助手在医院的应用，打通与医疗机构的数据接口，实现了理赔数据、药物处方、化验结果、影像数据等医疗数据的结构化，并在此基础上标准化治疗决策并参与即时双向数据交换。基于大量的数据收集，三叶草还建立了一个用于吸收、清理和合成数据的平台，以便用于进一步的数据分析。最终，三叶草根据上述数据处理过程建立起了一个数据仓库。通过数据仓库可以进行评级、财务操作、客户服务、理赔核保等操作。这些数据都是互通互联的，每个会员的数据与数据库打通。三叶草可以通过结构化查询语言（SQL）和Python编程语言进行所有的运作，代替了不够自动化的Excel和Access。这个数据仓库的速度非常快和灵活，可以回答任何问题。

第二步，三叶草应用三叶草助手系统分析数据，创造数据价值。首先，三叶草助手通过将其收集的个性化临床数据使用于治疗的临床建议中，与医生共同分享并根据会员的具体情况和疾病负担确定治疗方案；其次，三叶草助手通过使用机器学习方法为医生提供对患者进行早期治疗的证据，以确保提前介入医疗健康管理过程中，更早地识别和治疗疾病，从而提高医疗服务的质量；此外，三叶草助手还能够参与复杂护理计划的协调和管理中，如支持出院计划、支持转诊决策或更换医疗服务地点的决策。

第三步，三叶草将数据应用于临床决策中，吸引了大量的医疗机构合作者。通过三叶草助手提供有效的临床内容支持和精简的工作流程，使医疗机构利用三叶草助手作为电子健康记录系统之外的独立平台，平均在4天内将报销率降低了50%。在产品发布的两年多时间内，已经有超过2 000名医生在不同医疗治理机构中使用三叶草助手帮助诊断和降费。并且，由于其独特的线上系统，三叶草助手在2019年新冠疫情期间帮助迅速建立和部署远程医疗支持，这也使那些参与三叶草助手的会员并没有因为新冠疫情的流行而使其访问医疗机构的频率受到影响。最终，通过三叶草助手使用改进决策产生了更好的单位经济效益。在2020年的第1季度，三叶草助手使医疗机构的医疗赔付率降低了1 100个基点。

第四步，通过上述费用控制内容，三叶草能够以更低的成本提供更好的服务。对比来看，三叶草提供的场外津贴更高、药物起付线更低，但年平均费用也更低。

第五步，三叶草可持续计划使其能够长期获得会员数量的增长。目前，三叶草在成熟市场的使用率超过50%。未来，随着参与MA计划的总人数从2019年的6 200万人增加到7 300万人，考虑到三叶草对各类人群的普遍覆盖，预期将持续实现高于平均水平的增长。

（五）三叶草模式的盈利性

目前，老年商业健康保险成为保险行业关注的一个热点话题，但具体实践的推进经验还很缺乏。关于推动老年商业健康保险的发展，一个主要顾虑是经营的业务风险比较高，盈利前景不明朗。所以关于老年商业健康险业务能否盈利，怎么盈利是一个具有争议的话题，也是一个期待解决的问题。故而，三叶草瞄准老年人市场通过数据分析的方式识别高龄人群慢性病管理中的风险，从而提高会员健康水平、降低医疗费用支出、赢得保费优势的思路是否能够获得盈利，是一个十分重要的问题，可以为老年商业健康保险业务进一步发展提供可借鉴的经验。

三叶草是在"奥巴马医疗改革计划"的背景下诞生的，它的客户主要是老年人群。老年人群是慢性病高发人群，通常意味着更高的医疗费用，是普通保险公司不愿承保的人群。三叶草认为，较高的医疗费用意味着更高的费用空间，并致力于对老年人群进行慢性病护理，重建保险公司与医疗机构之间的联系。因此，三叶草选择了慢性病管理作为进入健康险领域的切入点，其认为慢性病管理代表着通过健康管理降低医疗费用、提高整体健康水平的极大想象空间。三叶草选择慢性病管理领域的原因，是慢性病的相关医学研究相较于肿瘤等疾病而言已较为成熟，例如，目前医学领域仍未得出统一的结论，是哪些因素引起了癌症，这使难以对癌症进行预测，然而，对于慢性病、心血管疾病等病症的影响因素研究现在已较为成熟，这意味着可以通过数据分析对这些疾病的并发症进行预测。这样，三叶草通过其先进的数据应用和独特的竞争赛道实现了快速增长，获得了较高的潜在利润率。

从其具体经营数据来看，三叶草正在经历着高于行业平均水平的加速增长。2022年第3季度，三叶草拥有的保险医疗赔付率为86.3%，非保险医疗赔付率为104.2%，经调整后的运营费用开支为7 530万美元，仅占收入的9%，税息折旧及摊销前利润为−5 830万美元，公司的亏损现状持续好转，并获取利润。

三叶草的医疗赔付率正在持续下降。尽管在新冠疫情和全球经济下行的持续冲击下，目前三叶草的增长进程有一些不利因素，但通过其一流的程序设计和行业领先的增长基础积累，过去几年已实现的医疗成本率下降已经证明其有能力实现稳定的利润率回报。

三叶草运营计划的成功还将带来进一步的好处：其一，过去几年三叶草的运营效率持续提升，并以突出的医疗赔付率降费功能领先于行业；其二，三叶草不断更新迭代的功能提供了潜在的广阔上行空间；其三，在其他医疗费用领域，三叶草的运营计划也将提升费用效率，例如加快确认患者是否恢复的操作流程和管理流程的变化等；其四，由于效率和规模效益的存在，三叶草的运营费用占总收入的百分比较低，并将持续随着时间推移而降低。

总结来看，三叶草的运营基本面正变得更加清晰。三叶草预计，随着新冠肺炎流行而带来的额外成本最终消退，加之以未来三叶草助手更多功能的推出，以及运营协同效应的实现，未来18个月三叶草的成本结构将更具吸引力。预计2023年，其保险收入将在11.5亿~12亿美元之间，保险医疗赔付率将控制在89%~91%的范围内；非保险收入预计在7.5亿~8亿美元之间，非保险医疗赔付率预计将在98%~100%的范围内。

 二、对我国老年商业健康险创新发展方面的启示

从国际经验来看，为老年群体提供健康保障是保险业重要的创新方向。细究全球老年商业健康险业务创新，给我们提供了三大启示。

一是为老年群体提供健康保障既需要政府的支持，也需要市场的参与。与普通健康险业务有所不同，老年商业健康险业务具有普惠性质，经营难度也较高。老年健康险业务面向的是老年人群，其健康水平更差，患病率更高，保险业务面临更高的亏损风险，经营难度更大，单纯由商业保险公司经营动力不足。各国开发了不同的长期护理保险制度。从国际经验来看，为老年群体提供健康保障既需要政府的支持，也需要充分引入商业保险公司的参与，发挥商保公司在整合医疗网络以及医疗控费方面的专业性。

二是开展老年商业健康险业务的基石是丰富的数据以及数据分析技术。老年商业健康险业务面向的是老年人群体，其中有大量的非标体，对保险定价以及风险控制的要求更高。以三叶草为例，其可以直接获取客户的个人纵向医疗数据，包括理赔数据、医疗记录、化验数据、处方数据、电子病历以及社交数据等，每天可以新获取百万个数据点，并且基于机器学习技术搭建了自有的数据平台，在数据收集及分析技术方面进行大量的研发投入。

三是保险公司对医疗机构有较强的话语权，以自建或合作的模式整合医疗网络，提升医疗质量。开展老年商业健康险业务的核心是保险公司作为支付方需整合医疗网络，以提升医疗质量，提高整体健康水平。在美国模式下，保险公司对医疗机构的话语权较强。例如，凯撒医疗通过自建医院的方式搭建医疗网络，实现了商保与医疗机构的一体化。三叶草通过三叶草助手这一工具来辅助医生进行临床决策，以提升医疗质量，控制赔付成本。联合健康更是搭建了包含医疗网络、健康管理等多家子公司在内的庞大健康帝国。

第七章
我国养老产业政策简析

 一、我国养老产业主要政策解读

随着我国人口老龄化趋势的加剧，推动养老事业发展已经成为摆在党和国家面前的一项重要课题。党中央高度重视养老事业，将其作为民生工程的重要组成部分，通过制定一系列政策措施，为养老事业的健康发展提供有力保障。党的十八大以来，党中央坚持与时俱进，开拓创新，进一步完善了我国养老政策体系，推动我国养老事业取得全方位进步，养老产业也在加速发展。

进入新时代，以习近平同志为核心的党中央，坚持把以人民为中心的发展思想贯穿于政治、经济、文化、社会、生态文明建设的方方面面，并首次将积极应对人口老龄化上升为国家战略。在这一精神的指引下，我国养老产业政策也得到全面丰富和完善，不仅明确了养老产业发展的总体目标、重点任务和保障措施，更涵盖了智慧养老、养老金融、健康养老等诸多领域。

（一）纲领性文件

养老照护服务作为养老产业的重要组成部分，近15年，国家在养老服务体系建设中持续不断进行投入。截至2023年底，作为养老服务体系建设的纲领性文件，以《中国老龄事业发展"十二五"规划》为起始，《"十三五"国家老龄事业发展和养老体系建设规划》《"十四五"国家老龄事业发展和养老服务体系规划》发挥战略导向作用，推进养老服务体系高质量发展。在党和国家重大规划和政策意见引领下，我国老龄事业发展和养老服务体系建设取得一系列新成就。制定和实施五年规划，保证了积极应对人口老龄化国家战略实施的稳定性和连续性；转变思路站在产业发展的角度看待养老问题，推进了养老服务领域重大中长期战略实施，部署和推进跨年度甚至跨五年的重大养老项目建设；逐步将养老服务体系构建纳入社会治理体系，有步骤地补齐我国养老服务发展短板，加强薄弱环节，解决老年人日益增长的美好生活需要和不平衡不充分的发展之间的矛盾；正确引导了社会舆论，营造养老孝老敬老社会氛围，建设老年友好型社会（详见表7-1）。

经过"十三五"规划、"十四五"规划的发展与重组，我国现在已经构建了相对系统的养老规划目标体系，并且初步建立了积极应对人口老龄化的制度框架。

表7-1　　　　　　　　　　　　　　纲领性文件政策简析

类别	文件名	主要内容
纲领性文件	《国务院关于印发中国老龄事业发展"十二五"规划的通知》（国发〔2011〕28号）	"十二五"规划按照不同的模式将养老服务分为居家、社区、机构三种，并提出了"建立以居家为基础、社区为依托、机构为支撑的养老服务体系"的发展目标；针对养老产业，同时要求把老龄产业纳入经济社会发展总体规划，列入国家扶持行业目录。研究制定老年产品用品质量标准，加强老龄产业市场监督管理。为制定老龄事业和产业政策，加强扶持和管理监督提供了依据
	《关于印发"十三五"国家老龄事业发展和养老体系建设规划的通知》（国发〔2017〕13号）	"十三五"规划在"十二五"规划的基础上将医养结合板块纳入到养老服务体系建设重点当中，提出了"居家为基础、社区为依托、机构为补充、医养相结合的养老服务体系更加健全"的发展目标；在养老产业方面更加重视社会力量的作用，要求丰富养老服务业态，支持养老服务产业与健康、养生、旅游、文化、健身、休闲等产业融合发展，加快形成产业链长、覆盖领域广、经济社会效益显著的养老服务产业集群
	《国务院关于印发"十四五"国家老龄事业发展和养老服务体系规划的通知》（国发〔2021〕35号）	"十四五"规划更加重视居家、社区、机构三者之间的联系，考虑到老年人对健康养生服务的需求，提出"居家社区机构相协调、医养康养相结合的养老服务体系和健康支撑体系加快健全"的发展目标；养老产业逐渐成为经济增长的新动力，"银发经济"一词应运而生，《规划》要求促进老年用品科技化、智能化升级，促进和规范发展第三支柱养老保险

（二）指导性文件

指导性文件主要是指国家为推动养老服务体系更快、更好的高质量发展，针对特定时期养老服务发展所遇到的问题所提出的"解决方案"，对各地突破养老服务发展瓶颈具有指导性作用（详见表7-2）。

表7-2　　　　　　　　　　　　　　指导性文件政策简析

类别	文件名	主要内容
指导性文件	《关于加快发展养老服务业的若干意见》（国发〔2013〕35号）	1.明确提出要充分发挥社会力量的主体作用。要支持社会力量举办养老机构，进一步降低社会力量举办养老机构的门槛，并给予多种优惠政策，补贴支持政策。 2.明确打造养老产业集群。要大力开发安全有效的老年用品用具和服务产品，鼓励发展养老服务中小企业，扶持发展龙头企业，形成一批产业链长、覆盖领域广、经济效益显著的产业集群

续表

类别	文件名	主要内容
指导性文件	《关于鼓励民间资本参与养老服务业发展的实施意见》（民发〔2015〕33号）	又一次强调了要支持民间资本参与养老产业发展。鼓励和引导民间资本拓展适合老年人特点的服务，加强对残障老年人专业化服务。鼓励民间资本参与老年公寓和居住区养老服务设施建设以及既有住宅适老化改造
	《关于全面放开养老服务市场提升养老服务质量的若干意见》（国办发〔2016〕91号）	1.要求全面放开养老服务市场。进一步放宽准入条件，降低准入门槛，设立营利性养老机构。放宽外资准入。鼓励境外投资者设立非营利性养老机构，全面清理、取消申办养老机构的不合理前置审批事项，优化审批程序，简化审批流程。2.提出要优化市场环境。进一步改进政府服务，完善价格形成机制，鼓励社会力量通过多种方式，参与公办养老机构改革。建立养老服务行业黑名单制度和市场退出机制，加强行业自律和监管
	《关于推进养老服务发展的意见》（国办发〔2019〕5号）	1.深化"放管服"改革，减轻养老服务税费负担，支持养老机构规模化、连锁化发展。2.拓展养老服务投融资渠道，全面落实外资举办养老服务机构国民待遇。3.扩大养老服务就业创业。大力推进养老服务业吸纳就业。4.扩大养老服务消费。促进老年人消费增长，加强养老服务领域非法集资整治工作，进而更好的保护了老年人群体的消费权益
	《关于扩大长期护理保险制度试点的指导意见》（医保发〔2020〕37号）	1.明确参保对象和保障范围。从职工基本医疗保险参保人群起步，重点解决重度失能人员基本护理保障需求。2.明确资金筹集政策。探索建立互助共济、责任共担的多渠道筹资机制，合理确定本统筹地区年度筹资总额。3.明确待遇支付政策。提出做好与经济困难的高龄、失能老年人补贴以及重度残疾人护理补贴等政策的衔接
	《关于加强新时代老龄工作的意见》（2021年11月18日）	1.要加强规划引导。通过编制相关专项规划，完善养老产业支持政策体系。鼓励各地利用资源禀赋优势，发展具有比较优势的特色养老产业。统筹利用现有资金渠道支持养老产业发展。2.要发展适老产业。积极开发适合老年人使用的智能化、辅助性以及康复治疗等方面的产品，满足老年人提高生活品质的需求。严厉打击侵犯知识产权和制售假冒伪劣商品等违法行为，维护老年人消费权益
	《养老和家政服务标准化专项行动方案》（2022年12月29日）	国家标准化管理委员会、民政部、商务部联合组织开展养老和家政服务标准化专项行动，充分发挥标准化对养老和家政服务业的支撑引领作用，到2025年基本健全养老和家政服务标准体系
	关于印发《积极发展老年助餐服务行动方案》的通知（民发〔2023〕58号）	计划到2025年底全国城乡社区老年助餐服务覆盖率实现较大幅度提升，服务网络形成一定规模。到2026年底，全国城乡社区老年助餐服务覆盖率进一步提升，服务网络更加完善，多元供给格局基本形成

（三）规范性文件

为科学界定养老产业统计范围，准确反映养老产业发展状况，2020年国家统计局发布《养老产业统计分类（2020）》，从国家层面养老产业，是以保障和改善老年人生活、健康、安全以及参与社会发展，实现老有所养、老有所医、老有所为、老有所学、老有所乐、老有所安等为目的，为社会公众提供各种养老及相关产品（货物和服务）的生产活动集合，包括专门为养老或老年人提供产品的活动，以及适合老年人的养老用品和相关产品制造活动。

《养老产业统计分类（2020）》正式给出养老产业的统计范畴，以反映我国应对人口老龄化的养老及相关产品供给为基础，充分考虑了提升养老服务质量等养老产业发展政策要求和养老产业新业态新模式。此行政令的发布意味着2020年养老产业正式进入国民经济分类。

《老年人能力评估规范》（GB/T 42195-2022）的制定出台，标志着老年人能力评估领域的标准层级由行业标准上升为国家标准，为科学划分老年人能力等级，推进基本养老服务体系建设，优化养老服务供给，规范养老服务机构运营等提供基本依据，也为中国养老服务等相关行业提供了更加科学、统一、权威的评估工具（详见表7-3）。

表7-3　　　　　　　　　　　　　　规范性文件政策简析

类别	文件名	主要内容
规范性文件	《养老产业统计分类（2020）》（国家统计局令第30号）	《养老产业统计分类（2020）》将养老产业分为养老照护服务、老年医疗卫生服务、老年健康促进与社会参与、老年社会保障、养老教育培训和人力资源服务、养老金融服务、养老科技和智慧养老服务、养老公共管理、其他养老服务、老年用品等12个大类以及51个种类和79个小类
	《老年人能力评估规范》（GB/T 42195-2022）	1.《老年人能力评估规范》对原有的4个一级指标名称进行调整，二级指标数从原来的22个，增加到25个；具体包括自理功能、运动功能、认知与心理功能、感知觉与社会参与四个维度25个条目，其中自理功能包括8个二级指标、运动功能包括4个二级指标、认知与心理功能包括8二级指标、感知觉与社会参与包括5个二级指标 2.计分方法由原来的四个一级指标分别计分，进行分量表的等级划分，再使用综合评价技术，进行总量表的等级划分，修改为分别进行二级指标的计分，加和各个一级指标总分，再加和总分，计分方法简化，便于操作者掌握使用。 3.等级划分由原来的分量表综合评价技术得出等级，修改为总分直接进行等级划分的模型，便于使用者对等级划分的理解和使用
	《居家养老上门服务基本规范》（GB/T 43153-2023）	1.《居家养老上门服务基本规范》"总体要求"明确了服务组织、服务人员所应具备的基本条件和服务应达到的基本要求。 2."服务内容"包括生活照料、基础照护、健康管理、探访关爱、精神慰藉、委托代办、家庭生活环境适老化改造等7项服务，涵盖了居家养老所需的主要专业化服务内容。 3."服务流程"明确了从咨询接待、老年人能力评估、签订服务协议、服务准备到服务实施等一系列程序性要求。 4."服务评价与改进"明确了服务评价形式及对评价发现问题改进反馈的要求

（四）智慧养老领域

2012年，全国老龄办首次提出"智慧化养老"的理念，鼓励支持开展智慧养老的实践探索。2015年，国务院印发《关于积极推进"互联网+"行动的指导意见》，明确提出要"促进智慧健康养老产业发展"。2017年2月，工业和信息化部、民政部、国家卫生计生委印发《智慧健康养老产业发展行动计划（2017–2020年）》（以下简称《行动计划》），计划在5年内建设500个智慧健康养老示范社区，意味着智慧养老进入快速发展快时期。为落实《行动计划》，先后进行智慧健康养老应用试点示范与《智慧健康养老产品及服务推广目录》申报的工作，工作持续开展至今。2021年10月，工信部、民政部、国家卫生健康委共同印发的《智慧健康养老产业发展行动计划（2021—2025年）》提出"到2025年，智慧健康养老产业科技支撑能力显著增强、产品及服务供给能力明显提升，试点示范建设成效日益凸显，产业生态不断优化完善，老年"数字鸿沟"逐步缩小，人民群众在健康及养老方面的获得感、幸福感、安全感稳步提升"的发展愿景。

当前我国智慧健康养老产业仍处在市场开拓阶段，随着政策支持、技术革新以及消费观念的转变，信息技术与健康养老产业的深度融合将成为智慧健康养老产业发展的基本保障，"医养康养结合"将成为智慧健康养老产业发展的基本理念，商业模式创新将成为智慧健康养老产业精深发展的持续动力（详见表7-4）。

表7-4　　　　　　　　　　　　智慧养老领域政策简析

类别	文件名	主要内容
智慧养老	《关于积极推进"互联网+"行动的指导意见》（国发〔2015〕40号）	支持智能健康产品创新和应用，推广全面量化健康生活新方式。鼓励健康服务机构利用云计算、大数据等技术搭建公共信息平台，提供长期跟踪、预测预警的个性化健康管理服务。发展第三方在线健康市场调查、咨询评价、预防管理等应用服务，提升规范化和专业化运营水平。依托现有互联网资源和社会力量，以社区为基础，搭建养老信息服务网络平台，提供护理看护、健康管理、康复照料等居家养老服务。鼓励养老服务机构应用基于移动互联网的便携式体检、紧急呼叫监控等设备，提高养老服务水平
	《关于开展智慧健康养老应用试点示范的通知》（工信厅联电子〔2017〕75号）	智慧健康养老应用试点示范内容主要包含三类：一是支持建设一批示范企业；二是支持建设一批示范街道（乡镇）；三是支持建设一批示范基地。而2021年《工业和信息化部办公厅民政部办公厅国家卫生健康委员会办公厅关于开展2021年智慧健康养老应用试点示范遴选工作的通知》（工信厅联电子〔2021〕270号）的附件2021年智慧健康养老应用试点示范申报指南中，新增一类示范内容为示范园区
	《关于组织申报〈智慧健康养老产品及服务推广目录〉的通知》（工信厅联电子〔2017〕633号）	《目录》主要分为智能健康养老产品和智慧健康养老服务。智能健康养老产品是紧密结合信息技术，具备显著智能化、网络化特征和健康养老服务功能的新型智能终端产品；智慧健康养老服务是充分利用信息技术、智能健康养老产品和创新模式，为民众提供的新型健康养老服务

续表

类别	文件名	主要内容
智慧养老	《智慧健康养老产业发展行动计划（2017-2020年）》（工信部联电子〔2017〕25号）	《行动计划（2017-2020年》提出了推动关键技术产品研发、推广智慧健康养老服务、加强公共服务平台建设、建立智慧健康养老标准体系、加强智慧健康养老服务网络建设和网络安全保障等五项重点任务。
	《智慧健康养老产业发展行动计划（2021-2025年）》（工信部联电子〔2021〕154号）	《行动计划（2021-2025年》提出了强化信息技术支撑，提升产品供给能力、推进平台提质升级，提升数据应用能力、丰富智慧健康服务，提升健康管理能力、拓展智慧养老场景，提升养老服务能力、推动智能产品适老化设计，提升老年人智能技术运用能力以及优化产业发展环境，提升公共服务能力等六项主要发展任务
	《民政部贯彻落实〈国务院关于加强数字政府建设的指导意见〉的实施方案》（民办便函〔2022〕856号）	《实施方案》在提升基本社会服务便捷化水平相关内容中明确支出要加快汇聚形成全口径、全量的老年人和养老服务机构信息资源，为智慧养老和医养结合、养老服务机构监管提供有力支撑
	《促进数字技术适老化高质量发展工作方案》（工信部信管〔2023〕251号）	《工作方案》提出加快推进数字技术在智慧养老、智慧旅游等领域的创新融合应用，在融合实践中征集多组典型问题解决方案，助力打通数字技术适老化发展的难点堵点，营造良好产业发展环境
	《"机器人+"应用行动实施方案》（工信部联通装〔2022〕187号）	研制残障辅助、助浴、二便护理、康复训练、家务、情感陪护、娱乐休闲、安防监控等助老助残机器人产品。加快推动多模态量化评估、多信息融合情感识别、柔顺自适应人机交互、人工智能辅助等新技术在养老服务领域中的应用，积极推动外骨骼机器人、养老护理机器人等在养老服务场景的应用验证。鼓励养老领域相关实验基地把机器人应用作为实验示范重要内容，研发推广科技助老新技术新产品新模式。研究制定机器人助老助残技术应用标准规范，推动机器人融入养老服务不同场景和关键领域，提升养老服务智慧化水平

（五）养老金融领域

养老金融政策自新中国成立以来，从无到有、从城镇到农村、从职业人群到城乡居民逐步发展完善。20世纪90年代至21世纪初，相关金融政策主要围绕多层次养老体系框架进行搭建，如养老金政策的发展完善，以及对养老基建和服务的资金支持保障，旨在不断规范完善金融机构养老体系框架。2018年4月，五部委发布《关于开展个人税收递延型商业养老保险试点的通知》，标志着第三支柱个人养老金制度正式落地。"十四五"期间，新政策制定出台更加密集，如《关于推动个人养老金发展的意见》与国际通行的个人养老金制度接轨，从三地试点推向全国；《关于规范和促进商业养老金融业务发展的通知》对养老金融统一做出原则性规定；《关于扩大专属商业养老保险试点范围的通知》《关于扩大养老理财产品试点范围的通知》等聚焦个人养老金业务框架、制定了具体业务类型的规定。

2023年10月召开的中央金融工作会议把养老金融作为"五篇大文章"之一，成为金融强国战略的重点任务，明确提出做好养老金融的要求，为养老金融发展壮大指明了方向。大力发展养老金融是经济社会发展的重点，也是推动养老事业和养老产业高质量发展的重要举措。养老金融的发展对于提供养老保障、促进经济发展和维护社会稳定具有重要意义。

随着我国老龄人群的逐渐扩大，仅靠第一支柱提供养老保障愈显乏力，未来"养老服务+保险"将成为养老金融的重要发展方向，附带优质养老服务与健康服务的保险产品将成为养老准备的必要配置（详见表7-5）。

表7-5　　　　　　　　　　　　养老金融领域政策简析

类别	文件名	主要内容
养老金融	《关于金融支持养老服务业加快发展的指导意见》（银发〔2016〕65号）	针对我国养老服务业遇到的问题，《意见》给出充分认识做好养老领域金融服务的重要意义、大力完善促进居民养老和养老服务业发展的多层次金融组织体系、积极创新适合养老服务业特点的信贷产品和服务、支持拓宽有利于养老服务业发展的多元化融资渠道、推动完善养老保险体系建设，优化保险资金使用、着力提高居民养老领域的金融服务能力和水平以及加强组织实施与配套保障等发展建议
	《关于开展个人税收递延型商业养老保险试点的通知》（财税〔2018〕22号）	提出自2018年5月1日起，在上海市、福建省（含厦门市）和苏州工业园区实施为期一年的个人税收递延型商业养老保险试点
	《关于促进社会服务领域商业保险发展的意见》（银保监发〔2020〕4号）	针对养老服务领域提出了加快发展商业长期护理保险、加快发展商业养老保险、探索满足60岁及以上老年人保险需求以及优化老年人住房反向抵押养老保险支持政策的建议
	《关于"十四五"期间利用开发性金融支持养老服务体系建设的通知》（民发〔2021〕94号）	明确支持各地有效利用国家开发银行养老服务体系建设专项贷款，重点落实居家社区机构养老服务网络建设、智慧养老服务发展以及养老服务人才队伍建设等国家民政"十四五"规划要求的发展任务
	《关于推动个人养老金发展的意见》（国办发〔2022〕7号）	《意见》规定，个人养老金实行个人账户制度，缴费由参加人个人承担，实行完全积累。参加人通过个人养老金信息管理服务平台，建立个人养老金账户。参加人应当指定或者开立一个本人唯一的个人养老金资金账户，用于个人养老金缴费、归集收益、支付和缴纳个人所得税
	《关于规范和促进商业养老金融业务发展的通知》（银保监规〔2022〕8号）	《通知》明确提出支持和鼓励银行保险机构依法合规发展商业养老储蓄等养老金融业务。银行保险机构开展商业养老金融业务应体现养老属性，产品期限符合客户长期养老需求和生命周期特点。银行保险机构应当持续开展客户教育，提高社会公众对商业养老金融产品的认知度和接受度等十三条要求

（六）健康养老领域

2016年8月，在全国卫生与健康大会上习近平总书记强调，要把人民健康放在优先发展的战略地位，明确了健康服务的内涵和目标，即"让广大人民群众享有公平可及、系统连续的预防、治疗、康复、健康促进等健康服务"。随着健康中国上升为国家战略，这一战略理念开始全面地贯穿和体现在各部门和各领域的政策和行动中。围绕强化老年健康服务供给侧结构性改革，我国相继出台了《"十三五"健康老龄化规划》《关于建立完善老年健康服务体系的指导意见》《"十四五"健康老龄化规划》等政策文件，康养结合纳入养老服务体系建设目标就使养老服务体系建设具有更明确的健康老龄化指向，逐渐形成清晰的目标路线，体现出政策发展中质的变化。老年健康服务步入快速发展轨道，逐渐由单项突破转向综合推进。健康导向不仅体现在养老服务和医疗卫生领域，还拓展至制造、科技、文化和旅游等关联领域（详见表7-6）。

表7-6　　　　　　　　　　健康养老领域政策简析

类别	文件名	主要内容
健康养老	《关于促进健康服务业发展的若干意见》（国发〔2013〕40号）	《意见》明确提出要加快发展健康养老服务。在养老服务中充分融入健康理念。发展社区健康养老服务。提高社区为老年人提供日常护理、慢性病管理、康复、健康教育和咨询、中医保健等服务的能力，鼓励医疗机构将护理服务延伸至居民家庭。鼓励发展日间照料、全托、半托等多种形式的老年人照料服务，逐步丰富和完善服务内容，做好上门巡诊等健康延伸服务
	《"健康中国2030"规划纲要》（2016年10月25日）	《纲要》明确提出要促进健康老龄化。为老年人提供治疗期住院、康复期护理、稳定期生活照料、安宁疗护一体化的健康和养老服务，促进慢性病全程防治管理服务同居家、社区、机构养老紧密结合。加强老年常见病、慢性病的健康指导和综合干预，强化老年人健康管理。推动开展老年心理健康与关怀服务，加强老年痴呆症等的有效干预
	《国民营养计划（2017—2030年）》（国办发〔2017〕60号）	要求开展老年人群营养改善行动。具体包括进行老年人群营养状况监测和评价。建立满足不同老年人群需求的营养改善措施，促进"健康老龄化"。开发适合老年人群营养健康需求的食品产品。建立老年人群营养健康管理与照护制度
	《健康中国行动（2019—2030年）》（2019年7月9日）	要求开展老年健康促进行动。提倡老年人知晓健康核心信息；老年人参加定期体检，经常监测呼吸、脉搏、血压、大小便情况，接受家庭医生团队的健康指导；鼓励和支持老年大学、老年活动中心、基层老年协会、有资质的社会组织等为老年人组织开展健康活动；鼓励和支持社会力量参与、兴办居家养老服务机构
	《关于实施健康中国行动的意见》（国发〔2019〕13号）	实施老年健康促进行动。面向老年人普及膳食营养、体育锻炼、定期体检、健康管理、心理健康以及合理用药等知识。健全老年健康服务体系，完善居家和社区养老政策，推进医养结合，探索长期护理保险制度，打造老年宜居环境，实现健康老龄化

续表

类别	文件名	主要内容
健康养老	《智慧健康养老产业发展行动计划（2021–2025年）》（工信部联电子〔2021〕154号）	《行动计划》围绕科技支撑能力显著增强，产品及服务供给能力明显提升，试点示范建设成效日益凸显，产业生态不断优化完善四大愿景，提出强化信息技术支撑，提升产品供给能力；推进平台提质升级，提升数据应用能力；丰富智慧健康服务，提升健康管理能力；拓展智慧养老场景，提升养老服务能力；推动智能产品适老化设计，提升老年人智能技术运用能力；优化产业发展环境，提升公共服务能力六大重点工作任务及三个专项工程
	《关于进一步推进医养结合发展的指导意见》（国卫老龄发〔2022〕25号）	《指导意见》一方面强化了医养结合的社区基础服务设施建设；明确了医养结合服务内容与模式；拓展了医养结合人才资源供给；优化了相关支持配套政策。其中具体提出要扎实做好基本公共卫生服务，积极推进老年健康与医养结合服务项目实施，加强老年病预防和早期干预。发挥中医药和中西医结合在养生保健、慢性病防治等方面的优势，推动中医药进家庭、进社区、进机构；另一方面《指导意见》指出要依托全民健康信息平台和"金民工程"，建设全国老龄健康信息管理系统、全国养老服务信息系统，全面掌握老年人健康和养老状况，分级分类开展相关服务
	《关于推动非物质文化遗产与旅游深度融合发展的通知》（文旅非遗发〔2023〕21号）	《通知》鼓励非遗传承群体积极参与旅游管理和服务，通过与旅游深度融合，丰富非遗传承实践形式，引导相关群体在旅游服务中充分阐释非遗内涵，支持社会力量广泛参与，使各主体共同发力，推动非遗与旅游深度融合发展。具体可以依托传统医药类非物质文化遗产发展康养旅游丰富旅游产品·支持将非物质文化遗产与乡村旅游、红色旅游、冰雪旅游、康养旅游、体育旅游等结合，举办"非遗购物节""非遗美食节"等活动，发展非物质文化遗产旅游

二、我国养老产业政策的特性

由于养老产业的特殊性，养老产业政策也具有不同于一般产业政策的特性，主要体现在以下四大方面。

政策管理综合性：养老产业的政策制定和实施涉及的范围广，政策发布部门分散在发改委、民政部、财政部、卫生健康委、人社部、老龄办等多个部门，且政策通常都由多个部委联合发布，政策的制定和具体实施过程还涉及金融、税务、保险、工商等部门的参与。

政策类别复杂性：根据《养老产业统计分类（2020）》，养老产业涉及多种产业类别，而每个产业领域又可以细分为更多行业。每个行业的运营模式、管理方式、组织架构、人员构成都有着各自的特点，加之各地由于经济发展水平、消费群体构成、消费能力水平、产业基础等情况存在差异，这决定了养老产业政策的复杂性。

政策内容趋同性：不同地方政府出台的养老产业政策具有一定程度的内容趋同现

象，由此造成了各个地区养老产业发展的同质化竞争。从目前养老产业政策取向的角度来看，大多数属于鼓励性的产业政策，地方政府对发展养老产业体现出积极态度，但缺少因地制宜制定和实施相关的产业政策。

政策动态变化性：随着国家战略方针的调整、经济发展、产业结构的优化升级以及老年人群体消费习惯的变化，都会对养老产业政策的制定和实施产生影响。在养老产业发展的不同阶段，结合实际情况实时调整养老产业政策的侧重点极为重要。

随着时代的变化，养老产业政策议题也逐步多样化，产业覆盖对象也更加全面，近几年无论是各类养老产业领域试点的开展，还是相关领域国家标准的发布，都标示着我国养老产业政策逐渐向标准化管理的新时代不断进步。目前我国养老产业政策存在以下问题。

第一，促进养老产业发展的政策存在重供给轻需求的趋势。总体上呈现出养老产业政策偏供给型而轻需求型的不均衡状态。由于我国养老产业发展仍处于初级阶段，各项政策主要体现在技术支持、教育培训、财政支持等加大供给，为养老产业有序发展提供基础保障和动力源泉，但缺乏社会参与、交流合作、消费市场等其他参与主体的融入，影响资源的优化整合和配置效率，不利于养老产业的可持续发展。

第二，养老产业参与主体的政策分布具有不均衡的特征。以养老服务为例，各类参与主体中，涉及养老机构的政策文本最多，医疗机构次之，家庭和社区最少。由于养老产业受众对象的老年人需求的多样化，故而养老产业发展需要全方位、多角度、多元化的融合协作，共同致力于促进养老产业的发展做贡献，但政策中不同产业领域的联合合作内容缺乏相应体现。

第三，我国养老产业政策布局尚未成熟，政策指导存在滞后性。养老产业政策在不同阶段分布具有不均衡的特点；统计作为国家实施宏观调控的重要工具以及企业制定发展战略的基本依据，《养老产业统计分类（2020）》发布后养老产业的统计工作还未进一步开展，我国养老产业发展全貌缺乏相关的数据支撑。目前我国养老产业的市场规模暴发尚未到来，各阶段养老产业政策发展均需从顶层设计维度进行高度重视。

"十四五"规划时期，随着养老理念的普及人们对于养老相关服务与产品的需求也会随之水涨船高，养老将逐渐成为老年人追求的一种生活方式与生活价值。同时，健康中国战略的持续推进，各项养老产业标准以及制度的实施也必然使养老产业领域发展进入新阶段。

三、我国养老产业政策发展相关建议

一是推进养老产业政策体系科学化建设。实施积极应对人口老龄化国家战略，保障引导养老产业发展的政策实现合理配置，加强政策研究和政策评估，扩大养老产业政策的覆盖面和整体协调性，强化政策的全局性、前瞻性、战略性、持续性，实现政策层面的有效搭配、相互补充。政府应从养老产业的供给侧和需求侧两方面切入，完善体制机制，加强对各项产业政策的执行监督管理。鼓励服务外包、交流合作等政策服务，通过政策为养老产业发展提供保障，推动养老产业的规模化，加速产品市场化及技术的推广应用。

二是加强法规建设保障养老产业有序发展。在完善基础保障政策的前提下，及时制定相关法律法规，将养老产业与社会治理体系进行结合，以行业标准规范行业管理，使不同行业的企业参与养老产业实现有法可依；产业资金运营、服务供给得到有效监督和约束。综合衡量政策的出发点和落脚点，增强行业标准与国家标准之间、行业标准之间的协调配套，发布覆盖面广的产业政策标准，实现法规政策工具与行业标准的优化组合，推动养老产业的高质量发展。

三是发挥养老产业各类参与主体作用。一方面政府应密切关注养老产业各参与主体的发展状况和存在问题，通过制定政策引导高校院所、服务企业等产业参与主体进行优势互补、合作创新；另一方面应考虑到养老产业市场的供需匹配性，与科技企业合作搭建公共信息服务平台，吸引各参与主体积极融入养老产业市场，加强养老与"医疗健康""文化旅游""一老一小""保险金融"等产业融合，繁荣和培育消费经济市场，推动有效市场和有为政府有机结合，拉动潜在需求转化为有效需求，形成需求拉动供给、供给创造需求的高质量动态平衡。

四是因地制宜进行养老产业改革创新。在发展养老产业的过程中，应清晰界定养老产业目标体系中的各具体目标，形成清晰的目标网络。发挥中央和地方两个积极性，科学把握"统"与"分"和"放"与"管"的界限，鼓励各地自主积极探索、先行先试，充分调动各地方主体的创造性。立足发展实际制定和实施本地区的养老产业政策，通过创新举措切实提高产业发展质量。充分利用现有资源打造富有地域特色的养老产业模式，发现新问题、总结新经验、提出新方法，为我国养老产业建设提供宝贵借鉴。

上述我国人口老龄化与老年健康保障需求、发展老年商业健康保险的重大意义、我国老年商业健康保险发展梳理、从保障层次视角看我国老年商业健康保险发展、老年长期护理保险制度与案例研究、老年商业健康险企业案例分析、我国养老产业政策简析七大篇章，共同构成了《中国老年健康保险保障创新发展报告》的研究报告部分。随着我国健康养老与保险保障领域的不断发展，本项研究也将持续深入推进。

专题报告

1.

低生育背景下的中国人口老龄化趋势

■ 李汉东　付天宇　张书银[*]

研究背景

从2010年至2020年，中国人口形势发生了巨大变化。随着出生人口数的持续下降和期望寿命的增加以及20世纪五六十年代出生的人口群体逐渐步入老年，中国老龄化程度不断加深，人口结构性的矛盾日益凸显，这将对中国未来的可持续发展构成严重挑战。

对中国人口的数量和结构特别是老龄化趋势的预测一直是人口学界关注的核心问题。许多学者使用了不同的模型和方法对人口进行了预测。石敏军等[1]使用优化的Leslie人口预测模型对中国人口进行预测，研究发现中国人口老龄化程度增加迅速；张娟等[2]采用动力学模型对辽宁和新疆人口做了预测研究；刘庆和刘秀丽[3]基于队列要素法预测了3种生育政策下中国2018年至2100年的人口结构；刘雨婷等[4]使用线性回归模型和人口发展方程对中国未来人口结构和数量进行预测，结果显示中国将在2030年达到人口峰值14.5亿人，虽然全面二孩政策一定程度上减缓了老龄化的速度，但是并未从根本上解决中国人口老龄化的问题；罗万春[5]使用BP神经网络对于重庆市2019—2038年的重庆总人口及人口结构做了预测；李爱华等[6]使用队列要素法人口预测模型对北京市某城区进行人口预测与研究，发现2019—2035年该城区人口发展呈现总常住人口规模缓慢减少渐趋平稳、人口年龄结构逐渐老化的特点；刘庆山等[7]将人口数量分性别计算、将迁移人口改为流动变动人口，对宋健人口发展方程进行了修正，按照高中低3种方案，对安徽省人口做了预测研究；李汉东等[8]使用人口预测模型研究了中国区域老龄化的非同步性和差异性；陈卫[9]利用"七普"数据采用队列要素法对中国人口进行预测研究，得到不同情景的预测结果都表明中国人口负增长比预期更早到来，人口峰值也比预期值更低，

*李汉东，北京师范大学系统科学学院教授；付天宇、张书银，北京师范大学系统科学学院。

人口老龄化速度将比预期更快，中国人口进入历史性负增长阶段，并在未来呈现出阶段性加速趋势。

本文基于"七普"数据，首先对中国的历史生育水平进行了估计，然后采用改进的人口预测模型对中国老龄化的变化趋势和结构特征进行了预测分析，以期为中国政府和社会各界应对人口老龄化提供决策依据。

模型参数估计、基期数据调整以及预测方案

本文使用的方法是我们基于队列要素法[10、11]构建的人口预测模型[12]。该模型针对中国现存的城乡二元结构，充分考虑了不同人口群体在生育孩次、死亡模式变化和人口在城乡之间迁移的特征和变化。

与现有的其他人口预测模型相比，本模型具有以下特点：一是模型分性别和城乡建立人口计算方程，充分考虑了中国由于城镇化进程而发生的城乡人口迁移过程；二是模型将出生人口队列与其他队列人口的移算分开，避免了由完全生命表得到的年龄别存活概率与使用年龄别生育率的不一致性；三是为充分考虑生育水平的城乡和孩次差异，本模型使用了分城乡、分孩次的总和生育率指标。

人口预测过程包括了模型设定、参数估计、基期数据调整以及预测方案设计等内容。

模型参数估计

模型的参数估计包括了分城乡和分孩次生育模式估计、出生性别比估计、年龄别存活率估计以及城乡迁移率估计等4个参数。

生育模式是育龄妇女年龄别生育率的分布。考虑到生育模式在整个预测期中是不断变化的，所以我们首先通过对数正态分布拟合的方法得到基于历史数据的生育模式分布参数的估计值，然后通过趋势外推法得到了2020—2050年城乡、分孩次的生育模式。

出生性别比参数按照以下方法得到：以"七普"数据公布的2020年城乡的出生性别比为基础，并假设2050年的城镇人口的出生性别比为107∶100（即107个男孩对100个女孩），这一出生性别比已经处于正常状态；农村人口的出生性别比为110∶100；其次，通过线性插值得到2020—2050年各年份城乡的出生性别比。

模型使用的存活率需要使用从2021—2050年的中国分城乡、分性别的完全生命表来得到。为此，本文借鉴西方发达国家的经验，采用了普林斯顿西模式的模型生命表来描述中国未来的死亡模式，并通过估计中国未来各年份城乡和性别的期望寿命，得到中国

未来各年的完全生命表。

城乡迁移率反映了城镇化的变化水平。估计迁移率时，我们忽略了中国人口的国际迁移，只考虑在中国国内城乡人口之间的迁移。本文首先使用逻辑斯蒂曲线（S形曲线）的方法先对历史的城镇化率数据进行拟合，然后通过趋势外推的方法得到未来每年的迁移率估计。

基期数据及调整

本文采用第七次人口普查数据作为基期数据的基础。第七次人口普查的时点是2020年10月31日24时，为了得到基期数据，本文进行了如下调整。

（1）将现役军人数据按照年龄、性别分别加到城镇常住人口对应的年龄别人口中，从而得到全国按常住人口划分的分城乡、分性别和分年龄人口数。

（2）将（1）中得到人口数据从10月31日24时调整至12月31日24时。由于存活率对高年龄人口特别是老龄人口影响较大，所以时点调整时需要考虑存活率的影响。

人口预测方案设计

生育水平估计是人口预测方案的核心，人口预测的准确程度主要是由生育水平的估计所决定的。自2000年第五次全国人口普查以来，国内外学者对中国真实的生育水平一直存在激烈争论。第七次人口普查是自2010年第六次人口普查以来，中国在经历了历次计划生育政策调整，以及当代青年生育观念和生育行为发生显著转变这一背景下进行的一次全面的、高质量地反映人口最新特征的人口普查。我们首先对中国长期以来真实的总和生育率进行回溯和估计，在此基础上给出了低中高3种方案下的中国2021—2050年城乡、分孩次总和生育率估计结果，我们以中方案为例来说明（详见表1）。

表1　　　　　　　　　　中方案下总和生育率估计

中方案	$TFR_1^{(1)}$	$TFR_2^{(1)}$	$TFR_3^{(1)}$	$TFR_1^{(2)}$	$TFR_2^{(2)}$	$TFR_3^{(2)}$
2021—2025年	0.66	0.55~0.45	0.20	0.60	0.40~0.35	0.1
2026—2035年	0.66~0.85	0.45	0.20~0.15	0.60~0.85	0.35	0.1
2036—2050年	0.85~0.75	0.45	0.15	0.85~0.7	0.35	0.1

注：其中，$TFR_1^{(1)}$、$TFR_2^{(1)}$和$TFR_3^{(1)}$分别表示农村一孩、二孩、三孩次总和生育率；$TFR_1^{(2)}$、$TFR_2^{(2)}$和$TFR_3^{(2)}$分别表示城镇一孩、二孩、三孩次总和生育率。

资料来源：《第七次全国人口普查公报》，国家统计局，2021（05）：11。

中方案下的生育水平分为3个阶段：2021—2025年为第一阶段；2026—2035年为第二阶段；2036—2050年为第三阶段。在第一阶段，无论城镇还是乡村的一孩次总和生育率在5年内保持不变。考虑到政策调整后的堆积效应（大龄妇女集中生育二孩）基本释放完毕，我们设定无论是乡村还是城镇二孩次总和生育率在未来5年有一个持续的下降。在第二阶段，我们设计的农村和城镇的一孩次总和生育率将上升，同时农村和城镇的二孩次总和生育率将保持不变。第三阶段，无论是农村还是城镇一孩次总和生育率补偿性增长过后将逐渐回落至正常水平，其中农村一孩次总和生育率降全0.75，城镇一孩次总和生育率降至0.70，而二孩次和三孩次总和生育率保持不变。

预测结果及分析

中国人口老龄化数量特征

我们首先分别给出3种情景下全国总人口数量的变化趋势（详见图1）。

图1显示了在3种不同预测方案下，中国人口数量都将在2021年达到人口峰值，中方案下的人口峰值为14.12亿人；从2022年开始，中国人口将进入负增长时代，人口规模将持续下降。到2050年高中低3种方案下总人口数量分别下降至12.95亿人、12.45亿人和11.82亿人。

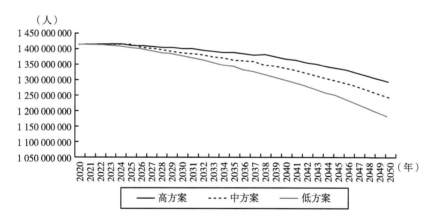

图1　3种方案下中国2020—2050年的总人口数量变化趋势图

图2展示了中方案下中国未来60岁及以上、65岁及以上和80岁及以上的老年人口数量从2020—2050年的变化趋势。

由图2可以看出，中国未来60岁及以上和65岁及以上老年人口的数量将持续增长，2020年60岁、65岁和80岁及以上老年人口的数量分别是2.64亿人、1.92亿人和0.36亿人，到2050年将分别达到4.78亿人、3.6亿人和1.13亿人。相对来看，60岁及以上人口数量呈现快速增长趋势；65岁及以上人口数量呈弱S型增长，拐点大致在2034年出现，2020年到2034年增长速度增加，而后增长速度放缓；80岁及以上人口数量则显示先慢后快的增长轨迹。

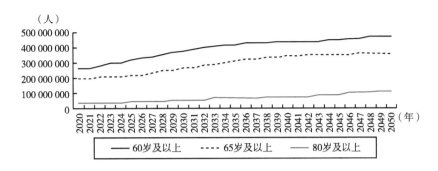

图2 中方案下60岁、65岁和80岁及以上老年人口数量以及变动趋势

在中国老年人口数量快速增加的同时，老年人口的年龄结构也将发生重要转变，表2给出了未来部分年份中国分年龄组老年人口数量的变化情况（详见表2）。

表2   中国未来部分年份老年人口数量   单位：亿人

	2020年	2025年	2030年	2035年	2040年	2045年	2050年
60岁及以上	2.6424	3.1692	3.7671	4.1936	4.3404	4.4756	4.7779
65岁及以上	1.9181	2.1662	2.6125	3.1225	3.4641	3.5331	3.6021
70岁及以上	1.1744	1.4834	1.6632	2.0284	2.4463	2.6972	2.7003
75岁及以上	0.6740	0.8132	1.0488	1.1662	1.4490	1.7660	1.9309
80岁及以上	0.3600	0.3987	0.4922	0.6551	0.7192	0.9175	1.1345

由表2可以看出，中国未来老年人口的数量将持续增长，但是低年龄段（60岁、65岁和70岁及以上）的老年人口数量经历了增速由快到慢的变化过程，而高年龄段（75岁和80岁及以上）的老年人口数量则以稳定的增速持续上升。2020年，中国60岁、65岁和70岁及以上老人的数量分别是2.64亿人、1.92亿人和1.17亿人，到2050年，将分别达到4.78亿人、3.6亿人和2.7亿人，分别增长了1.81倍、1.88倍和2.31倍。对于高年龄段老年人来说，2020年，75岁和80岁及以上的老年人口数量分别为0.67亿人和0.36亿人，到2050年，则将达到1.93亿人和1.13亿人，分别增长2.88倍和3.14倍。高龄老年人口数量的增加明显高于低龄老年人口数量的增加。这表明中国未来老龄化加速的同时也伴随高龄化。

中国人口老龄化的结构特征

下面我们使用3个指标即老年系数、人口老龄化指数和社会抚养比来分析中国未来的老龄化变化趋势。

老年系数是指老年人口占总人口的比率，图3给出了中国60岁及以上和65岁及以上老年人从2020—2050年的老年系数以及变动趋势。

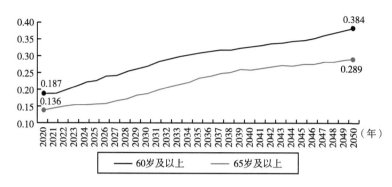

图3　中方案下全国老年系数变动

从图3可以看到，2020年中国60岁以上老年人口占总人口比例为18.7%，65岁以上老年人口占总人口的比例已经超过13.6%；到2050年，60岁以上老年人口占总人口的比例将达到38.4%，65岁及以上老年人口占总人口的比例将达到28.9%的水平，中国将进入深度老龄社会。

老龄化指数是指同一人口总体中，60岁或65岁及以上老年人口数与0~14岁少儿人口数的相对比值，老龄化指数越高说明老龄化程度越深。图4出了分别以60岁和65岁两种统计口径得到的老龄化指数以及变化趋势。

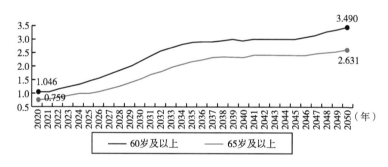

图4　中方案下全国老龄化指数变动

图4表明，2025年前后，中国60岁及以上老年人口数量将达到14岁及以下少儿人口数量的1.5倍，而65岁及以上老年人口数量将超过14岁及以下的少儿人口数量，这标志着中国人口进入衰退期；在2050年，以60岁为统计口径的老龄化指数将达到3.5，以65岁为统计口径的老龄化指数将超过2.5。对比图3，可见全国老龄化指数走势图与全国老年系数走势图基本一致。

社会抚养比又称抚养系数，是指在人口中非劳动年龄人口数与劳动年龄人口数的相对比值。国际上一般把15~64岁人口列为劳动年龄人口，而中国一般把15~59岁人口作为劳动力人口。本文分别给出这两种统计口径下的社会抚养比。图5给出了2020—2050年两种统计口径下的社会抚养比和变化趋势。

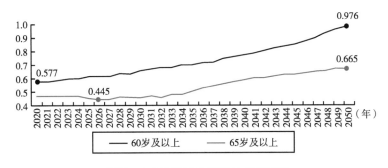

图5　中方案下全国抚养比指数变动

从图5可以看出，以60岁为统计口径的社会抚养比在未来将持续上升，2020年该社会抚养比为0.56，到2050年则将达到0.97，这表明一个劳动力人口将供养几乎一个非劳动力人口。以65岁为统计口径的社会抚养比则会出现先有一个小的上升然后下降，并从2027年开始持续上升，2020年该社会抚养比为0.45，到2050年将达到0.67，这表明一个劳动力人口将供养0.67个非劳动力人口。可以看出无论哪种统计口径，中国未来社会抚养负担将非常严重。

结论

本文采用本课题组建立的人口预测模型，使用"七普"数据对中国2021—2050年的人口数量和结构特别是人口老龄化趋势进行了预测分析，主要结论如下。

中国人口高峰出现在2021年，中方案下的人口峰值为14.12亿人口，之后开始持续下降，到2050年，中方案下的中国人口数量为12.45亿人，其中城镇人口为10.18亿人，农村人口为2.27亿人。

未来中国人口老龄化将快速发展，并呈现出高龄化的特征。2020年，中国60岁和65岁及以上老人的数量分别是2.64亿人和1.92亿人，到2050年，将分别达到4.78亿人和3.6亿人。同时80岁及以上的老年人口数量将从2020年的0.36亿人增加到2050年的1.13亿人。

总之，未来我国将长期处于低生育水平，由此导致的人口持续负增长将会对人口数量和结构产生深远影响。我国不仅会面临出生人口下降和劳动力人口减少的困境，而且还将面临深度老龄社会的严峻挑战。

参考文献：

1.石敏军，张佛德，张晓鹏.优化的Leslie人口预测模型及其应用［J］.计算机技术与发展，2013（23）：9.

2. 张娟等. 基于动力学模型的人口数量预测和政策评估［J］. 数学的实践与认识, 2015, 45（09）: 152-159.

3. 刘庆, 刘秀丽. 生育政策调整背景下2018—2100年中国人口规模与结构预测研究［J］. 数学的实践与认识, 2018（48）: 8.

4. 刘雨婷, 刘艳琪, 邓智年, 程子明. "全面二孩"政策下的人口数量与结构预测［J］. 湖南文理学院学报（自然科学版）, 2018（30）: 4.

5. 罗万春. 基于BP神经网络的重庆市人口预测［J］. 黑龙江科学, 2022（13）: 4.

6. 李爱华, 王迪文. 队列要素法在人口预测中的应用［J］. 统计与决策, 2021（37）: 22.

7. 刘庆山, 胡学平, 来江涛. 基于修正人口发展方程对安徽省人口的预测分析［J］. 高师理科学刊, 2022（42）: 01.

8. 李汉东, 赵少波, 王玺, 李赫扬. 中国老龄化区域差异和变化趋势预测［J］. 统计与决策, 2021（03）.

9. 陈卫. 中国人口负增长与老龄化趋势预测［J］. 社会科学辑刊, 2022（05）.

10. Lee, R. D. and Tuljapurkar, S. Stochastic Population Forecasts for the United States: Beyond High, Medium, and Low［J］. Journal of the American Statistical Association, 1994 (89), 1175-1189.

11. Keyfitz, N. and Caswell, H. 2005. Applied Mathematical Demography (3rded.)［M］. New York: Springer.

12. Lyu B, Zhang J, He H. Resident population Prediction Based on Cohort-component Method［M］. New York: Springer, 2011.

2.

人口老龄化背景下我国老年商业健康险的发展趋势探究

■ 董雨星[*]

　　随着我国人口老龄化程度加剧，疾病以及失能情况在损害老年人健康的同时，为社会和家庭也带来了严重的负担与挑战[1]。由于我国社会保险待遇支出和享受待遇群体扩大等因素的影响，当前的基本医疗保险无法满足老年人更多、更高的健康需求。特别是慢性疾病领域，我国约有2.6亿老龄慢病人群难以得到商业保险保障[2]。

　　近年来，我国商业健康险行业，尤其是老年商业健康险领域已经得到了巨大发展，市场前景广阔，但我国商业健康险的产品质量、保障范围、投保年龄等仍有很大改进空间。当前，商业健康险在我国医疗支出中发挥的作用非常有限，对于亟须养老与健康保障的老年人，老年健康险如何由"量"转"质"，设计更加个体化、精准化的老年商业健康险产品与服务，从而实现老年健康险行业的高质量发展任重道远[3]。在此，本文针对我国老年健康险市场的发展现状，分析老年健康险的现存问题，提出相应对策建议，探索老年商业健康险的未来发展之路。

我国人口老龄化现状

人口老龄化发展趋势

　　按照国际标准，当一个地区65岁以上的人群占总人口的比重达到7%，则该地区即将进入老龄化社会；如果65岁以上的人群占到14%则会界定为老龄社会；如果65岁以上的人群占比达到21%则进入超高龄社会。

　　根据第七次人口普查结果，全国65岁及以上人口为19 064万人（2020年），占总人口的13.50%，相比于第六次人口普查结果中全国65岁及以上人口占总人口数的8.9%，

---

*董雨星，中国人民健康保险股份有限公司健康管理事业部总经理。

我国65岁及以上人口占比数平均每年提高0.44个百分点，按照这个增速，我国将在2025年进入深度老龄社会。同时，第七次人口普查结果显示，除西藏外，其他30个省份65岁及以上老年人口比重均超过7%，其中，12个省份65岁及以上老年人口比重超过14%。根据联合国预测，到2033年，我国老年人口占比将超过20%，进入超级老龄化社会；到了2100年，老年人口占比预计将达到32%[4]。

老年人患病情况

根据2018年全国第六次卫生服务统计调查结果，老年人口（60岁及以上群体）慢性病患病率约为59.1%，即每1 000名老年人中，有591名老年人至少患1种慢性病。其中，城市老年人占比60.6%，高于农村老年人的57.5%；男性占比56.7%，低于女性的61.5%。老年慢性病患病种类以高血压（39.8%）和糖尿病（11.4%）为主，脑血管病、缺血性心脏病、椎间盘疾病等紧随其后，在农村和城市中患病顺位略有不同[2]。

老龄化带来的挑战

随着我国老年人口的增长和年轻人生育意愿的降低，2022年是具有标志性意义的一年，根据国家统计局信息显示，2022年末全国全年出生人口956万人，人口出生率为6.77‰，死亡人口1 041万人，人口死亡率为7.37‰，人口自然增长率为−0.60‰。我国适龄劳动人口比例减少，老龄人口比例增加，势必对社会经济发展造成阻碍[5]。

我国虽然已经确立了建设多层次医疗保障体系，但现实情况仍然是过度依赖基本医疗保险，这无法满足老年人的健康需求，而其他保障方式还未充分发挥各自作用。老龄人口的增多势必加重社会的养老保障负担，产生一系列养老及健康问题。在"未富先老"的背景下，老年商业健康险作为多层次医疗保障体系的重要组成，未来必将配合好基本医疗保险，共同承担起我国老年群体养老及健康保障的重任。

我国老年商业健康险发展现状

老年商业健康险的政策支持

在健康需求提升与财政负担加重的背景下，商业健康险相关政策出台频繁。

2020年2月，《中共中央、国务院关于深化医疗保障制度改革的意见》指出：到2030年，全面建成以基本医疗保险为主体，医疗救助为托底，补充医疗保险、商业健康保险、慈善捐赠、医疗互助共同发展的多层次医疗保障制度体系[6]。

2020年7月，《关于促进社会服务领域商业保险发展的意见》中提出：力争到2025年，商业健康保险市场规模超过2万亿元。

商业健康险相关的重点政策文件如下（详见表1）。

表1　　　　　　　　　　　　　商业健康险相关政策文件

时间	政策文件名称	有关商业健康保险的要点
2016年	《"健康中国2030"规划纲要》[7]	到2030年，现代商业健康保险服务业进一步发展，商业健康保险赔付支出占卫生总费用比重显著提高
2016年	《"十三五"卫生与健康规划》[8、9]	鼓励企业和个人通过参加商业保险及多种形式的补充保险解决基本医保之外的需求
2019年	《健康保险管理办法》[10]	鼓励保险公司提供创新型健康保险产品，满足人民群众多层次多样化的健康保障需求
2020年	《关于促进社会服务领域商业保险发展的意见》	逐步将医疗新技术、新药品、新器械应用纳入健康保险保障范围，引导商业保险机构开发与癌症筛查、诊断和治疗相关的产品，支持医学创新，服务国家"癌症防治实施方案"。力争到2025年，商业健康保险市场规模超过2万亿元，成为中国特色医疗保障体系的重要组成部分
2021年	《关于进一步丰富人身保险产品供给的指导意见》[11]	扩大商业健康保险服务覆盖面，立足长期健康保障，探索建立商业健康保险药品目录和诊疗项目目录，将更多医保目录外合理医疗费用科学地纳入医疗保险保障范围，提高重大疾病保险保障水平。积极参与长期护理保险试点，加快商业护理保险发展，促进医养、康养相结合，满足被保险人实际护理需求
2021年	《"十四五"全民医疗保障规划》[12]	健全多层次医疗保障制度体系，坚持公平适度、稳健运行，持续完善基本医疗保障制度。鼓励支持商业健康保险、慈善捐赠、医疗互助等协调发展。支持商业保险机构开发与基本医疗保险相衔接的商业健康保险产品，更好覆盖基本医保不予支付的费用
2022年	《"十四五"国民健康规划》[13]	鼓励围绕特需医疗、前沿医疗技术、创新药、高端医疗器械应用以及疾病风险评估、疾病预防、中医治未病、运动健身等服务，增加新型健康保险产品供给
2022年	《商业健康保险个人所得税优惠政策适用保险产品范围》[14]	税优健康险的具体产品类型以及产品指引框架和示范条款由原银保监会会商财政部、税务总局确定

聚焦老年商业健康险，我国近年来也出台了相应政策文件对此加以引导。

2021年11月，《中共中央、国务院关于加强新时代老龄工作的意见》指出：鼓励商业保险机构在风险可控和可持续的大前提下，开发老年人保险产品[15]。

2022年3月，《"十四五"健康老龄化规划》中提出：到2025年，老年健康服务资源配置更加合理，综合连续、覆盖城乡的老年健康服务体系基本建立，老年健康保障制度更加健全，老年人健康生活的社会环境更加友善，老年人健康需求得到更好满足，老年人健康水平不断提升，健康预期寿命不断延长[16]。

老年商业健康险的市场规模

2011年健康险保费规模的692亿元，占全年人身险保费收入的7.12%。到了2022年我国健康险保费规模为8 653亿元，占全年人身险保费收入的25.27%，2011—2022年我国人身险相关保费收入情况详见图1。

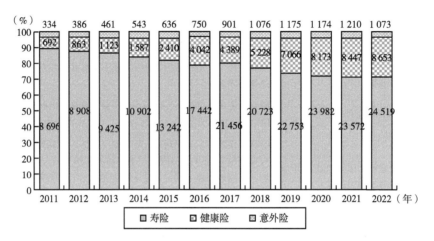

图1　2011—2022年我国人身险相关保费收入情况（亿元）

从增速角度看（详见图2），以2011年我国健康险保费为基础，2011—2016年，我国健康险市场规模快速增长，2016年更是达到了最高的67.72%，但2016—2017年时其增速回落至8.58%，后两年有所上升。

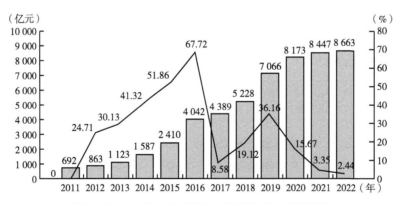

图2　2011—2022年我国健康险保费收入增长情况

资料来源：原中国银行保险监督管理委员会。

2019年后，我国健康险保费收入增速有所下降，到2022年的2.4%更是创造11年间的最低增速纪录。一方面可能是因为疫情防控期间保险产品代理人数量急剧减少；另一方面可能也受到惠民保等产品的市场冲击，其他的发展问题需要进一步探究。2010年至今，我国商业健康险保费规模涨幅超过12.5倍，复合增速约为25.82%。复合增速公式：

$$复合增速 = （现有价值/基础价值）^{（1/年数）} -1$$

老年商业健康险现存问题

相关研究与数据支持不足

目前学术界以及保险行业内主要关注国内外商业健康险市场的整体发展情况，缺乏老年商业健康险市场规模的专题研究和数据支持，后续需要在此深耕。

老年慢病人群的商业健康险覆盖率低

根据现有资料，我国当前约有2.6亿老年慢病人群没有商业健康险，农村地区老年人的商业健康险投保占比更低。

对老年人而言，他们往往需要子女帮其购买商业健康险，但我国老百姓投保意识较低，可能会影响其购买决策[17]。城市老年人可能因其保险意识水平而未购入商业健康险；农村老年人在此基础上，更多地受家庭财富水平的制约。同时，慢性病具有病程长、病情复杂，赔付条款难以撰写等因素，使当前市场缺少覆盖慢性病（除恶性肿瘤外）的老年商业健康险产品，尤其是缺乏中低端市场群体的惠民产品。"不划算""没钱买""产品难以满足需求"等，都是导致老年慢病人群的商业健康险覆盖率低的重要原因。

老年商业健康险供需仍存差距

《2021老年健康保障需求白皮书》指出，由于老年健康风险的特殊性及不确定性较大，商业老年健康保险的经营具有很大的难度，即使目前我国保险市场可供老年人选择的产品超过1 000个，基本涵盖了老年人最为关注的疾病险、医疗险、意外险、养老险等产品，但依然存在投保年龄受限、保障周期短、保障范围小、老年专属产品不足等问题，与老年人群的健康保障和健康服务需求有较大的差距。

老年商业健康险投保意愿低

对我国保险客户来讲，当前他们更加倾向于购买寿险，而了解商业健康保险的人比较少，对于本身不太了解的物品，人们会缺乏购买意愿。尤其是当前城乡居民基本医疗保险的广覆盖，众多老年人依赖基本医保提供医疗服务，并不愿意去了解老年商业健康险，形成了医保基金压力越来越大，而老年商业健康险无法发挥其作用的闭环。

建议与展望

政府加大对老年商业健康险的扶持力度

尽管有越来越多的政策文件指引老年商业健康险行业的发展，但仍旧缺少具体的实施细则。与此同时，对整个国家而言，我们存在地区发展不平衡的问题，一个地区的经济发展水平越低，该地区的商业健康险的发展程度往往也很低。对于老年健康险发展较为落后的地方，政府应适当给予政策倾斜。国家可以允许当地政府在保险公司从事正当经营活动时给予一定的支持。例如，可以对于这些地区开设的专业健康保险公司给予税收优惠等，这将有利于我国老年商业健康险的覆盖与下沉[18]。

拓展可保人群，建立医药险生态圈

随着医疗诊治技术的不断发展，健康管理越来越趋于精细化和个体化的服务。发达国家的医药险相结合的健康管理模式往往聚焦罕见病及肿瘤等单一病种，并由第三方诊断平台加入，形成健康管理闭环[8]。

今后，保险行业势必要结合通过先进的精准化诊断技术、个体化健康管理服务、最符合老年患者当前病情的治疗方案，并将其融入保险产品中，从而探索出适合我国老年群体的医药险相结合的健康管理模式。医药险相结合的健康管理模式也可尝试针对老年慢性病患者进行产品设计，为老年慢性疾病群体进行预防和体检，满足老年人持续治疗和护理的需求。当然，其中的发展还会面临许多艰难险阻。

研发老年专属健康保险产品

适当延长投保年龄、提升保障周期、扩展保障范围（如老年带病体产品）、设计出符合不同健康状况老年人群健康需求的专属产品。一方面，需要将老年人群视为在风险特质上的单独群体，通过差异化的产品设计和核保规则设计，提高老年人的可承保性；另一方面，对老年专属保险产品的设计可以立足慢病人群，拓展可保人群，突破慢病老人"不能投保"的难关[19]。"医养结合"的老年健康险产品也将是未来的主流趋势，需借鉴国际经验并培养专业团队去探索和设计。

商业健康险在我国多层次的医疗卫生保障中具有重要地位，需要其发挥充分作用以缓解养老及健康保障的压力，在我国人口老龄化程度不断加深的背景下，探索老年商业健康险高质量发展路径，需要多方努力。期盼更多高质量、个体化、精细化的老年商业健康险产品能够服务和惠及中国老年人。

参考文献：

1.左学金.我国人口负增长及其经济社会影响［J］.上海交通大学学报（哲学社会科学版）.2023，31（02）：45-60.

2.王桂新.中国人口老龄化：未来挑战与应对策略［J］.国家治理.2022（10）：50-56.

3.许飞琼.中国多层次医疗保障体系建设现状与政策选择［J］.中国人民大学学报.2020，34（05）：15-24.

4.谢攀攀.中国人口老龄化新特点与地区老龄化差异——基于全国人口普查数据的实证分析［J］.黑龙江人力资源和社会保障.2022（13）：27-29.

5.冯园园.人口老龄化对我国医疗卫生费用的影响研究［D］.吉林大学，2022.

6.《中共中央 国务院关于深化医疗保障制度改革的意见》［J］.中国医疗保险.2021（02）：63.

7.《"健康中国2030"规划纲要》［J］.中国预防医学杂志.2019，20（08）：770.

8.平安健康"医药险"一体化优势显现［N］.北京商报.2021-08-27.

9.国务院印发《"十三五"卫生与健康规划的通知》［J］.中华人民共和国国务院公报.2017（03）：49-66.

10.健康保险管理办法［J］.中华人民共和国国务院公报.2020（04）：35-42.

11.邱越.原银保监会发布《关于进一步丰富人身保险产品供给的指导意见（征求意见稿）》［J］.中国保险.2021（05）：3.

12.《"十四五"全民医疗保障规划》［J］.中国医疗保险.2022（01）：16，20.

13.《"十四五"国民健康规划》.［N］人民日报.2022（05）：21.

14.财政部、税务总局、原银保监会三部门联合发布《关于进一步明确商业健康保险个人所得税优惠政策适用保险产品范围的通知》［J］.中华人民共和国财政部文告.2022（08）：29.

15.《中共中央、国务院关于加强新时代老龄工作的意见》［J］.中华人民共和国国务院公报.2021（34）：10-15.

16.董俊彤.《"十四五"健康老龄化规划》［J］.中医药管理杂志.2022，30（05）：239.

17.万方晨.人口老龄化对商业健康险需求的影响研究［D］.东北财经大学，2016.

18.孙正成，郑丽丹.税收优惠政策如何影响商业健康险消费行为与决策［J］.上海立信会计金融学院学报.2020，32（05）：40-51.

19.肖扬.老年健康险发展须迈向精细化之路［N］.金融时报.2021（12）：29.

3.

关于我国养老保险商业供给的研究与优化建议

■ 苑超军[*]

当前，我国的养老保险体系呈现人口老龄化、财政负担过重、个人储蓄养老保险制度缺失等特点。加强对第三支柱商业养老保险的研究，有助于增进国民福祉，有利于通过第三支柱商业养老保险促进资本市场的稳定性，促进养老服务业高质量发展，进一步推动老年服务业满足不同层次人群需求，使养老保障的分工更加专业化，同时有利于经济和金融协调发展，商业养老保险可以促进养老保险产品和养老资金保值增值，同时通过创新养老资金运用方式，促进金融发展和经济高质量发展。

中国人口老龄化概况

我国人口老龄化加剧，代际支付矛盾日益凸显

改革开放以来，我国养老保障体系得以逐步建立与完善，通过代际支付基本解决了前阶段城镇职工退休金领取的问题。然而，我国人口老龄化形势日趋严峻：2030年前后我国60岁及以上老龄人口将增至4亿人，占总人口的30%以上。人口结构的变化，对现有养老保障机制的影响巨大。此外，城市化进程中非正规劳动力市场的发展进一步增加了养老保险体系的复杂性。在此背景下，养老金支出必将逐年递增，代际支付矛盾日益显著；同时，在绝大多数家庭都为独生子女的情况下，依靠子女养老的传统模式将难以维系，必须依靠国家的顶层设计来解决养老保障问题。

---

*苑超军，新华养老保险股份有限公司总经理。

财政负担过重，基本养老保险"独木难支"

近年来，我国财政收入增长速度明显放缓，2015年增速已下滑至1992年以来的最低水平，社保缴费水平仍居高不下，饱受各界诟病。基于全面建成小康社会的要求，我国多层次养老保障体系承担的"零支柱"功能任重道远，社会福利和社会救助仍然必须加大投入，城乡居民养老保险的财政扶持力度仍需加大；我国养老保险政府供给机制仍处于主导地位，第一支柱的基本养老保险"一枝独大""独木难支"。公共养老金责任、负担过重，基本养老保险收支失衡、财政缺口较大，民众预期过高。因此，以基本养老保险为主导的三支柱养老体系结构是不合理的，更是不可持续的。

个人储蓄养老保险制度缺失，第三支柱"支起"作用薄弱

参见发达国家的经验，我国养老保险第三支柱"支起"作用薄弱体现在四大方面。其一，商业养老保险资产占GDP比重极小，2014年仅为2.6%，而美国为42.5%；其二，我国商业养老保险替代率非常低，2014年第三支柱商业养老保险替代率仅为1.1%；其三，商业养老保险密度极小，2014年中国商业养老保险密度仅为185.56元/人，而美国为1 258.7美元/人；其四，商业养老保险深度极低，2014年中国养老保险深度为0.4%，美国养老保险深度为2.3%。

中美两国商业养老保险"支起"作用的差异根源在于我国第三支柱个人储蓄养老保险制度尚未真正建立，个税递延养老保险未全国性实行。因此，优化和发展养老保险的商业供给机制，通过建立个人储蓄养老保险制度，实行个人税收递延型养老保险政策，提升第三支柱的养老金替代率，是优化多层次养老保障体系结构的关键。

综上所述，我国养老保障三支柱体系结构性失衡矛盾日趋加重，作为第一支柱的基本养老保险表现出过重的财政负担和压力，作为第二支柱的企业年金企业缺乏参与积极性，参与率较低，作为第三支柱的个人储蓄养老保险由于没有相应的政策处理办法和激励措施，尚未完全建立。在财政收入增速持续放缓的背景下，继续加大第一支柱的财政投入力度是不现实的。在当前经济结构转型及人口红利消失的背景下，企业的经济效益较低而用工成本较高，企业参与年金的动力不足，短期内欲提升企业年金参与率，发挥第二支柱"支起"作用也较为困难。我国位居世界第一的居民储蓄率和快速发展的商业保险为第三支柱发挥"支起"作用提供了可能。

养老保险商业供给

本文认为的养老保险商业供给包含养老金融产品、养老服务与养老地产3个核心内

容，分别对应产品链、服务链与产业链3个视域，并且产品链、服务链与产业链间可以相互传递相互影响，具体如下所示：

养老保险商业供给的产品链

当前，养老保险商业产品供给质量与服务水平持续提高，已逐渐呈现与相关产业融合的战略趋势，开始跳出"就保险论保险"的思维局限。养老保险商业供给产品链，主要指以下五大主要的保险产品。

第一，税收递延型养老保险是基本养老保险重要补充的第一支柱。它是一种商业保险，它允许个人使用购买养老保险符合规定税前扣除个人所得税的某些标准。

第二，老年人住房反向抵押养老保险，俗称保险版的"以房养老"，是住房抵押和终身年金保险相结合的创新型商业养老保险业务，即老年人将其房产抵押给保险公司，继续拥有房屋占有、使用和经抵押权人同意的处置权，并按照约定领取养老金直至身故；老人身故后，保险公司获得抵押房产处置权，处置所得将优先用于偿付养老保险相关费用。

第三，住房反向抵押贷款资产证券化是以未来出售住房反向抵押贷款所产生的稳定现金流为基础，从而保证前期发行债券的本金和利息的偿还。该模型要求建立一个特殊的资产管理计划作为实施主体。主体转让老年人住房所有权后，向上游住房提供方支付养老费用，向下游资金提供方发行债券融资。

第四，房地产投资信托基金是指持有或投资房地产，并向投资者出具收益证明，由专门的房地产投资机构进行管理，使投资者能够获得一定比例收益的基金，房地产投资信托基金是实现房地产证券化的重要工具。

第五，长期护理保险发展战略的突破口是扩大保险对象的范围，应加强在不同年龄人群中推广长期护理的概念，结合长期护理保险、其他寿险产品和企业年金，构建新的组合，加强政策支持，落实企业和个人购买长期护理保险的税收优惠政策，加强医疗与护理相结合的财政支持，建设长期护理产业基础设施，鼓励护理资金保障与护理服务相结合。

综上所述，税收递延型养老保险是其中一个最大的养老金产品线，开发潜在的金融服务产品，虽然仍处于起步阶段，但是作为一个国家养老金融关键领域的布局，未来可能会有跨越式发展。在养老金融服务方面，房地产反向抵押养老保险和房地产投资信托是两种典型的金融产品，而住房反向抵押资产证券化作为一种新的融资模式，可以为住房反向抵押的不断完善提供金融支持。在日常护理方面，商业长期护理保险逐渐进入老年人领域。

养老保险商业供给的服务链

养老服务业是链接养老产品链与养老产业链的纽带，商业保险机构要开发养老产业链，应以开辟养老服务市场为前提。目前，养老服务水平参差不齐的问题广泛存在，市场上供给品质与需求错位。基于此，保险机构介入养老服务业，贯通养老服务链是新时代养老保险行业发展的必然选择。具体而言，应通过直接购买、投资参股等方式建立养老服务机构，加速保险业和养老服务业相融合，提升养老保险商业供给的服务链品质，是保险业和养老服务业的双赢共荣，具体包含以下两点策略。

第一，在介入管理式医疗方面，医疗机构的专业技术和管理的特殊性、复杂性决定了，除非保险机构对医疗行业已经积累了一定的经验，或最合理的方法是直接购买或投资3个医疗机构，大型保险机构的规模和雄厚的资金可以选择直接购买，而中小保险公司可以通过参与的方式与医疗机构形成战略联盟。

第二，在发展护理服务方面，商业保险公司涉足护理行业的最佳方式是社区养老。保险机构与养老机构优势互补。保险机构的优势在于信息、渠道和客户群，而护理机构的优势在于提供专业的护理服务。现阶段，以居家养老为主的养老模式，辅以社区养老和机构养老，可以帮助保险公司拓展业务范围和服务领域，社区养老服务是一个很好的切入点。保险机构应以此为契机，推动产业链整合，深入挖掘客户需求，创新和完善产品、服务供给，满足居民日益增长的养老服务需求。

养老保险商业供给的产业链

保险机构投资于养老不动产行业是保险业介入养老产业链的重要方式。一般来说，保险机构的直接投资主要是投资购买或开发建设，也有间接投资于收购股权和投资于房地产证券化金融产品。发达国家的经验表明，保险机构的间接投资已逐渐成为参与的主要方式。有鉴于此，我国保险机构应基于当前养老不动产、资本市场及相关政策支持的现状，结合自身实际状况，选择符合自身利益的投资方式，提供高效高质的养老供给。

一是直接投资养老不动产。大型保险机构的优势在于资金、品牌资源、客户规模，可投资模式与投资方向较多，也因此，定位于经济实力的高净值人群，购买开发具有医养结合和休闲享受功能的大型养老社区、多社区共享式高档养老公寓，培养品牌价值，最终促进养老投资房地产、养老产品连锁和养老服务连锁资源协调。此外，保险机构变换分散地区的住宅社区为老年人服务中心或配合医疗和住宿附近的居民区为老年人建立连锁站，以匹配的家庭护理模式提高辐射范围，形成规模效应。

中小保险机构虽然存在资金规模小的缺点，但通常采取与其他机构合作投资的方式来弥补。中小保险机构可以投资小型养老社区等轻资产养老服务机构，更加注重风险防控，做好资产负债期限匹配工作，确保偿付能力。

二是间接投资养老不动产。利用房地产投资信托基金间接投资养老地产是保险公司的一个重要切入点。这不仅提高了保险资产的流动性，而且有利于房地产的租赁和增值，兼具长期稳定的优势。

养老保险商业供给机制的国际经验及借鉴

发达国家养老保险商业供给的典型模式与特点如下：英国模式主要是频繁改革、化繁为简、发展迅速；美国模式是规模大、参保高、市场发达；加拿大模式是结构清晰、机制灵活、推陈出新；瑞士模式是法制健全、管理灵活、产品丰富；法国模式是规模偏小、稳步发展、任重道远；日本模式是规模大、发展稳定、市场成熟。

其共同性主要为：多支柱养老保险制度比较完善、建立专门独立的第三支柱养老保险计划、建立灵活多样的、适合不同群体的个人养老保险、第三支柱个人养老金计划产品形式的灵活多样以及保险、银行、证券公司、基金公司、信托公司等金融机构广泛参与。

综上所述，商业养老保险供给有前途有未来。目前，国内保险机构还没有完全融入养老产品链、服务链和产业链，形成一个完整的价值链，这限制了行业的扩张和力量，持续健康发展，降低了保险行业的竞争力。

因此，实现保险业在养老产品链、服务链与产业链上的贯通，拓展市场空间，对养老保障第三支柱的跨越式发展具有战略意义。

养老保险商业供给的优化建议

商业养老保险是对社会保障的重要补充，本文一方面，对政府层面提出需优化养老保险商业供给的政策支持及完善税收优惠政策两方面的建议，为商业养老保险的发展提供政策上的有力支持；另一方面，对商业保险机构提出加速商业养老保险科技应用发展，加速参与养老产业链的建议，为商业养老保险市场的有效供给提供更多创新举措。

优化养老保险商业供给的政策支持

一是明确商业养老保险发展定位。只有厘清商业养老保险与社会养老保险关系定位，充分发挥商业养老保险在社会保障体系中的作用，才能够构建我国多层次社会养老体系。

二是推动养老保险的市场化运作，有利于商业养老保险健康发展。首先，在商业养老保险市场发展中，必须建立良好的市场秩序，保险公司应以市场为导向，实现规范发展。此外，媒体应发挥推介作用，提高民众对商业养老保险重要性的认识。

三是进一步完善监管制度，完善商业保险公司监管制度，防范系统性风险。监管层应逐步将商业保险机构资产负债管理转变为"硬约束"，通过制度约束让资产负债管理切实参与到经营管理的各个环节，在战略规划、风险预算、产品管理、投资管理、资本管理等方面，协助公司经营目标和财务目标的达成，使资产负债管理真正成为公司核心竞争力，同时积极推进行业监管新技术应用。

完善税收优惠政策

一是采取前段征税的企业年金税收模式（TEE）模式扩大参保人群范围。税收优惠政策是推动建立我国养老保险体系第三支柱的重要手段，要运用税收优惠政策扩大商业保险覆盖面。德国作为养老保险体系比较完善的国家之一，除了采取EET模式外，还对弱势群体人群进行直接补贴，扩大养老保险范围。

二是实行差异化税收优惠政策激励参保。可参照美国个人退休金账户计划（IRAs）模式，制定税收优惠政策与个人收入的对照表，设置不同的收入级次和税收优惠比率，收入级次越高，税收优惠越低。此外，根据就业、居民收入和通货膨胀情况，建立对税收优惠扣除额的动态调整机制，确保税收优惠政策落到实处。

三是实行税收惩罚措施减少退保。中途退保行为造成大量交易成本，浪费保险资源。针对中途退保行为，应建立由保险公司据实补扣个人所得税的机制。

四是改革税制激励保险公司拓展业务。扩大商业保险覆盖面需从供需两端发力，供给方面，应对保险公司参与商业养老保险进行税收优惠激励。

五是加快目前的个人所得税改革。深入推进"分类+综合"模式的个人所得税改革，在目前六大专项扣除的基础上，将商业养老保险缴费等也纳入专项扣除中。

加速商业养老保险科技应用发展

一是充分利用保险科技催化普惠保险产品。随着保险科技的进一步发展，各类新型技术必将融入保险经营管理的各个流程，云计算、大数据、物联网、人工智能和区块链等将极大地简化投保、理赔、风控等业务流程，改善客户体验。

二是注重技术应用与情景模式下的再创新。云计算、大数据、物联网、人工智能以及区块链的发展为寿险业提供了有力的技术支撑。新技术的发展为众多寿险业务场景提供了创新式的解决方案。技术应用只有不断融入业务场景，才能更好地为行业发展提供支撑与服务。

三是推动数据互联共通，逐步消除信息孤岛。在数据总量极大丰富、数据维度不断拓宽、数据时效不断增强、数据精准不断提升的基础上，通过打破行业内外部壁垒，注重保险公司间及上下游行业的信息互联，推动数据互联共通，有助于提升现代保险服务业的发展活力。

四是优化产品创新机制，持续培育创新人才。应着手建立统一的行业创新评价标准。目前行业内外普遍认可的评价标准仍然以规模为主，监管机构的监管指标，由于出发角度不同，不能作为寿险公司创新程度的有效衡量指标。通过公司、高校合作争取培养出复合型的专业人才。

加速商业养老保险机构参与养老产业链

一是明确商业养老保险机构在养老产业链中的发展策略。商业保险机构拥有大量资本，适合进行资金投入。房地产开发商在项目建设和销售方面具有较大优势，适合进行项目开发。养老服务机构适合参与项目的后期运作。房地产开发商、养老服务和保险机构之间存在巨大的合作空间。

二是拓展融资渠道，提升资金利用效率。商业养老保险机构通过将持有的养老地产资源进行房地产资产证券化，可以增加有效及成本较低的融资方式，改善企业内部的财务状况。REITs模式[①]十分适合投资商业化养老社区，因为所投的养老社区会产生源源不断且确定性大的现金流，用于支持REITs的分红。商业养老保险机构参与养老地产的优势主要体现在以较低利率进行融资。

三是建立商业社区养老模式，全面化养老服务。商业养老保险机构通过介入养老地产行业，构建商业养老社区，能够提供系统化、全面化的养老服务。社区养老投资商运营商将通过不断地发展与整合，快速形成规模化效应，出现若干大型的上门养老服务企业、养老社区投资商以及养老社区运营企业。社区养老模式会在这个阶段迅速发展，新型的养老社区服务体系会逐渐完善。

---

① REITs模式：在房地产行业投资中的一种资产证券化模式。

4.

保险与医养产业协同发展的泰康经验

■ 邱建伟[*]

保险与医养协同发展探索之路

泰康保险集团介绍

泰康保险集团股份有限公司成立于1996年，总部位于北京，至今已发展成为一家涵盖保险、资管、医养三大核心业务的大型保险金融服务企业。

泰康保险集团旗下拥有泰康人寿、泰康资产、泰康养老、泰康健投、泰康在线共5家子公司。集团业务范围全面涵盖人身保险、互联网财险、资产管理、企业年金、职业年金、医疗养老、健康管理、商业不动产等多个领域。截至2021年底，泰康保险集团管理资产规模超27 000亿元，营业收入超2 600亿元。自成立以来，泰康累计服务个人客户4.2亿人，累计服务企业客户超42万家，累计理赔金额超1 000亿元，累计纳税金额超750亿元。泰康保险集团连续5年荣登《财富》世界500强榜单，位列第346位。

泰康进军养老产业的探索之路

泰康在中国改革开放的浪潮中诞生，在中国市场经济的繁荣中发展壮大，也在坚定不移地投身于中国社会的发展进程之中。多年来，泰康在做大做强寿险主业的同时，一直在观察和思考人寿保险未来的发展方向。由于人寿保险聚集了大量的长期资金，而市场上缺少足够的长期投资标的，就存在资产负债匹配的问题。泰康一直在寻求更弱的周期性和更多的长期投资机会来配置资本。除此之外，泰康持续关注和洞察中国人口和社会发展趋势，在向国外一流险企学习的过程中，也特别注意退休金和老年市场产品，这些均使公司对长寿时代的认识不断加深。养老寻求的是一种对老年生活中的意外、疾病

---

*邱建伟，泰康之家（北京）投资有限公司首席执行官。

等风险的保障，而这同以风险保障为使命的保险业有着天然契合。另外，医养产业虽然可以产生长期稳定收益的优质资产，但其发展面临投资规模大、回收周期长、运营难度大和产业利润薄等挑战。而保险行业发展医养产业具有天然优势。一方面，国家鼓励保险业服务实体经济和助力社会民生，促进保险资金投资现代服务业基础设施建设；另一方面，保险资金期限较长、要求回报稳定的特点与医养产业匹配度高，保险公司的销售网络和客户资源也可以促进医养实体快速发展，保险发展医养具备产业协同优势（详见表1）。

表1 寿险公司投资医养优势

优势	详情
资金	资金量大，期限长，追求合理回报和长期稳定现金流
客户	长期积累形成的雄厚客户基础可以实现"订单式生产"
渠道	庞大的分支机构和业务员队伍已然构建起强大的获客渠道
品牌	金融企业品牌效应在优质项目和中高端客户获取优势明显
模式	养老社区在长期护理端与医院实现无缝对接
协同	沿寿险产业链整合资源，虚拟金融和实体产业相得益彰

泰康在2007年决定进军养老服务市场，就此踏上了一条创新之路。通过对全球养老事业的考察，2008年泰康人寿正式向原银保监会提交寿险资金投资养老社区的可行性报告和试点申请。2009年泰康获得原银保监会独家养老社区试点批文。2012年，经原银保监会批准，推出国内第一款保险与养老社区相结合的"幸福有约"综合养老计划；同年，泰康之家旗舰社区燕园的奠基仪式在北京昌平隆重举行。2015年泰康之家·燕园开业运营，创新性地将虚拟保险产品与实体医养服务深度整合，提供整合型的医养综合保障服务。通过支付和服务两大体系的有机结合，泰康稳步迈向大健康产业生态体系。

构建"活力养老、高端医疗、卓越理财、终极关怀"四位一体的产品和服务体系

在幸福有约的基础上，公司逐步丰富和构建了"活力养老、高端医疗、卓越理财、终极关怀"四位一体的产品和服务体系。幸福有约的问世，让"活力养老"这种生活方式走进了中产阶层。除了活力养老，对高品质医疗服务的需求也正式成为中产阶层的刚需，为此，建长寿社区的同时，布局五大医学中心、口腔和脑科专科，推出"高端医疗"保险产品。结合自建和共建的医疗资源服务网络，为客户提供个性化的高品质诊疗服务。同时，公司还关注到中产阶层有专业化、多元化的财富管理需求，借助长期形成

的保险、基金、资产管理等丰富的财富管理产品体系和全球资产配置能力，打造了"卓越理财"产品，对客户资金进行专业管理，使之发挥复利效应，让财富增值。在泰康生命价值观的指引下，公司再一次创新性推出"终极关怀"产品，致力于改变人们的生死观念。

至此，"活力养老、高端医疗、卓越理财、终极关怀"四位一体的产品和服务体系形成闭环，真正打造了"从摇篮到天堂"的产品体系，更好地满足了客户全生命周期对于长寿、健康、财富的需求。

"长寿、健康、财富"三大闭环战略形成

2016年泰康20周年司庆，公司正式提出了打造三大闭环战略，力图形成"寿险与养老服务结合的长寿闭环、健康险与医疗服务结合的健康闭环、客户端资金与资管端服务结合的财富闭环"，通过三大闭环内支付方与服务方的联动机制，形成涵盖客户全生命周期的、"活力养老、高端医疗、卓越理财、终极关怀"四位一体的产品和服务体系，并建立"虚拟支付保险+实体医养康宁服务"的大健康产业生态体系全新战略（详见图1）。

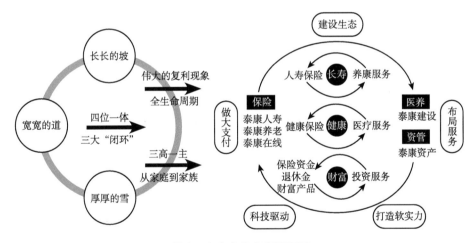

图1 泰康企业方案示意图

泰康医养社区全国布局

作为养老行业的先行者，泰康之家目前已完成在27个核心城市连锁医养社区和康复医院的布局。规划总地上建筑面积约409万平方米，可容纳约7.3万名老人，规划近4.8万个养老单元以及超2800张医疗床位，成为全国最大的高品质连锁养老集团之一。其中，北京、上海、广州、成都、苏州、武汉、杭州、南昌、沈阳、长沙、厦门、南宁等

12地13家社区已投入运营，在住居民约7 200人。

泰康医养社区专业特色

泰康之家创新持续照护和医养结合模式，以活力高端、医养结合、候鸟连锁、国际标准为核心特色，满足长辈"社交、运动、美食、文化、健康、财务管理和心灵的归属"七大核心需求，为居民提供温馨的家、高品质医疗保健中心、开放的大学、优雅的活力中心、长辈心灵和精神的家园"五位一体"的生活方式。社区遵循"康养结合"理念，围绕老年人的实际健康需求，配建以康复、老年医学为特色的康复医院，打造泰康国际标准康复体系（TKR）和泰康国际标准长期照护体系（TK–LTC），提供包括独立生活、协助生活、专业护理、记忆照护、老年康复及老年医疗在内的覆盖老年人全生命周期的连续健康服务，实现一站式持续关爱。

活力养老、文化养老

泰康之家致力于为中国长者打造全新生活方式，以文化养老、活力养老、健康养老、科技养老理念，建设生机勃勃的老龄文化生态。

文化养老方面，养老社区携手泰康居民共建共创的"开放的大学"，旨在给长者们施展"银发智慧"的空间和平台，实现价值再创造，进一步增强他们与社会的连接性，消除孤独感；成立7年来已拥有各地11个分院、5个学部、30余个系别，开设270余门精品课程、236位居民义工讲师、服务4 000余位长者学员。

为进一步提升居民入住社区的自主感与认同感，社区鼓励居民参与共建，成立全国乐泰理事会分会7个、居民及家属理事会成员达66位、社区专业委员会28个，参加决议社区事项410余项。

活力养老方面，泰康之家引进国外专业体系，在本土化的基础上搭建了泰康之家运动健康管理服务（TKVC），旨在让科学运动成为居民生活的一部分，营造健康生活方式。TKVC主要解决居民的慢病、跌倒、疼痛等因素带来老年群体生理功能急剧衰退、生活质量快速下降等问题。

适老化生活服务

健康营养的美食是社区生活的重要组成部分，社区餐饮服务团队以营养健康、美味多样为宗旨，配套自助餐厅、零点餐厅、多功能厅、VIP包间、茶室等场所和供餐模式，为居民打造丰富的泰康美食体验；此外，各地社区依据时令节气，定期举办美食节和厨神大赛活动，让居民尽享各种美食体验。生活服务方面，社区提供定期的居室清洁、维修、美发、足疗、购物和就医班车等服务；管家及社工服务覆盖全体社区居民，提供生日关怀、安全访视、情绪抚慰、入户拜访、节庆祝福、友邻结对等关怀服务。

同时，社工为每位居民建立独一无二的社区服务档案并保持及时评估更新，使居民及居民家属感到彼此联结、彼此支持、信息互通，建立居民、居民家属及社区之间紧密的合作关系，共创长者美好生活。生活环境方面，社区配套室内新风、中央空调系统、适老化家具和照明、丰富的园林、风雨连廊、健康慢跑道、卵石步道以及具有复合型功能的运动场地，打造舒适、安全、活力、温馨的家。

长期照护

国内长期照护专业体系仍处于早期发展阶段，泰康率先引进国外优秀经验，搭建了国际标准长期照护体系（TaiKang Long Term Care，以下简称TKLTC），依托评估、计划、照护、复评业务闭环，为居民提供跨学科、多专业、全人全程的护理服务。长期照护包括协助护理、专业护理和记忆照护3个区域。记忆照护是泰康的特色，为国内该领域的发展提供了优秀的实践经验。

记忆照护区的居住环境和硬件设施不仅体现了家的温馨，更为老人的异常"游走"行为提供安全保障。针对认知症老人复杂的精神行为症状（BPSD），泰康引进国外先进的非药物疗法，包括多感官刺激疗法、音乐疗法、认可疗法、怀旧疗法等，减少了老人异常行为的发生，最大程度地延缓了认知功能衰退，提升居民和家人的生活品质。

一个社区、一家医院

泰康医养社区的重要特色是"一个社区，一家医院"，充分践行国家"医养结合"的政策。目前已运营康复医院的床位数达910张。

针对老年人群慢病为主、多病共存的特征，社区配套的二级康复医院以康复和老年病为特色，为老人提供紧急救助、慢病管理、绿通转诊三重保障。康复医学方面搭建了泰康国际标准康复体系（TKR），将康复和护理相结合，帮助居民恢复或维持躯体功能，尽可能延长居民的自理期，提高生活质量。

泰康充分发挥自身医养康宁四位一体的服务体系，积极推进康复医院与综合医疗的协作，康复医院与齿科专科的协作，逐步探索出多种模式的医养融合，全面满足了居民的多种医疗需求。通过与综合医疗的协同，在远程会诊、学科建设、人才培训等方面也进行了深度融合，提升康复医院的健康服务能力以及运营效率。

"1+N"全人全程的照护模式

为满足老年人全方位的养老和健康需求，并充分保障老年人的权益，泰康之家提供"1+N"的全人全程照护模式。对于自理老人来说，"1"是贴心管家，对于护理老人来说，"1"是居民利益代言人的个案管理师，"1"能够保证居民无论在何时何地，都能找到服务需求的接收者，"1"也是居民防虐待的守护者，最大化满足居民的各类需求。"N"是跨学科的多专业团队，包括老年医学、护理、康复、个案、文娱、营养、餐饮、感控、药师、保洁等。

智慧养老

智慧养老作为一项"应用技术",被赋予了承载未来中国养老的重任。泰康在智慧养老领域先行探索,先后研发了智能报警卡、整合式智能雷达+智能腕带、数字管家、24小时线上家庭医生服务APP等设备和产品,解决了居民在室内外出现跌倒等突发情况时的紧急呼叫;为居民提供了管家和家庭医生24小时随叫随到的贴心服务。

长寿时代是社会面临的挑战,更是企业进行商业模式创新的机遇。经过长时间的实践和探索,泰康形成的解决方案贡献了长寿时代的中国样本,为全人类的共同挑战提供了企业解决方案,在未来引领和启发更多富有价值的创新实践,与各行各业的有识之士共同激发长寿经济,共同建设和谐美好的长寿社会。

5.

幸福经济下的养老服务与保险策略研究

■ 孙玉淳*

人口老龄化是全球性的难题，也是我国发展面临的重大挑战。当前，我国人口老龄化进程加快，据测算2035年左右，60岁及以上老年人口将突破4亿人，在总人口中的占比将超过30%，进入重度老龄化阶段[1]。老龄化形势严峻，已引起党和国家高度重视。目前国内应对老龄化的策略和产业布局如火如荼进行，在医疗资源建设等基础建设方面发力，提高生活质量，延长预期寿命。

借鉴人本主义经济学范式，本文将老龄化过程看作是一个正面的、有活力的过程，倡导老年人通过健康生活和贡献社会提高寿命质量，实现幸福感。以此为出发点，结合当前我国国情，构建老龄人需求导向的产品服务体系，倡导全社会参与、设计、完善具有中国特色的老龄化服务体系，发挥预防保健、医疗、养老、保险保障的协同作用，共建幸福产业。

幸福与幸福经济

幸福定义

有效应对人口老龄化问题，事关亿万百姓福祉。为了应对老龄化的严峻形势，世界卫生组织（WHO）进行了系列研究，1990年提出"健康老龄化"概念，其核心理念是生理健康、心理健康、适应社会良好。2002年，WHO在"健康老龄化"理念方面进一步加深和扩展，提出"积极老龄化"，其基本含义是"提高老年人的生活质量，创造健康、参与、保障（安全）的最佳机遇"。2016年WHO发布《关于老龄化与健康的全球报告》，首次建议以"幸福"（原文为"Well-Being"，通常译为幸福、福利、福祉）为目标和线索组织构建应对老龄化策略，报告中的幸福借鉴了发展心理学的成果，提示老龄化

---

*孙玉淳，中华联合人寿保险股份有限公司董事长。

人群所获得的幸福应至少包括幸福感、满足感和成就感，应当是快乐与意义，享受与发展，主观与客观统一[2]。在现实端可以对应为"健康、参与、保障"。

"健康"，是指提高老年人生活质量，减少其因衰老带来的疾病，使其慢性疾病得到治疗和康复，以延长老年人社会参与的时间，持续发挥作用。即有效率地享受健康的寿命延长，简称之"健康寿命"延长。

"参与"，是指老年人根据自己的能力、需要和喜好，参与社会经济、文化和精神活动。老年人通过各种方式参与到家庭、社区和社会发展中去，利用自己积累的知识、技能和经验继续为家庭、社区和社会作出贡献。

"保障"，是指在老年人应当享受到财产安全、住房安全、较好的医疗/养老护理服务资源，如果在失去活力的情况下，可以获得康复，恢复活力，重返社会贡献价值，或者享受到家庭和社区合理的照料。

幸福模型

幸福，应当是健康而积极的老龄化的目标产出物。其核心包括横向、纵向两个维度。纵向维度，是伴随着年龄推进，老龄人口功能发挥的变化情况；横向维度，是指在一个时间节点上健康老龄化主要影响的因素（详见图1）。

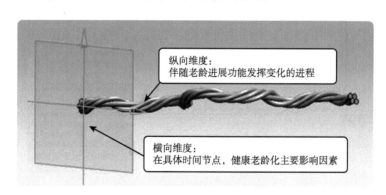

纵向维度：
伴随老龄进展功能发挥变化的进程

横向维度：
在具体时间节点，健康老龄化主要影响因素

图1 幸福模型："电线横截图"

资料来源：根据WHO报告原创制作。

纵向维度

功能发挥是指使个体能够按照自身观念和偏好来生活和行动的健康相关因素，由个人内在能力与相关环境特征以及两者之间的相互作用构成。

内在能力是指个体在任何时候都能动用的全部身体机能和脑力的组合。

环境包括组成个体生活背景的所有外界因素，包括从微观到宏观层面，如家庭、社区和广大社会。环境包括建筑环境、人际关系、态度和价值观、卫生和社会政策、支持系统及其提供的服务。

伴随时间推进，人的内在能力会衰退，但鉴于功能环境的因素，功能发挥还会存在于较高水平（详见图2）。

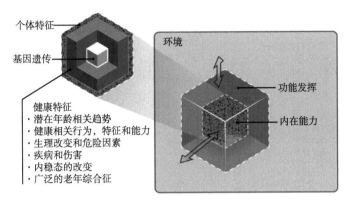

图2　健康老龄化理论模型：内在能力和功能发挥

资料来源：《关于老龄化和健康的全球报告》[R]，WHO，2015。

在环境支持因素影响下，事实上也构成了人群间不同分布，最优的路径如图3（a）轨迹，即伴随年龄推进，功能发挥未收到明显影响，维持在较高水平直到生命最后阶段。退而求其次，如图3（b）中的A轨迹，生命中遭遇突发事件，如疾病、意外事故等，所幸获得支持和保障，功能发挥有效恢复，一直维持较高的功能状态。但是不同人的环境并不一致，有些人会表现出如图3（b）中的B轨迹，或功能恢复或一蹶不振。还有自然的状态如图3（b）中的C轨迹，几乎单纯依靠自身能力，外界环境并未给予支持，能力伴随年龄同步衰老（详见图3）。

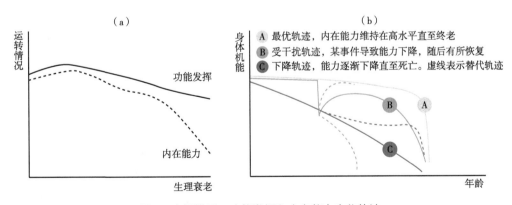

图3　幸福模型：功能发挥和内在能力变化轨迹

资料来源：《关于老龄化和健康的全球报告》[R]，世界卫生组织，2015。

横向维度

如同时间—功能发挥演变的任何一个时间节点上，进行横断面截取，影响健康老龄化包括六大类关键影响因素，包括基本生存、医疗护理、文化包容、生理认知、财务支持以及社交精神参与感（详见图4）。

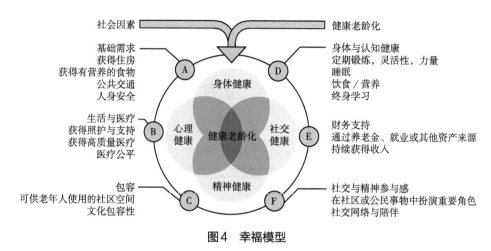

图4 幸福模型

资料来源：《关于老龄化和健康的全球报告》[R]，WHO，2015。

结合世界卫生组织的理论模型，根据中国的实际情况，我们实际运行中具象化了针对个体的幸福模型，提出"六个有"，即有健康、有保障、有伙伴、有爱好、有目标、有价值，作为公众理解幸福的抓手，"六个有"是指：

有健康、有保障：2002年，联合国大会通过了《马德里政治宣言》和《马德里老龄问题国际行动计划》。相关建议中明确了3个优先行动的领域："老年人与发展；促进老龄健康与福祉；确保老年人从有利和支持性的环境中获益"。都明确健康和保障是幸福的基础，是实践幸福、维护幸福的重要保证。

有伙伴、有爱好：《关于老龄化与健康的全球报告》中明确自我认知、兴趣、老年人多年发展的稳定的社会关系，对于老龄化人群的多个方面都产生积极的影响，包括健康、娱乐、工作、社会和家庭生活。兴趣和稳定的社交能够帮助老年人更加自信和更好地实现自我，更好地参与社区活动，减少了社会或家庭对老年人养护的费用花费，促进了他们的健康和幸福[3]。

有目标、有价值：属于创新程度较高的价值目标，该目标致力于支持老年人根据自己的能力、需要和喜好，参与社会经济、文化和精神活动，建立稳定社交关系，助益精神情志健康。更重要的是，老年人通过各种方式参与家庭、社区和社会发展，利用自己积累的知识、技能和经验继续为家庭、社区和社会作出贡献，维持幸福经济的内循环。

幸福经济

借鉴WHO的幸福模型和中国实践幸福模型，幸福经济可以归纳为：为提高老年人的生活质量从而达到幸福状态，依据幸福模型优化其健康、社会参与和保障机会的过程，以及围绕上述过程所有经济活动及其带来的连锁反应的总和。

目前国家明确健康教育、预防保健、疾病诊治、康复护理、长期照护、安宁疗护六位一体[4]。在前述理论模型，可以发现国家现有的设施建设重点在于保持"内在能力"的建立和保持，涉及的环境部分也聚焦于医疗和养老模块，远未达到老龄人群需求的健康模型的维度[5]。"幸福经济"应在国家现行建设基础上纳入教育培训、文旅、保险、社会服务、社交媒体等业态以及配套的人员、服务、产品、宣传、法规、政策环境，以支持老龄人群可享有终身学习机会，关爱老年人环境（主要包括居家环境、道德环境、法治环境、自然环境）、社会保护服务资源（包括老年人权益保护相关组织等）。

幸福经济分析：目标与方向

根据幸福模型和幸福经济构成，幸福经济的实施需要紧紧围绕寿命质量这个目标，依托现有经济行为，平衡投产，达到幸福目标。

在投入端，医疗卫生、终身学习、文娱服务、康养服务、康复护理等内容的建设涉及大量政府或社会资本的投入，在短期收益方面即可以见到老年人享受幸福的晚年，既获得了健康、具备良好的社交意愿和能力，又享受财产安全。最主要的是，在中长期全社会都享受到了更加积极、健康的老龄化进展过程，幸福经济领域内业态分工完善高速发展，整个社会享受更高的凝聚力[6]（详见图5）。

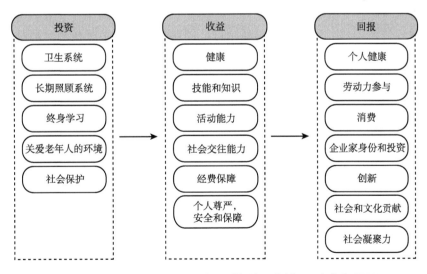

图5 幸福经济主要业态参与者和"投资—收益—回报"概要图

总之，幸福经济不单单追求寿命的长度，即预期寿命的提高，更重要的是寿命质量、公众幸福感的提高。这要求全社会的服务设计和认识有所转变，创新产品和服务满足幸福目标的需要。

公共服务水平有待提升

首先，幸福经济相关的公共服务资源可及性需要加强。以每千名老年人拥有的养老床位数为衡量指标，2015年民政部公布的全国社会服务发展统计公报显示，我国每千名老年人所拥有的养老床位数是22.7张，养老床位紧张问题屡见不鲜[1]。

其次，专业人才资源相对匮乏，有研究以我国15省市为样本，调研得知为老年人提供养老服务的人员共有34万人，其中，在职从业养老服务人员28.68万人，其中5 773人取得了职业资格水平（社会工作师/助理社会工作师），仅占总人数的2%。从配置总量来看，目前在职养老服务人员与60岁以上老年人的比例约为1:444。低于经验要求的每10名老人拥有1名在职养老服务人员的比例[2]。

最后，优质公共服务均等化，地区间差异有待改善。由于发展的历史性，我国的公共资源分布不均，以医疗资源分布情况为例，优质的医疗资源主要分布在北部（主要是北京）和东部[3]。城乡之间差异由来已久，这个问题在养老服务，特别是优质公共服务问题上也十分突出。

老龄化的公众认知和配套服务有待转变

由于老龄化投入有限，公共政策的制定和服务重点集中于为了应对老年人的能力衰退和社会地位减低，专注于"对老年人的照顾"，主要施政举措集中于建设养老金、护理金的预算或筹资路径；加强卫生保健建设；动员社会参与老龄化相关的社会服务需求，大量的社会资源应用于幸福模型C轨迹的后半部分。然而，幸福经济应该让更多的老年人处于A轨迹，或者使遭受疾病或意外的老年人处于B曲线（详见图3幸福模型：功能发挥和内在能力变化轨迹）。这就要求整个社会的公众认识和配套服务有所扩大。

老龄化不局限于能力减损和丧失的阶段，而是全生命周期中一个组成部分，强调老龄化进程中的个人仍然可以参与社会并对社会不同层面贡献[6,7]。

引导个人积极健康地迎接老龄化过程，即有健康有保障；有伙伴有爱好；有目标有价值，一定比例的政府资源和社会资源用于延长老年人的幸福寿命。

希望通过政府、社会和个人的努力，将我们印象中的老年人照顾转变为创建老中青都可以积极贡献的社会[8]。

以客户为中心商业服务体系有待开发

众所周知，日本近几十年面对经济低迷持续考验，老龄化现象也持续加深，而随着

"老龄少子化"现象加剧和医疗成本提升，老年贫困也加大了日本社会的不平等[9]。但值得注意的是，到长寿时代日本经济并没有停滞，而是整个社会经济结构发生了变化，这主要因为以下两点：一是老龄人口占比的增加刺激了技术替代，日本机器人和自动化等尖端技术高速发展；二是日本老年人更多通过医疗保健、护理等消费推动经济增长，主要集中在高端制造、医疗健康、服务消费产业的交叉领域。

相形之下我国尚未重视老年服务，产品停留在纸尿裤、护理床、理疗设备等，目前同业常见的康养旅居或者居家养老，基本上也处于依赖第三方服务机构、核心盈利模式尚待探索的阶段，尚未建立起"产品+服务"一体的解决方案。

资金来源单一，医疗支付压力显现

目前，我国已初步搭建起以基本养老保险为基础，以企业（职业）年金为补充，与个人商业养老保险相衔接的"三支柱"多层次养老保险体系。"第一支柱"养老金是我国老年人最主要的收入来源之一，占老年人收入比例高达74%[10]。然而养老金替代率（占退休前工资比例）仅50%左右，低于国际劳工组织建议的最低标准（55%）。企业年金以及个人养老金未能形成对于养老金的有效补充，渗透率和规模均有不足。

与此同时，老年人的医疗健康支出在个人消费中占比达22%[11]。但是由于商业保险发展缺乏精准的风险管控的能力，除了各地惠民保解决了部分医疗费用外，康复护理相关的费用很少有覆盖。老年人的医疗健康支出压力越来越大。

幸福经济与养老服务业、保险行业实施策略

在幸福经济中，养老服务和保险服务是重中之重。养老服务是幸福经济的重要组成部分，是服务基础。保险服务作为支付方，是政府支付的有益补充，也是个人风险的承担者，是幸福经济的资金基础。

基于幸福模型和目前的实践，我们认为应做到如下几点：

养老服务贯穿老龄全周期，发挥"风向标"作用

幸福经济下养老服务业面临重大升级，养老服务应转变为主动式的，贯穿客户老龄化全程的服务供给者，发挥"风向标"作用，引导公众健康素养和服务认知优化，同时在国家养老服务基础作用上发挥关键补充作用，为个性化服务支撑作用。

综合现有研究，未来的养老服务实施应该是转变观念，由"养老"转变为"老化预防+活力保持+康复"，提高幸福体验，共筑幸福经济。

结合幸福模型，一方面，应对医疗保健领域进行创新，从以疾病为中心转变为以健康为中心，由养老转变为老化预防+活力保持+康复，推动预防保健工作的全面开展。政府应系统建立完善预防医疗机制、持续增加老年医疗服务供给，牵头组织老年健康早筛、干预指导工作；有针对性地加强老年人健康教育、提升老人及看护者的健康素养；另一方面，发挥经济杠杆作用，调动幸福经济各类行业积极性，针对老年客群的特有生理、心理或是精神需求，打造提升生活质量与健康水平的专业服务与产品，聚焦的方向包括但不限于带有无障碍辅助功能的日常用品、符合老年人生活习惯的定制服务（如老年控糖餐厅、老年旅游专线）、适老化的电子服务等。

以技术实现优化服务产出，解决服务不平衡

目前，养老服务主要为劳动密集型产品，在老龄化背景下，劳动力会越来越紧缺，服务成本会越来越高。未来养老服务业需要借助技术提升产出，也有助于解决服务不平衡。

根据艾瑞咨询《2022年中国商业养老服务市场发展研究报告》，科技应用可将一名护工的照护产能提升6~10倍，同时将发达地区的优质服务部分共享于欠发达地区。可供探讨方向是依托先进的管理和信息技术，采集、汇聚、分析老年人群体健康数据、需求数据，对老年人健康起到监测、干预等作用。逐步整合紧急救助、生活照护、家政服务、健康预警、远程诊疗、物流配送等各种养老服务资源，通过标准化服务和信息化服务，帮助新的服务人员尽快提供质量均一的服务。

保险行业结合主业特点，发挥"防洪坝"和"整合器"作用

保险行业在幸福经济体系内是必然的参与者，是资金基础，并在养老服务整合中发挥重要的作用。

保险产品是幸福经济的资金方，通过为老年人提供保险保障转移风险，承担"防洪坝"作用。

为提升保障水平，提供符合老年客户需求的保险产品，保险公司应该与社保联动，形成互补的全方位保障体系。

在意外风险方面：针对老年人的身体特点和高发风险开发针对性的意外伤害、意外伤害医疗、康复责任。

在医疗费用支出方面：对于普通客户提供惠民保类型的半商业半社会保障化产品，对于中高净值客户提供中端百万医疗产品或高端医疗产品；同时可针对不同客户，提供不同层次的小病、慢病、大病社保外药品服务或保险责任。

在康复、护理支出方面：积极参与社会护理险对接，开发商业长护险，面向客户的

身体状态而非疾病种类提供不同程度的赔付责任；针对客户重点关注的疾病，如癌症、心脑血管、阿尔茨海默病等开发针对性疾病保险，为医疗费用支出、康复护理支出提供补充。

针对老年人慢病多等问题，可开发非标体保险，搭配全周期的健康管理服务，探索将健康管理结果与保险责任奖励结合，将单一始点风险定价变为全流程风险管理与风险定价。

发挥商业养老保险作为第三养老支柱的作用

我国当前社保体系优化有赖于第三支柱持续完善来实现。为此，政府对政策支持、商业化运营的个人养老保险实行个人所得税优惠。保险公司应该利用当前的政策优势，结合客户需求大力发展商业养老保险，为养老服务积累资金和客户。保险公司可以开发符合政策要求的养老年金和两全产品，同时积极探索搭配养老服务。

发挥保险长期资金对养老服务的整合作用

"金融+服务"可以充分发挥保险长期资金的特点，整合上游、下游服务行业，通过"保险产品+养老服务"促进保单销售，并增强人身险用户黏性，同时平滑养老费用压力。最常见的方式是保险公司直接参与商业养老实体投资或运营，发挥保险资金规模大、成本相对低、期限长、追求长期稳定收益等特点，为养老事业发展提供长期稳定的资金支持，打造养老生态，为老年人提供全生命周期的服务。

同时，保险公司通过采购增值服务、业务生态共建等方式向供给端提供补贴，解决服务商盈利难题，进而通过服务降价减少居民负担，刺激商业养老市场发展。

幸福经济构建的政策建议

主要宏观政策建议

首先，通过广泛教育进行公众引导，端正老龄化认知，更积极健康地推动老龄质量提高。

其次，对幸福经济产业进行政策支持。一方面，通过政府补贴等经济手段激励老年人向社会进行贡献，调动老年人发挥创造力，维持健康活力状态；另一方面，适度松绑幸福经济的部分监管，避免多重监管局面。同时，建议政策引导公共服务与商业服务更紧密衔接，让商业服务更多更好参与公共服务，调动养老或保险等业态的创新活力。

最后，鼓励复合型人才培养，通过机制创新尽量弥补人才缺口。

针对保险+养老行业的政策建议

首先，建议对于中老年保险产品适度优化监管政策，允许保险公司适度产品创新，保险责任更有弹性和灵活性，发挥保险对预防保健的引导作用。

其次，建议加大税优产品、长护险等产品支持力度，放宽准入限制，通过更多的市场竞争发挥保险公司的活力也可更多让利于民。

最后，建议通过政策引导、监管支持等支持商业保险在养老服务方面的深度合作和业务创新；允许保险公司在适度范围内向客户提供与养老保险产品结合，旨在提升老龄人群幸福状态的养老服务。

参考文献：

1.新华网.90岁才有养老床位，养老床位缺口怎么补？〔EB/OL〕.https：//baijiahao.baidu.com/s?id=1628 631288019217483&wfr=spider&for=pc，2019年3月21日.

2.齐默扬.中国养老服务资源配置评价研究——基于全国15省市面板数据的分析〔D〕.西北大学，2021.

3.陈桂月，陈宣男.中国医院排行榜概况及稳定性与差异性分析〔J〕.中国卫生产业，2022（006）：019.

4.国务院印发《"十四五"国家老龄事业发展和养老服务体系规划》〔J〕.中华人民共和国国务院公报.2021.

5.《关于老龄化与健康的全球报告》〔R〕.World Health Organization，2015.

6. Walker A. A strategy for active ageing. Int Soc Secur Rev. 2002，55（1）：121–39.

7. Havighurst RJ. Successful aging. Gerontologist. 1961，1（1）：8–13.

8. Steverink N. Successful development and ageing：Theory and intervention. In：Pachana N，Laidlaw K，editors.Oxford handbook of geropsychology. Oxford：Oxford University Press. 2014：84–103.

9.陈茗.日本老龄产业的现状及其相关政策〔J〕.人口学刊，2002（06）：5.

10.李实，吴凡，徐晓静.中国城镇居民养老金收入差距的变化〔J〕.劳动经济研究.2020（05）.

11.《中国老龄化与健康国家评估报告》〔R〕.世界卫生组织，2016.

6.

保险行业推进医险结合积极服务
老龄健康事业

■ 朱迎　麦亮圣*

为实施积极应对人口老龄化国家战略，推动老龄健康事业高质量发展，保险行业积极推进"医疗健康＋商业健康保险"融合发展，构建和完善普惠型、多样化的健康服务体系，满足老年人日益增长的多层次多样化的健康养老需求。

快速老龄化进程下的养老焦虑日渐凸显

按照国际标准，社会人群中60岁及以上人口占总人口的比例达到10%或65岁及以上人口占比达到7%，即为老龄化社会；65岁及以上人口比例达到14%，为深度老龄化社会，达到20%为超级老龄化社会。2019年全球已进入老龄化社会。

我国于2000年进入老龄化社会，2021年进入深度老龄化社会，预计在2035年进入超级老龄化社会。2000—2021年，全国60岁及以上老年人口从1.26亿人增加到2.67亿人，总人口占比从10%增加到19%，65岁及以上老年人口从8 872万人增加到2亿人，总人口占比从7%增加到14%，老年人口抚养比从10%增加到21%。预计2050年，我国60岁及以上老年人口将达到4.34亿人，比例达到31%，65岁及以上老年人口比例会达到1/4，达到日本老龄化水平。1949年以后"后婴儿潮"（1962—1972年）时期出生的人在未来10年将步入老年阶段，与此同时，国内约4亿"80后""90后"不仅考虑父母养老问题，同时着手自己的养老规划，全社会的"养老焦虑"日渐凸显。

---

*朱迎，时任招商局仁和人寿保险股份有限公司副总经理，现任海港人寿保险股份有限公司董事长；麦亮圣，招商局仁和人寿保险股份有限公司。

老年人健康养老保障需求推动老龄健康事业快速发展

随着老龄化的加剧，我国正从人口红利期转入人口负担期，由老龄化社会引发的社会问题和家庭负担日益加重，其中最突出的是老年人群的健康保障问题。老年疾病患者不断增加，老年医疗和健康管理需求增加。慢性疾病及恶性疾病的患病率和发病率大幅度上升，如60岁及以上老年人高血压的患病率为58.9%，糖尿病的患病率为19.6%。截至2020年末，我国60岁及以上老年痴呆患者约有1 507万人，且持续上升。截至2019年末，我国65岁及以上的老年糖尿病患者约为3 550万人，居世界首位，占全球老年糖尿病患者的1/4，且呈现上升趋势。随着老龄化加剧，老年人带来的医疗和健康管理需求大幅增加。政府老年医疗及健康管理负担增大。《中国老年健康研究报告（2018）》显示，预计在2015—2050年，全社会用于养老、医疗、照料、福利与设施方面的费用占GDP的比例将由7%增长到26%。个人医疗费用支出负担增加。根据国家统计局的数据，2011—2021年，个人现金卫生支出从8 465亿元增加到20 955亿元，居民人均医疗保健消费支出从744元增加到2 115元。每年政府卫生支出的比例占卫生总费用约为56%，家庭支出的比例约为37%，商业保险公司支出的比例约为7%。家庭支出负担过重。

国家在政策层面不断加大支持，促进实现健康老龄化。《"健康中国2030"规划纲要》指出，推进健康中国建设，是全面提升中华民族素质、实现人民健康与经济社会协调发展的国家战略。《"十四五"健康老龄化规划》提出发展目标，到2025年，老年人健康生活的社会环境更加友善，健康需求得到更好满足，健康水平不断提升，健康预期寿命不断延长。

让第三支柱个人商业健康保险为养老事业发挥更多更大作用

保障健康老龄化不仅需要提供医护服务保持老年人良好的身心健康状态，还需要支持这些服务的融资机制。目前我国多层次医疗保障体系由三大支柱组成。第一支柱是社会基本医疗保险和医疗救助，包括城镇职工和城乡居民的基本医疗、新农合、城乡居民大病保险、医疗救助等。融资机制以"政府拨款+企业和个人缴费"为主，特点是广覆盖、保基本、守底线，提供全人口的基本医疗保障。第二支柱是补充医疗保险，包括公务员医疗补助、企业补充保险等，由政府、企业承担，特点是覆盖基本医保自付部分。第三支柱是个人商业健康保险，包括疾病、医疗、护理等保险，以个人缴费为主，满足个人医疗健康保障需求。

在老龄健康事业中，我国医疗保障体系的第一和第二支柱保障有限，需要第三支柱提供更多保障。2017年我国60岁及以上老年人口比例占17%，但是消耗了70%的医疗费用。在医疗保障体系中，第一和第二支柱主要保障医保范围支出部分，其他支出靠第三支柱保障或家庭支出。我国商业健康险增长快速，2000—2021年，保费从28亿元增长到8 447亿元，赔付支出从12亿元增长到4 029亿元，但是赔付占比卫生总费用仅5%，在医疗保障体系中仍处在弱势地位，亟须发挥更多保障作用。

老龄化进程下，老年商业健康保险大有可为

老年商业健康保险迎来最好的发展机遇。老年人专属保险产品的有效需求将逐步爆发。我国已经成为世界上老年人口最多、增长最快的国家。老年人风险保障意识逐步增强，购买力不断提升，预计到2030年，老年人口总消费或将达到18万亿元。2015—2050年，与老年人相关的医疗保健、养老金等支出占比国内生产总值将从7%升至26%，老年人的健康保险需求随之快速增长。相关政策制度大力支持，如国务院发布《关于深化医疗保障制度改革的意见》，商业健康险有望从补充层定位过渡到承担部分主体层作用，老年人专属产品的外部环境更加有利。原银保监会发布《关于促进社会服务领域商业保险发展的意见》，老年相关及专属保险产品得到重点支持。

老年专属健康保险处于起步阶段，但是发展趋势明显，在产品开发上还需要更多创新。产品总体以疾病保险和医疗保险为主，护理保险缺位。原银保监会数据显示，截至2020年2月，被保险人是65岁及以上老年人的专属健康险有93款（疾病保险71款、医疗保险21款、失能收入损失险1款），产品以疾病保险和医疗保险为主。根据保单平台统计的有效保单中，被保险人为65岁及以上老年人有近2 000万人购买了健康险，保单共计6 493万件。65岁及以上老年人商业保险渗透率为36%，低于商业人身保险渗透率均值40%。

近5年来，保险公司累计为65岁及以上老年人办理健康险赔付338亿元。一方面，在长护险方面，平安等保险公司落地商业长期护理险，但投保年龄限制60岁内，老年商业长期护理保险缺位；另一方面，保险责任保障有限。老年专属健康险中，定额给付的疾病保险以癌症为主，保额上限一般为20万元，报销型老年医疗保险以意外医疗和癌症费用报销为主。

老年健康保险日渐得到保险公司的重视，取得了较好的市场反响，但仍面临不少发展挑战。其一，老年人专属保险产品的有效供给不足，无法有效激发潜在市场需求。现有产品类型以意外险的意外医疗及防癌险为主，风控要求更高的老年医疗险、长期护理险供给严重不足；其二，保费与保障水平之间的杠杆率不高，保费相对较贵，保额不

足；其三，身体状况欠佳的老年人难以买到合适的产品。由于老年人群患有慢性疾病或身体指标异常，很难达到传统标准体的要求，一些公司推出了部分带病投保的产品，但也存在保费贵、免赔额高、保额较低等问题，老年人群难以有效参保；其四，全流程健康管理服务还不完善。近几年新的老年保险产品开始注重理赔外的医疗健康服务，但对于事前的健康管理服务较少。

与医疗健康服务的结合，是老年健康保险的突围方向。要从被动治疗到主动预防，个性化保障责任与健康管理服务是老年健康保险的发力方向。我国很多老年人健康管理意识薄弱，平时不体检，经常到晚期才发现。国家"九五"攻关研究表明，在预防上花1元，可以节省8.59元药费，还能节省100元抢救费等。通过提供个性化的健康管理服务，让老人维持相对健康状态；通过风控，提供个性化的保障责任。

健康管理的价值，一方面，在于真正产生用户价值，提高依从度，对用户的健康状态产生正向影响；另一方面，是在保险领域，可以将健康管理的作用和效果定量反映在精算定价逻辑中，挖掘价值。此外，引入体检手段打造风控核心能力，创造风控价值。大部分老年人是非标体，体检的结果千差万别。以体检作为核保风控手段引入健康保险，通过风控系统对其健康状况打分，再决定是否承保。通过数据的差异化创造风控价值，既可以通过风控筛选到更多的健康客户投保，又能通过健康管理让投保后的客户更加健康。

保险行业积极推进商业健康保险与医疗健康服务相结合

保险行业积极推进"医疗健康＋商业健康保险"创新结合，推动商业健康保险行业和医疗健康行业融合发展

目前老年健康保险产品除保险责任赔付外，还配套了一定的医疗健康服务，主要是围绕疾病治疗、健康管理等。

一是方便患者就医和治疗的服务。如重疾绿通服务，包含远程问诊、专家门诊和复诊、住院手术安排等。

二是用药品或服务方案替代现金赔付。如肿瘤特药服务和住院陪护服务。

三是促进患者康复服务。如术后护理服务，提供专业护士上门护理服务等。

四是提供医疗垫付服务。患者可以申请资金的先行垫付，专员协助办理出院结算和代理赔。

五是免费体检服务。购买老年医疗保险后，可以每年享受一次体检服务。不体检不影响已获得的重疾保障，体检为优选体的客户，还可以享受肺炎、流感等一般医疗保障。

六是慢病管理服务。针对血糖异常的医疗保险，为患有糖尿病的中老年人提供慢病管理服务。

七是互动管理服务。互动保险配套的互动管理服务，通过血糖仪等医疗器械及可穿戴设备的数据联网，依托移动健康管理平台及大数据分析等手段，实时追踪客户健康状态，持续干预和健康服务引导客户养成健康的生活方式，为客户打造千人千面的智能健康管理解决方案。

境外保险公司的医险结合案例为我国保险行业提供了非常好的经验和借鉴。以美国的联合健康、美国智能血糖管理平台（Livongo）为例做简要介绍

联合健康。联合健康是全美最大的健康险公司，会员数量超5 000万人。联合健康采用"保险＋服务"的商业模式，一方面，通过健康保险业务板块为团体和个人客户、老年客户、政府医疗补助客户和国际客户等客群提供医疗保险；另一方面，通过健康服务业务板块支撑集团的健康管理服务体系，包括由健康管理业务板块提供的健康管理服务、药品福利管理业务板块提供的药品管理服务，以及数据平台业务板块提供的信息科技服务。联合健康在医险结合上做出了优秀的成绩。

一是健康服务板块已建立控赔控费壁垒，健康保险的盈利优于同业。通过精细化的客户健康管理服务，降低疾病发生率及诊疗赔付，体现为健康险公司的定位由传统被动理赔的医疗服务支付方，转变为全流程健康管理的健康合作伙伴。根据研究可知，在同等疗效水平的情况下，健康管理服务可以节省10%~20%的医疗赔付开支。

二是健康管理业务板块通过照护协调平台联动内外部医疗网络，搭建了庞大的医疗健康网络。截至2020年末，联合健康在全美范围内拥有140万名医生及专家，以及6 500家医院及医疗机构。

三是健康管理业务板块拥有针对健康、亚健康和非健康客群全流程一体化的健康管理服务体系。主要可细分为两大类：第一类是健康生活服务，通过预防医疗、治疗服务、生活方式管理等方式减少客户患病概率；第二类是疾病治疗管理，通过行为健康管理、慢病管理等方式引导客户使用网络内医疗机构，增加用药和就诊依从性，减少疾病开支。

四是健康管理业务板块为客户打造整体医疗和健康管理解决方案。健康管理业务板块具有专业医疗能力的健康服务团队，对客户的所有健康需求提供一对一的实时管家式服务，并提供医疗和健康管理解决方案。

美国Livongo专注于糖尿病疾病管理，拥有专业疾病管理体系、强大的专家和医疗团队，服务全美近45万名的糖尿病患者会员。除糖尿病外，其专业的慢病管理方案还有效降低了并发症的治疗成本，吸引健康支付方纷纷为其会员采购服务。Livongo有60%

以上的业务来自保险和企业客户，保险巨头均视其为控制团体健康险医疗成本的重要抓手。

国内保险公司医险结合的商业实践，极大促进健康保险主业和医疗健康行业的发展，推动了老龄事业高质量发展。在此以平安保险、泰康保险、众安保险、仁和保险为例简要介绍

平安保险。平安保险汲取多年深耕保险和医疗健康行业运营管理经验，深化战略升级，创新探索以"健康维护组织（HMO）+家庭医生+O2O"为核心的集团管理式医疗模式。按照"医疗健康生态"战略，重点依托平安好医生以及万家医疗等平台，以线上&线下结合方式构建医疗健康服务赋能体系，搭建医疗健康生态圈。在医疗健康生态圈建设方面，截至2022年6月末，平安自有医生团队和外部签约医生超5万人，合作医院超1万家，合作健康管理机构超10万家，合作药店达20.8万家，为平安拓展和服务企业用户、老年客户等奠定了基础。

在客户的医疗健康服务上，平安提供一站式服务。通过"1+4+10"服务体系实现专业健康管理。"1个专业医生"包括专属专业医生和专业健康档案；"4项服务内容"包括健康管理、亚健康管理、疾病管理、慢病管理；"10个管理手段"包括信息咨询、专业诊断、线上线下服务等。平安通过健康管理服务带动客户数及业绩增长，提升客户黏性。平安超2.25亿个人客户中有近64%的客户同时使用了医疗健康生态圈提供的服务。针对老年客户群体，平安推出i康保老年医疗险、老年防癌险等老年专属保险产品。2021年推出"平安臻享RUN"健康服务计划，为每位客户配备一名线上家庭医生，建立专属健康账户，打造省心、省时、省钱的一站式健康管理服务，已服务1 500万名客户。平安通过打造智能化糖尿病管理方案，为客户制订饮食、运动、血糖监测专业控糖计划，培养客户健康习惯，已服务超50万人。

泰康保险。泰康保险自建三甲医院、康复医院等机构，并与国内外多家顶级医院战略合作，在自身的养老社区搭建"三级医院临床诊疗+社区配康复医院+信息安全服务资质认证（CCRC）持续关爱社区"的医养服务体系。旗下的泰康健康成功搭建了包括体检、医院、医生三大网络的泰康医网平台，已实现262家体检中心和15家公立、30余家私立医疗机构以及数百位三甲医院副主任以上专家的资源整合，并与相关机构形成大健康数据的结构化对接，确保泰康客户随时随地通过泰康平台实现个人健康档案的查看与管理。长寿时代，泰康保险打造"健康险产品+健康服务+大健康生态"健康解决方案，积极整合医疗健康服务资源，搭建健康服务网络平台，为客户提供"大健康，全保障"医疗健康保障解决方案。为响应国家加强高龄老年人保险保障的号召，创新推出医佳保（长寿版）医疗保险，让慢病、老年人群也可以拥有充足的医疗保障。该产品保证续保3年，首次最高投保年龄提高至79周岁，190种常见慢病符合条件可保。

众安保险。众安保险打造"一站式体验"健康生态。自2016年布局健康生态以来，为用户提供"保险保障＋医疗服务"深度融合的一站式体验，提升用户服务体验及黏性，满足用户差异化需求。其健康生态长期布局以尊享e生系列为核心的服务，经历多次迭代，根据日益丰富的医疗需求融入更多增值服务，覆盖用户生命周期的医疗服务。众安保险的健康服务生态由一站式就医服务、优质就医服务、私人健康顾问组成。一站式就医服务含重疾绿通服务和医疗垫付服务；优质医疗服务包括肿瘤特药服务、术后家庭护理等服务；私人健康顾问包括视频问诊、慢病管理等服务内容。尊享e生产品开放中老年慢病人群的专属医疗计划，累计推出糖尿病、高血压等慢病服务产品超过42个，同时与阿里健康联合推出乙肝保，2021年服务超1.4万例肝病人群。

仁和保险。仁和保险通过与健康服务机构合作，加快"保险产品＋健康服务"生态圈建设，逐步形成"医仁心""和家健康"的健康服务品牌，满足客户多样化的健康需求。结合市场需求，推出"医仁心"健康系列卡；面向健康保险客户，推出"和家健康"健康管理服务体系。"和家健康"主要是以轻资产的形式构建"保险＋医疗"的健康管理平台及医疗服务网络，通过聚焦客户日常小病保健、慢病管理的需求，全力打造"养成、早查、优诊、相随、运动"五大服务板块，覆盖客户病前、病中、病后全流程、全生命周期的健康管理服务。目前健康服务体系包括健康体检、就医服务、健康促进、康复护理等。仁和保险为老年客户打造专属健康保险产品，包括招商仁和仁爱团体老年综合医疗保险、招商仁和仁安享老年综合医疗保险、招商仁和仁孝保老年综合医疗保险（互联网），同时配套健康体检服务，其中仁孝保还附加重疾专家门诊等就医服务。仁和保险还推出互动式创新健康项目，依托华为健康平台，链接华为生态，借助华为可穿戴设备，进行互动式保险产品及互动健康管理服务创新，为消费者提供个性化保险保障服务，引导和鼓励客户养成健康生活方式。主打产品是疾走豹重疾险，配套华为手环和就医服务。

关于保险行业医险结合的发展建议

第一，完善老年相关保险政策，为老年人专属保险产品发展提供发展条件。出台老年商业长护险的规范。从产品定价、销售和理赔等方面，出台独立的老年专属健康保险的规范。

第二，从疾病治疗全面延伸，探索医险融合新模式。围绕疾病治疗环节，沿患者健康周期向病前、病中、病后延伸，系统性建立全周期的专业疾病管理能力。

第三，融合慢病管理等健康管理服务，优化老年人专属保险产品服务方式。进一步丰富老年人专属产品的服务内容，积极探索"保险＋服务"的新模式，推出更多"保险即服务"的产品，强化服务的保险责任给付。

第四，以风险管理为中心，构建精细化保险营运体系。基于既往医疗数据与健康行为，精准进行风险人群分层与管理，以此指导保险业务全流程，精细化打磨保险营运能力。

第五，围绕客户差异化需求，重塑产品设计销售全流程。把握细分客群（如老年、亚健康人群）对医疗健康服务的差异化需求，重塑产品形态，显著提升产品价值创造能力，形成差异化竞争优势。

7.

"产品＋服务"一体化解决方案应对老龄社会到来的探索与实践

■ 魏琳*

随着我国人口老龄化不断加剧、健康保健理念持续提升，我国医疗、健康及养老消费支出近年来呈快速增长态势。而寿险行业面临业务下滑、利率下行等重重压力，转型发展的方向亟待明确。与此同时，随着人均预期寿命的稳步增加，"百岁人生"不再是遥不可及的梦想。如何把梦想变为现实？"保险产品＋养老社区＋健康服务"是一条极具吸引力的道路。中国太平洋寿险历经多年循着这条道路孜孜以求，积极探索"保险＋健康＋养老"的产服务一体化模式，并取得了积极成效。

中国太保顺应时代的探索之路

当今的中国社会，正在经历深刻变化，人口预期寿命不断增长，老龄化和少子化持续加剧。2022年末，我国65岁及以上人口突破2.8亿人，占比达到19.8%，并且从趋势来看，我国第二波婴儿潮（1962—1975年）出生的人口为3.5亿人，而如今这部分人口（48~61岁）约为2.4亿人正在步入老年，未来老年人口总量将持续增加。与此同时，我国生活和医疗水平不断提升，人均预期寿命从建国时的35岁增长至2022年的78岁，面对这种情势，一方面我们需要为"百岁人生"做好充分准备；另一方面，我国出生人口自2017年以来连续6年下降，2022年出生人口减少至956万人，为1950年来最低。以上我国人口结构变化趋势与现代化发展相叠加，预示着品质型健康管理、康复医疗、养老服务迎来巨大的需求。

从养老市场的发展来看，分层次、多样化、高质量的养老需求已经成为"银发时代"的共识。

---

*魏琳，太平洋保险养老产业投资管理有限责任公司总经理。

机构养老需求持续涌现，国家"十四五"规划要求，到2025年养老服务床位总量达到900万张以上，据估计到2025年，我国品质型机构养老床位需求将达51万张。

旅居候鸟养老市场蓬勃发展。随着疫情放开，旅游市场呈现积极复苏态势。全国老龄委的调查显示，60岁以上老年人出行多会选择7~15天中长期旅行，比重为34%，接近6%老年人在出游时选择15天以上旅行；出行频率方面，65%的老年出游用户每年出行3次以上。

失能护理需求巨大。截至2022年，我国失能老人为4 250万人，据估算到2025年失能老年人会增至5 160万人。虽然护理费用相对较高，但由于护理市场为刚需且付费周期不长，因此有支付能力的家庭愿意为家中老人"最后一程"的体面尊严买单。

我国认知症患病人群持续增长，失智照护的潜在需求庞大。截至2022年，我国60岁及以上的认知障碍患者达1 507万名，其中阿尔茨海默病患者接近1 000万。此外，轻度认知障碍的患病率为15.54%，有3 877万人受其影响。中国老龄协会称，2030年我国认知症老人将达到2 220万名。

再看健康需求方面。传统的被动式的生病、就诊、治疗的方式已经被打破，预防保健、健康管理、治疗、康复医疗等服务一起为整个国民提供了全生命周期的健康服务。康复医疗与预防、临床、保健并列为四大医学领域的康复领域，目前需求缺口巨大，高质量的市场供给严重不足。让生命更有质量，让人人享有健康，需要康复医疗的参与。从医学价值来看，康复服务能够降低致死率、致残率，减少并发症；从社会价值看，康复服务能够恢复功能障碍，提高生命质量。

因此，太保寿险顺应时代的呼唤，在深化转型中提出了产品+服务的"金三角"战略：由财富管理产品（配套资产保全服务）、健康保障产品（配套健康管理服务）、养老传承产品（配套康养护理服务）一起构成产服解决方案。其中的产品和服务包括理财型年金、香港外币保单、资产配置、理财建议、保险金信托等财富管理/资产保全方面的产品和服务，再叠加养老年金、终身寿、养老社区等养老传承/康养护理方面的产品和服务，以及重疾险、医疗险、香港重疾、健康管理、海外诊疗等健康保障/健康管理方面的产品和服务，这样就实现了以客户需求为导向，打造第二增长曲线，构筑头部企业的护城河。

在"金三角"战略指引下，太平洋寿险多主体、多渠道，协同打造医、护、康、健、养五环服务。在这方面，公司充分借助了其全资子公司太保养老投资、太医公司，其间接控股公司太保欧葆庭，参股公司杉泰健康科技、广慈太保互联网医院，以及其集团公司参股的上海康养集团的能力和资源。这些公司协同为太保客户提供医疗服务、护理服务、康复服务、健康服务、养老服务。

打造高品质养老的太保家园，实现全场景享老

2018年以来，太保家园秉持"服务新时代美好养老生活"的初心使命，投资布局跑出了"加速度"，工程建设打赢了"攻坚战"，运营提出了"五心"服务并扎实落地。

目前，已经基本完成了东南西北中的全国的布局，在11个城市落地13个太保家园养老社区，其中成都社区、大理社区、杭州社区、上海普陀社区已经正式开始运营。未来，将形成总投资118万平方米、1.45万张床位的养老服务供给体系。

在全国布局的同时，太保家园还首创"颐养、乐养、康养"三位一体的养老产品体系，针对从60~90岁以上的低龄老人、中龄老人和高龄老人，提供全龄覆盖的养老服务。包括以健康活力业态为主的颐养社区、以旅居候鸟式养老业态为主的乐养社区、以康复护理业态为主的康养社区，三大产品线可以覆盖全龄老年人的养老需求。同时，太保家园深耕一线城市，探索"一城双园三养"发展模式，即一个城市、两家社区、三条产品线全覆盖，实现业务纵深，目前已在上海落地这一模式。

历经过去几年的努力，太保家园聚焦功能设计、软硬件配置，打造养老服务的核心能力，成都、杭州、厦门、南京等社区在设计和建设等方面，都获得了国际国内的一些重量级奖项，太保养老投资公司也获得了2022年上海市五一劳动奖状的荣誉。

未来太保家园将重点在提升养老服务的核心能力方面发力。

一是将继续迭代升级，打造"3+2+X"享老场景，其中，"3"指代太保家园可提供体验入住、候鸟旅居、自理长住3类享老模式；"2"指代太保家园打造护理短住和护理长住两类产品供选择；"X"是以太保家园养老社区为依托，吸引更多优质合作伙伴加盟，打造养老服务生态圈，满足老年人更广泛的个性需求，如老年大学、银发旅游、到家护理、适老辅具、老年婚恋等，为客户的各类享老需求提供最优解决方案。为需要体验养老社区或在养老社区短住、长居的客户提供全方位的产品、服务和保障，从而形成全龄享老的生态圈。未来10年，太保家园预计将产出床位2.5万张，其中轻资产1.05万张，涵盖"享老全场景"，真正为客户的享老需求提供最优解决方案。

二是进一步优化项目布局，扩大养老服务的供给。坚持"轻重并举，先重后轻"的发展布局。尽快完成东南西北中的太保家园重资产项目的布局补点，同时多措并举加快轻资产项目的发展。坚持"区位更近、规模更优、客户更老"，优化项目布局。区位更近指更接近城市中心，离每个城市中心距离不超过45分钟车程；规模更优指不去追求大全，而是追求精品，追求适度的规模经济；客户更老指在社区里，半护理、全护理、失智失能的客户占比逐步提升到50%左右，活力长者比重逐步减少，优先满足社会刚需，快速提升入住率。

三是发展多层次的养老供给，扩大服务的覆盖面。包括构建高品质的"太保家园"、中等品质型的"南山居"、普惠型的与上海康养集团等国企联手合作的外部委托型或者租赁型项目，从而形成体系性的养老服务模式。并将太保家园已有养老社区服务向周边辐射，从而探索居家、机构相协调的业务发展模式，面向更多的老人提供身边服务、终身服务和精致服务。

四是全面落地"五心"养老服务体系。悉心打造"五心"闪耀、至诚至臻的养老服务体系，具体来说就是住得舒心、吃得开心、玩得欢心、养得安心、过得省心。在安居、美食、文娱、健康和智能方面都给予悉心的专业化安排和布局。在安居方面，围绕"1+N"的服务模式，通过以管家为触点的多专业生活团队，提供定期服务及按需服务。在美食方面，推动实现餐饮模式灵活、膳食营养均衡、美味安全；由专业临床营养医师评估及制定菜谱；由星级厨师团队制作。在义娱方面，提倡"共建共享"，鼓励居民自主参与；目前已形成由"太·学"兴趣课程、"太·学社"兴趣小组以及各类主题活动组成的文化娱乐活动体系。在健康方面，以三条产品线提供各有侧重的健康管理服务；提供一站式评估、全方位报告解读、多角度健康干预、多层次疾病诊疗、系统性慢病管理、个性化监测追踪等全方位健康管理。在智能方面，围绕数字人管家、智能家居、智能监护、智能穿戴、健康档案等五大维度，构建智能化场景，实现提前预防、主动响应、无感服务。

五是突出医养康养相结合，解决客户的痛点。形成问疾有医、失能有护、康复有术、保健有方的康养相结合模式，快速地响应客户在医疗和康复方面的需求。在医疗方面，搭建三级医疗服务体系，因地制宜设置不同等级的医疗机构，整合多方医疗资源，为长者提供社区内、社区当地及北上广专家医生和海外医疗服务。在健康方面，除了常见的健康体检、健康档案、慢病管理等服务模块之外，与老年营养顾问、国家卫生健康委营养标准专家委员会委员、华东医院营养科前主任孙建琴教授合作，为全国太保家园的餐饮制定老年营养膳食服务标准，提高老年营养服务能力。在康复方面，围绕心肺康复、神经康复，打造老年病康复特色，引入水疗、中医等特色项目，满足不同健康状态家园居民的一站式医养需求。在护理方面，形成欧洲标准的六级评估体系；搭建由多学科团队提供的整合性照护体系；服务涵盖康养社区、颐养社区护理公寓，并提供自理公寓居家上门照护服务。

提供专业的健康管理与康复服务，一站式满足全生命周期的医疗需求

随着人们生活水平的提升，保险客户对健康管理服务的认知逐步加深。太医寿险结合客户消费能力、健康状态及年龄画像等，不断进行产品创新，满足不同客户的多元

化定制化需求。目前，已形成颇受市场青睐的太保蓝本、细胞存储计划、员工健康关爱计划（EHCP）、精准影像早筛等主力健康管理产品。以"太保蓝本"为例，"太保蓝本"是专门为太保客户量身打造的"保险产品＋健康服务"一体化解决方案。患者诊前的预防筛查，小病的健康咨询，大病的重疾专案，术后的康复护理，都可以通过"太保蓝本"一站式解决的全生命周期医疗需求。

展望未来，太保的健管服务将朝着高品质和定制化方向发展。为了满足客户对健康管理服务品质的不断追求，太保将不断提升服务的广度，为客户带来更加丰富的服务，覆盖诊前、诊中、诊后全链条，将健康管理服务延伸到高频、长周期的服务；提升服务的深度，为客户带来更加优质服务，持续迭代升级产品，纳入更优质的健康管理服务，提供更丰富的产品；提升服务的高度，给客户带来更加前沿的医疗，持续纳入最前沿的医疗技术，扩充境内外优质医疗资源。

在康复医疗方面，布局康复实体医疗机构，打造"源申康复"专业品牌。将通过自建、并购及合作等方式，计划五年内在核心城市初步建成10家康复医院的自有服务网络。"源申康复"将聚焦专科专病专症，秉持"新康复"理念，将康复医疗与健康管理相结合、康复医疗与养老养生相结合、康复医疗与临床医疗相结合，提供"高品质、可信赖、有温度"的康复医疗服务，实现医疗健康服务与保险主业的互促深融。同时，太保创新建立康复医疗产业联盟，计划3年内与至少50家头部康复医疗机构建立深度合作，搭建覆盖全国的康复医疗服务网络，构建"保险＋养老＋康复"的服务生态网络。

"保险＋健康＋养老"模式赋能主业，促进健康老龄化

"金三角"战略的健管服务与养老服务，两者结合起来，能够积极地赋能主业，推动深化转型，提升主业核心竞争力。

不同类型的客户对保险产品和健康管理的需求亦不同，因此太保搭建了一个保险产品与健康管理、养老服务相融合的体系。对于购买不同保险产品的潜在客户、普通客户、中端客户和高端客户，分层次适配陪诊卡、太医蓝卡、太保蓝本、细胞焕新计划、精准影像早筛、广慈高端医疗等等服务，满足各类客户的定制化健康管理服务需求。

从活力老人、自理老人、半自理老人到全护理，太保家园根据老人状态提供个性化服务，也相应匹配了乐养、颐养、康养等实体养老社区作为支撑。对应这些养老服务，太保也匹配了相应的保险产品，包括意外险、养老保险、健康险、护理保险、养老机构的责任险、医疗/疾病保险和医疗责任险等，真正实现了金融产品与生活服务场景高度有机耦合，以纵向产业链整合增强市场竞争力。

"保险＋健康＋养老"模式赋能保险主业已显现积极成效。"太保蓝本"健康管理服

务积极赋能保险主业发展，提高加保率和继续率，并助力队伍提升活动量，增强展业信心。太保家园的服务场景有力地支持了寿险业务的开展，目前已经开业运营的成都、大理、杭州、上海普陀社区，和上海崇明、厦门、南京社区开放的体验馆成为重要的线下场景，社区内触客、获客、成单成为常态。

深耕"产品+服务"模式，打造寿险第二增长曲线的强大竞争力。近期个人养老金融政策密集出台，银行、基金、信托、保险公司都在进入个人养老金融市场，未来预计市场规模能够达到3万亿元以上。养老金融市场紧密结合着养老服务、介护助理、健康管理、康复医疗等服务，产品+服务一定是未来的有力竞争模式。太保的养老服务、介护助理、健康管理、康复医疗等服务，都可以和第一支柱、第二支柱、第三支柱有机地结合起来，形成强大的竞争力，并有力地增强太保健管、太医康复、太保家园相关服务领域的营业收入，形成双赢的局面。

中国经济增长与社会发展正在走出一条高质量发展道路，人民追求高品质的美好生活也是应有之义，中国积极应对人口老龄化国家战略和健康中国战略，将贯穿未来社会主义现代化强国建设近30年的征途。太保养老服务板块将在集团"大健康"战略指引下，胸怀百岁豪情，走好服务新时代美好养老生活的"长征"路。

未来的主要使命是积极赋能主业，着力打造"产品+服务"的核心竞争力"护城河"，为保险业务增长提供强有力支撑；同时，也将按照在投资布局方面轻重并举、先重后轻。在养老运营服务方面，提供从高品质"太保家园"到中等品质"南山居"的多层次产品服务体系的总路径，积极探索，锐意创新，在中国进入深度老龄化或超级老龄化之际，努力打造出"第二增长曲线"。

8.

老年商业医疗险产品风险研究

■ 王斯佳　郭炜钦[*]

2020年后，因受新冠疫情影响，保险行业面临代理人脱退以及社会面消费降级双重压力，既往核心支撑产品重疾险、百万医疗险的新单面临新一轮的下滑，行业进入存量市场时代。在存量市场中，针对老客户的加保政策层出不穷。与此同时，各家保险公司逐步把目光转移到了非传统保障人群的拓展，其中包括了因年龄限制而无法投保的老年人群，还有因健康状况要求而被拒保的带病人群。这类产品的开发受到各家保险公司的重视，特别是带病体人群，在经历多年的积累和发展之后，在新冠疫情后以慢病百万医疗、次标体重疾等产品形式收获大量关注，大型保险公司、各大平台纷纷入局，掀起一番热潮。个人养老金、长护险等议题在老龄化背景下也颇受重视，由于影响老年人群可保性的最直接因素是其带病体的特征，结合当下热点，从带病体角度对老年人群的保险风险进行研究，对于产品开发具有较大的参考价值。

老龄化下的商业医疗险发展

2021年5月，国家统计局发布第七次全国人口普查数据，60岁以上人口为26 402万人，占18.7%，较第六次全国人口普查数据上升5.44%，三孩政策的出台，表明在经济飞速发展下，国内的老龄化危机持续加剧。老龄化危机对医疗险市场的具体影响，主要体现在老年医疗负担沉重的方面。

老年人群慢病占比高，20%的老年人的住院率高达40%。我国老年人群的慢性基础疾病如高血压、血脂异常、退行性骨关节病的现患率达40%以上，糖尿病约15%；重大慢性疾病如冠心病现患率2.78%，脑卒中2.08%，恶性肿瘤3.75%，慢性呼吸系统疾病10%，慢性肾脏病20%。此外，我国33.5%的老年人同时患2种或2种以上慢病，各慢病

---

*王斯佳，保险精算学博士，中国人寿再保险有限责任公司；郭炜钦，保险精算学博士，中国人寿再保险有限责任公司。

均为预后危险因子且存在协同作用，最终导致患者住院或死亡。

老年人群住院花费多，40%的老年住院病人消耗50%以上的医疗卫生支出。在中国基本医保覆盖率达96.8%的前提下，我国基本医疗保险承担了70%左右的医疗负担，剩余30%由病人家庭承担。随着经济和医疗科技的飞速发展，近40年医疗通胀已远远超出人均GDP涨幅，老年人的医疗支出持续增加，对于统筹基金和个人自付都是不小的压力。

在我国老龄化程度加剧的背景下，国家多次发声推进"健康中国2030"建设，点题保险行业服务供给侧结构性改革，要求促进老年人商业健康险供给。2022年4月7日，原中国银保监会办公厅发布了关于征求《关于进一步丰富人身保险产品供给的指导意见（征求意见稿）》（以下简称《指导意见》），其中提到："提高老年人保障水平，要求进一步提高投保年龄上限，加快满足70岁及以上高龄老年人保险保障需求。适当放宽投保条件，对有既往症和慢性病的老年人群给予合理保障。"

就目前医疗险市场份额很高的百万医疗险来看，在设置健康告知、限定赔付责任及免赔额等产品形态下，主要扮演医保补充的角色，主要接受60岁以下无慢病的标准体，慢病人群被称为"非标准体"、连同老年人群被商业医疗险视为不可保人群。国内外经营带病体保险的经验目前还不能为我国商业健康险市场提供解题思路：美国商业医疗险在医疗保障体系中占主体地位，因此其具备一定社保属性，健康体与带病体实行统一费率，其角色相当于我国的基本医疗保险，因此不具有参考性。我国近几年兴起的城市惠民保，不限年龄和既往史且价格亲民，但惠民保产品的保障深度仍然有限，并不能完全满足全面的医疗保障需求。

为什么我国少有专门针对老年人或带病体的"商业"医疗险？首先，我国基本医疗保险覆盖面广，保障范围大，已解决绝大部分医疗支付问题；其次，从商业保险企业经营的角度来看，需要将赔付风险控制在比较低的水平，才能保证保险产品的持续供应，因此会优先供应风险低的产品；最后，由于疾病自然病程由轻到重、多种疾病并发、相互协同促进等复杂病理生理机制，导致带病体医疗险或老年医疗险产品本身的赔付风险呈指数级增加且难以准确衡量。

随着数字化时代的到来，越来越多的结构化数据得以生成并保存，数据处理方法及工具得到极大丰富，在样本量充足的前提下，以往难以评估的风险可以进行量化。在《指导意见》"适当放宽投保条件，对有既往症和慢性病的老年人群给予合理保障"的要求下，为了让更多的老龄人群可以买到商业医疗险，则需放宽健康告知核保条款。我国老龄人群人口基数大、慢病现患率（指现时患病率）高，此外我国60岁以下带病体人群的商业保险几乎处于真空地带，因此亟须提供可扩展老年带病体人群的商业医疗险。

中再寿险为服务国家战略，服务国计民生，主动承担社会责任，推进普惠保险发展，一直致力于融合保险及医疗实务和数据融合创新，旨在开发人群可及性良好并解决全面深度医疗需求的带病体医疗险，但如何能保证该产品在风险可控下的持续供给，是我们需要深入研究的问题。

保障供给的持续性引发的思考

由于老年人群与带病体人群高度重合，研究带病体人群的保障逻辑，即是研究老年人群的可保性，因此，后文将以带病体为分析的主线，如何从浩如烟海的带病体中确定可保人群，则需要我们良好的平衡保险产品可及性和赔付风险。我们将通过免赔额遮挡效率、对比健康体净成本、人群占比、医疗路径4个方面对可保人群进行筛选。

我们通过对中再寿险医疗数据进行整理，选择0~80岁存在就诊记录的人群作为研究人群，将疾病诊断匹配了国际标准疾病编码ICD-10，并根据医疗实务中对疾病的定义进行了归纳，最终归纳出191种疾病状态，作为我们对研究人群的分组标准。

设置2万免赔额及其遮挡效率

目前医疗险市场份额很高的百万医疗产品主要覆盖0~60岁的标准体，责任设置为1万免赔后的医疗费用补偿，高免赔额可有效降低住院率。相对于覆盖0~60岁标准体的百万医疗，带病体人群和高龄人群的风险特征发生本质改变，原来1万免赔额可将健康体的住院率控制在极低范围（约0.5%~1%），相当于90%的住院事件都可以被1万元免赔额遮挡（健康人群在0免赔下的住院率约为5%~10%），但这对于带病体不适用，其免赔额需要再度提高。免赔额设置为什么水平合适？从对住院率的影响来看，将免赔额设置为2万元可遮挡轻度既往症人群（既往症包含高血压Ⅱ级及以下、糖尿病无并发症、高脂血症、甲状腺结节、乳腺结节）95%的住院事件（详见图1）。对于医疗险的风险评估来说，住院率不是最终指标，考虑平均费用的变化后得到的医疗净风险成本，才是我们评估的落脚点，所以我们也一并计算了2万元免赔额下净成本相对于0免赔的降幅（详见图2），结果显示2万免赔可降低带病体人群约85%的净成本。

为什么没有将免赔额设置得更高？主要是因为产品设计的初衷是为了解决医疗负担个人支付过重的问题。2020年全国城镇居民人均可支配收入是40 378元（购买商业保险的人群应更高），按平均家庭人口2.61人、医疗费用中约有60%由医保统筹基金支付，那么2万元的免赔额度基本相当于一个家庭的灾难性医疗支出水平（40%的家庭可支配收入）。因此，2万元免赔额可以合适地平衡赔付风险与保障责任。我们建议在产品开发时，可以设置高于2万元免赔额的其他可选项（如3万元、5万元等），让客户能够以低水平能承受的价格购买高杠杆的医疗险保障。

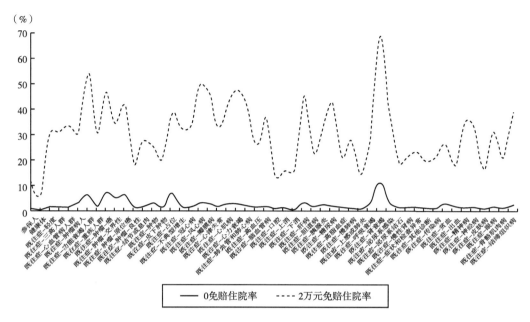

图1 从0免赔到2万元免赔后各类带病人群住院率均明显下降

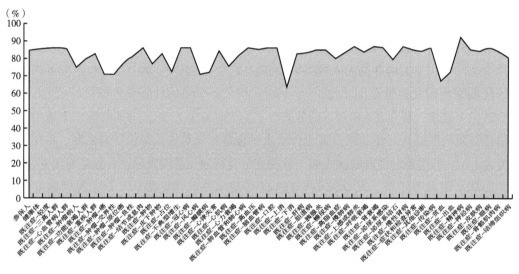

图2 从0免赔到2万元免赔的净成本降幅

在本文中,我们定义**带病体的遮挡效率＝某病种带病体2万元免赔下的净成本降幅/健康体2万元免赔下的净成本降幅**,遮挡效率的本质是2万元免赔对于带病体的影响是否高于2万元免赔对健康体的影响。如果某项疾病的带病体的遮挡效率低于100%的话,则代表这种疾病的带病体并不能通过2万元免赔额的设计显著降低承保风险,该带病体不适合纳入承保人群;反之,当遮挡效率高于100%,则代表2万元免赔额对于某种疾病的带病体降低赔付风险的效果显著。与2万元免赔对于健康体的影响的比较,发现不同带病体2万元免赔后的遮挡效率不同（详见图3）。

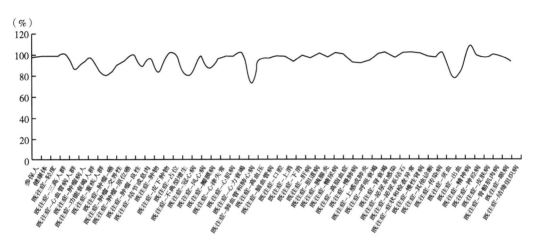

图3 从0免赔到2万元免赔后带病体的遮挡效率（健康体/带病体净成本降幅的比例）

从结果上看，甲状腺癌、结节或息肉、不典型增生、冠心病、心律失常、肺心病、脑血管病、消化道疾病、胆道病、胰腺炎、糖尿病、慢肺病（包括哮喘、慢性阻塞性肺疾病、慢性支气管炎、支气管扩张、肺间质病）、上感（即上呼吸道感染）或肺炎、泌尿系结石、慢性肾病（慢性肾小球肾炎、肾病综合征、慢性肾间质疾病）、乳房疾患、女性盆腔炎症、女性生殖道非炎性疾患、传染病、精神病、眼病、皮肌炎、硬皮病、类风湿性关节炎等带病体的遮挡效率高于100%，这类带病体人群可视为被2万元免赔降低赔付风险的效果显著。

带病体相对风险及人群占比

从2万元免赔后的净成本来看，带病体相对风险=某带病体净成本/健康体净成本的比例。我们研究发现不同带病体的相对风险差异很大，但毋庸置疑均高于健康体（详见图4）。从疾病谱人群占比来看，血管病人群（包含心血管病、脑血管病、主动脉及外周动脉疾病）、"三高"人群（高血压、糖尿病、高脂血症）为慢病人群中占比第一、第二的疾病类型（详见图5），需要注意的是，该图中所列的疾病占比均是以疾病"主诊断"作为统计基础，这两类人群的相对风险分别为465%、401%。

带病体"人群占比—相对风险—免赔额遮挡效率"风险评估模式

为了平衡保险产品可及性和赔付风险，应在尽可能多纳入带病体人群的前提条件下，将赔付风险控制在最低。虽然从"主诊断"的统计描述上看血管病人群占比较高，但实际上"三高"现患率应该是远远高于血管病的现患率。从医学角度和净成本角度来看，"三高"人群的风险相比血管病人群更低，因此我们以"三高"人群的相对风险值为401%作为判断是否可接受承保的临界值（详见图6）。此外，为了保证2万免赔的遮挡效率，同时纳入更多带病体人群，我们将遮挡效率放宽至参保人群的99.05%。由此我们得到了相对风险较低、2万元免赔遮挡效率较高的带病体人群（详见图7）。

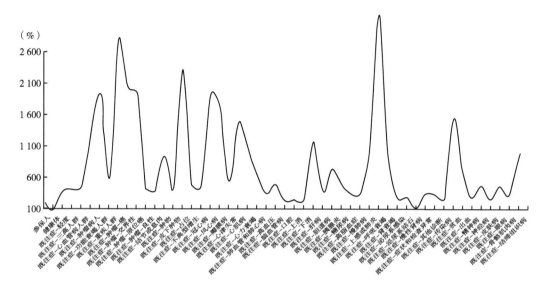

图4　在2万元免赔下带病体净成本/健康体净成本的比例

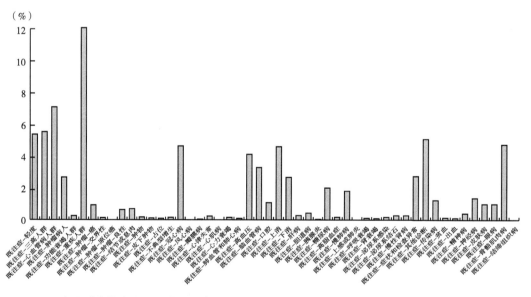

图5　研究人群中带病体的人群占比（重疾人群为血管病人群、肿瘤人群、功能衰竭人群的汇总）

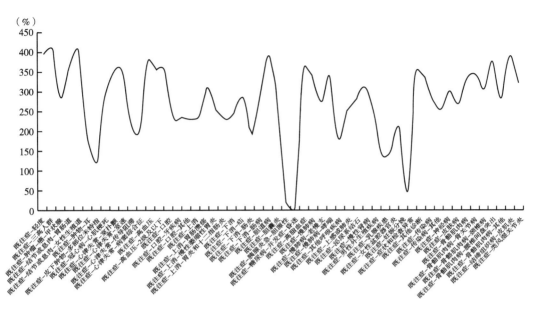

图6 在2万元免赔下带病体净成本/健康体净成本比例不高于401%的人群

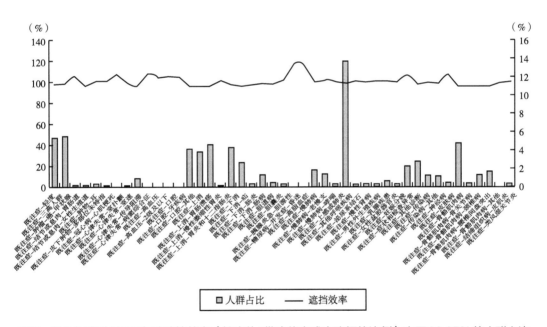

图7 从0免赔到2万元免赔遮挡效率（健康体/带病体净成本降幅的比例）高于99.05%的人群占比

　　经过筛选后，保留下来的带病体人群包括轻度既往症、三高人群、甲状腺癌、甲状腺结节、胃肠道息肉、皮下肿物、心肌梗死、心律失常、高血压Ⅱ级及以下、胃肠炎、疝、肠炎、胆道病、胆源性胰腺炎、慢性肺疾病（包括老慢支和哮喘）、上感或肺炎、泌尿系结石、慢性肾病、乳房疾患、女性盆腔炎症、女性生殖道非炎性疾患、传染病、精神病、骨关节病、颈椎病、腰椎间盘突出、类风湿性关节炎、皮肌炎患者。

这时却出现了比较有意思的现象，原本属于重疾的甲状腺癌、心肌梗死居然被定义为相对风险较低的带病体。分析原因来自两方面：一方面原本在进行可保人群筛选的时候，相对风险设置得较为宽泛，因此纳入了很多带病人群，其中不乏传统认知里风险相对较高的疾病，有待我们进一步评估和筛选；另一方面几乎所有甲状腺癌患者在疾病首次确诊后即积极治疗，而甲状腺癌属于恶性肿瘤中预后较好的癌症种类，正好在我们的研究中得到了验证。根据结果，我们可认为已治愈的甲状腺癌带病体人群为赔付低风险的人群。同样，心肌梗死的患者在急性发病的当下即完成了介入手术，后续治疗主要是药物维持治疗，在还没有进展到心力衰竭之前，已完成冠脉介入手术的人群可能属于赔付风险相对较低的带病体。

来自医疗实践的思考

以上为通过数据得到的结论，但在医疗实务中，商保人群因支付能力更强，可能会改变标准医疗路径，从而产生高于平均水平的医疗费用，增加赔付风险。通过对医疗实务的了解，这部分风险的增加主要与手术、恶性肿瘤治疗、植入性器械有关。如房室传导阻滞，该病最优的治疗方式就是择期进行心脏起搏器植入手术，大部分患者因负担不起10多万元的起搏器费用而不手术，一旦通过商业核保则将明显增加成本风险，而由于传导阻滞人群占比极低，因此可将其排除在可保人群之外。另外，骨关节病、腰椎间盘突出、眼病白内障等与房室传导阻相似，择期手术是最优的治疗方法，但此类人群占比较高，是否通过核保则是需要进一步衡量的问题。

核保的重要性

本文的分析视角是从统计学和精算的视角分析带病体的放开范围，但实务中被保险人身体状况往往更加复杂，即使是同一带病体，其严重程度也各不相同，如何从带病体中选择风险相对可控的个体是核保的艺术。带病体产品的核保应该关注以下几点。

第一，健康告知的规则应该清晰简单，尽量用通俗的症状或者疾病名称替代专业的医学名词，否则会降低被保险人对于健康告知的理解能力。

第二，要把控好人工核保和自动核保的应用尺度，应该把那些风险较高且健康告知超越被保险人对疾病专业性理解的带病体项目放入人工核保。

第三，要把控好常规健康告知和智能健康告知的应用尺度，常规健康告知本质上是一个针对可保范围的负面清单（这个负面清单问询的项目越少，投保范围越宽），智能健康告知是针对某个特定带病情况列出可保范围的正面清单。负面清单有时候会让客户判断自己是否能够承保感到迷茫，而正面清单虽然能明确地让被保险人判定自己能否承保，但是正面清单很难枚举各种高风险情形，很容易出现客户在某个身患的小病上走智能健康告知，而故意忽略自身所罹患的负面清单中的严重大病。因此，有些带病体项目适合在负面清单中体现（健康告知中不列出该种疾病即可），有些带病体项目适合在正面清单中明确（列明某某情况下该带病体可保）。

商业医疗险风险之上的思考

2020年还有一件值得保险行业关注的事件，也就是惠民保的大热，在惠民保经历2020年的产品元年之后，当前已逐步进入了稳定发展阶段。回顾惠民保的发展历程，我们可以发现，它通过代际转移支付使在承保门槛上达到了极致，对于带病体以及老年群体非常友好，并且受到政府机构、群众好评。因此，在保险风险考虑之外，老年人群、带病人群等既往被常规保险产品除外的"新"人群，对于保险行业的社会价值提升更有帮助，应当得到行业的关注和研究，但是保险风险仍然不可忽视。

风险可控是商业模式能够稳定运营的核心。不管从核保端还是赔付端的风险评估，商业健康险尤其是医疗险是非常有必要与医疗、医药行业深入融合来共同完成风险管理、互惠共赢。仅依靠保险行业通过各种算法、模型和责任限制等方式来控制赔付风险相当于隔着一层窗户纸在瞄准靶心。健康产业的核心是医疗和医药本身，但其发展又和医疗费用支付有着千丝万缕的关系。通过深度合作丰富医保支付产品供给，发展优质医疗资源，实现多层次医疗资源的合理配置，相互促进相互制约，以保障普惠型商保产品的持续供给和规范合理的医疗实践行为，实现中国国民老有所养、病有所医；实现医务工作者回归救死扶伤、悬壶济世的医者仁心；实现保险行业切切实实保生命、保健康的行业使命。

9.

数据驱动的老年人群健康干预与疾病管理

■ 蒋冠军*

政策及市场背景

人民健康是我国长期以来的国家战略，从国务院发布的《"健康中国2030"规划纲要》到《"十四五"国民健康规划》，都围绕人民健康提出战略实施规划，全面推进健康中国建设。党的二十大报告更是明确提出，要把保障人民健康放在优先发展的战略位置，坚持预防为主，加强重大慢性病健康管理，提高基层防病治病和健康管理能力。

在医疗保障方面，我国长期存在个人医疗负担重的问题，医保基金也面临一定支付压力。特别是在人口老龄化程度持续加深的情况下，老年人群医疗需求日益增长，同时贡献医保筹资的劳动年龄人口持续减少。医保基金作为医疗保障主要筹资来源，近年来其支出的复合增长率高于收入的复合增长率，结余率逐年降低，其可持续性将面临一定挑战。

在国家战略推动与医疗负担加重的背景下，健康干预与疾病管理对于保障人民健康具有重大意义。通过实施健康干预措施，逐步实现从注重"治病"到聚焦"治未病"的转变，进而有效控制慢病的发展、未来疾病的发病率和医疗服务使用率，整体上缓解医疗费用的增幅，从而减轻医保基金的负担。在疾病管理方面，通过完善分级诊疗体系，并针对慢病等特定疾病的患者开展全病程管理，集中有限的医疗资源更有效地提供患者所需的医疗服务。

在整体人群中，老年人群的健康干预与疾病管理更值得关注。《国家应对人口老龄化战略研究总报告》显示，60岁及以上老年人群的人均医疗费用是60岁以下人群的3~5倍。随着人口老龄化程度不断加深，老年群体医疗费用占比将不断攀升。因此，如何针对老年人群提供有效的健康干预和疾病管理尤为重要。

---

*蒋冠军，明德丰怡精算咨询（上海）有限公司合伙人。

近年来，大健康产业在老年健康领域也给予了更多关注，希望整合医疗资源与前沿技术手段，采取有效的预防措施、提供个性化的慢病管理服务，以提升老年人群的健康水平。我们也看到大健康产业以数据驱动推动业务发展，通过预测模型和数据挖掘技术，更高效地进行人群分层、作出健康干预与疾病管理相关决策。

本文将结合成熟市场健康干预与疾病管理以及国内探索实践的具体案例，分析数据驱动的老年人群健康管理模式，希望为行业内从业人员带来一些借鉴和思考。

预防是最经济最有效的健康干预策略

世界卫生组织在《关于老龄化与健康的全球报告》中提出了健康老龄化的定义并将其作为应对人口老龄化的一项重要发展战略。国家卫生健康委等十五个部门也于2022年2月联合印发《"十四五"健康老龄化规划》，提出健康老龄化发展目标，要求到2025年，老年人健康需求得到更好满足，老年人健康水平不断提升，健康预期寿命不断延长。随着老龄化加剧，创造一个能够满足老年人群健康需求、稳步提升老年人群健康水平的社会经济环境成为当代迫切需要解决的命题。

基于循证医学证据的健康干预能预防或延缓身体机能退化及认知功能下降，改善老年健康水平。有数据显示，预防是最经济最有效的健康策略，1元的预防成本投入，能够带来5.6元的医疗费用节约。长期以来，医疗服务体系着重于患病人群的医疗救治，并不能充分满足预防保健相关的管理需求。

近来，我们欣喜地发现预防保健开始受到全行业更广泛的重视。越来越多的医疗机构开设综合体检中心。商业体检机构与商业保险主体纷纷开展健康险+体检的产品创新，如专门针对中老年的百万医疗险等，将体检服务融入老年健康保障，并根据体检结果调整或升级医疗保障。与此同时，多家大健康产业主体进入预防医学赛道，为老年人群提供预防相关的健康预防服务。案例1展示了一家国内商业体检服务主体在脑健康领域针对老年人群进行的健康干预探索。

案例1：针对老年人群脑健康的专项预防套餐

在人口老龄化背景下，脑健康被认为是应对人口老龄化的一个重要医学预防领域。针对老年人群的脑健康预防套餐，为老年人群在脑认知和脑卒中领域提供早期预警及筛查，并基于筛查后的脑认知和脑卒中发生风险为特定用户提供检后干预与健康管理服务，进而延缓疾病进程，延长用户寿命。

除了大健康产业中的医疗服务提供方，商业保险主体也积极探索预防医学领域，为老年人群提供健康干预服务。如国内某保险主体的公益项目，提升社会对老年人群预防跌倒和骨折的认识，为70岁以上的街道老年人群提供"防跌套装"，包括折叠拐杖、科普单页等。我们也看到在成熟市场，部分商业健康保险主体为其用户提供老年健康干预服务以满足老年人群的健康需求。案例2展示了美国一家大型健康保险公司面向老年用户提供的一系列健康权益。

案例2：美国联合健康——为老年人群提供锻炼权益及脑部训练项目

美国联合健康是全球保费收入最高的保险公司，2021年保费收入高达2 262亿美元。美国联邦医保Medicare是其中最大的保险业务板块，其服务对象为65岁以上的老年人群以及符合一定条件的65岁以下的残疾人群或晚期肾病患者。

美国联合健康采用的是"健康保险＋健康服务"业务模式，内部整合了保险保障与医药资源，有效将其老年用户的健康需求从事后治疗提前至疾病预防。除了上门体检以及眼部检查等预防性筛查服务外，美国联合健康还为其联邦医疗福利计划MedicareAdvantage用户提供多项健康权益，如免费健身卡、健身活动等锻炼权益，以及线上脑部训练项目，包括脑部健康评估、脑部训练游戏等，以达到预防或延缓老年痴呆的目的。

疾病管理以患者医疗需求为中心，整合医疗资源，提高治疗效果和优化医疗资源配置

目前，老年人群患病率普遍较高，《"十四五"健康老龄化规划》中数据表明，78%以上的老年人群至少患有一种慢性病（详见图1）。包括心脑血管疾病、糖尿病、慢阻肺在内的慢性病已逐渐成为影响老年人群健康水平的重要因素之一。但患病的老年人群整体接受疾病管理的比例仍然较低，影响老年人群的生活质量，阻碍健康老龄化的实现，也给医保基金可持续性带来了较大挑战。

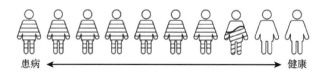

患病 ←——————————→ 健康

图1　78%以上的老年人群至少患有一种慢性病示例图

疾病管理是一个通过有效整合医疗资源将疾病的负面影响降到最低的过程，从而提高生活质量、缓解医疗成本持续上升。疾病管理以患者为中心，基于其医疗需求，在适

当的时间和适当的地点为适当的患者人群提供适当的护理和支持，以期提高治疗效果和更优化的医疗资源配置。

我国已经有一些大健康产业主体布局健康管理赛道，它们基于医联体分级诊疗体系，围绕多个单病种提供全病程管理服务。案例3展示了一家健康管理服务机构，通过与国内医疗机构合作，为患者提供区域协同的全病程管理平台。

案例3："医联体分级诊疗＋全病程管理"平台

该健康管理服务机构为各级医疗机构提供全病程管理服务的整体解决方案，基于知名三甲医院牵头的区域医联体分级诊疗体系，建立了一套整合院前、院中、院后健康管理产业链的全病程管理体系，其合作开展的单病种管理已覆盖近百种疾病。

"医联体分级诊疗＋全病程管理"的模式在开展过程中提升了治疗效率，改善了医疗效益，并使多方受益：患者享受了更高效的诊疗，提升了健康水平；基层医疗机构实现了区域协同、精准转诊，获得了较为稳定的病源；三甲医院提升了医疗服务能力，优化了医疗资源配置；整体而言，医院完善了分级诊疗体系，缓解了医疗费用持续增长。

有效的疾病管理能够带来潜在的医疗成本节约，同时适当的财务激励可以进一步提高医疗服务提供方的积极性。此类财务激励可以通过创新支付模式实现，包括"按人头付费""按疗程付费""风险共担"等。我们关注到国内已有主体开始探索医保"按人头付费"等创新支付模式，如天津打造了互联网医联体，以"按人头付费"的模式进行结算并落实，"结余留用、超支不补"的激励约束机制，围绕糖尿病患者提供全病程管理服务。国外成熟市场中也有众多在创新支付模式下为其用户提供价值医疗与疾病管理的案例。案例4展示了美国市场中一个责任医疗组织（Accountable Care Organization，以下简称ACO），通过合理协调医疗资源来满足个体患者的医疗服务与疾病管理需求，并共享项目结余作为财务激励。

案例4：美国梅奥诊所社区责任医疗组织（Mayo Clinic Community，ACO）——医疗资源协同下的疾病管理与共享结余

梅奥诊所社区责任医疗组织是服务于美国中西部明尼苏达州和威斯康星州的一个责任医疗组织，参与方由梅奥诊所下的多个区域性医疗系统组成，包括专业医院、乡镇定点医院以及乡镇卫生诊所。责任医疗组织模式是美国医疗改革背景下的市场产物，推动参与方协同为其用户提供所需的医疗服务与疾病管理，并在这过程中提高服务质量与患者体验，同时维持医疗可支付性。Medicare共享结余创新支付项目为责任医疗组织提高了医疗服务与患者管理的积极性，在达成医疗服务质量与费用相关目标时可以获得部分项目结余作为绩效奖励。

梅奥诊所社区责任医疗组织自2019年起参与了Medicare共享结余项目，成立了多个小组委员会分别开展医疗质量管理、医疗使用率管理与项目财务管理，致力于为老年用户提供优质的医疗服务与疾病管理，并降低Medicare医疗费用。其中医疗质量指标相关的疾病管理包括针对糖尿病患者的糖化血红蛋白管理、针对高血压患者的血压水平管理等。该责任医疗组织在2020年因提供优质、高效、成本有效的医疗服务获得97.81%的质量高分，并共享结余1 260万美元。

以数据驱动的健康管理模式将大有可为

一个有效的健康管理模式，不管是涉及预防保健的健康干预、还是针对已发生疾病的疾病管理，都需要涵盖以下环节。

通过人群分层确定管理目标人群，为目标人群制订个性化管理方案并提供循证医疗服务，评估管理方案的成本有效性并动态调整管理方案。例如，美国一些责任医疗组织会基于患者既往症和就诊记录进行风险评估，将有限的医疗资源分配给风险更高、医疗费用更高的患者进行有针对性的管理。

近年来，数据分析与机器学习的快速发展为健康干预和疾病管理赋能，为医疗服务提供方带来数据驱动的解决方案。老年人群相较于年轻人群也往往积累了更多历史临床数据，包括以往的医疗就诊信息以及慢性病等既往病史信息，更容易在数据驱动的健康干预与疾病管理中发挥价值。除了历史临床数据之外，人口统计数据、财务相关数据、医疗服务质量数据，以及更广泛的社会经济数据，都可以用于提升人群分层与管理方案设计的准确性，并持续对管理方案的实施提供以数据为基础的评估与决策。

健康管理需要根据人群的不同特征进行分层，即将人群分为同质的多个组群，各组群中的人员具有相似特征，如年龄性别、疾病诊断等。数据驱动的风险识别能更准确地进行人群分层，使同一个组群内的人员都具有相似的风险水平，从而更有效地管理成本。案例5展示了一家保险公司，通过应用成熟市场风险评分工具开展人群风险识别与分层。

案例5：海湾阿拉伯国家合作委员会（GCC）某保险公司——基于风险评分的人群分层

GCC地区的一家大型保险公司为了应对快速增长的理赔成本，与当地主要医院集团合作开展"按人头付费"的创新支付模式。其中使用了美国市场的风险评分工具，该工具基于参保人临床数据以及机器学习等分析方法，计算了每个参保人的风险评分。该风险评分可以显示不同疾病带来的影响占比，还可以细分到各个就诊类别，包括住院、门诊、药品等。保险公司基于风险评分的结果与当地医院合作开展"按人头付费"支付模式，并通过数据驱动的健康管理提升支付效率。

在初步的人群分层后，同一组群内的人员也可能未来有不同的医疗需求。例如，同样患有慢阻肺的人群中，哮喘与慢阻肺重叠患者相比单纯慢阻肺患者住院率更高，个人疾病负担也更重。特别是在目前医疗资源相对有限、健康管理资源更为稀缺的情况下，需要合理配置资源，在初步人群分层之后识别成本更有效的目标人群进行管理，其中大健康产业的数据能力和前沿技术可以在一定程度上提供解决方案。案例6展示了成熟市场的成本跃升模型，其通过数据驱动的医疗成本预测，将有显著医疗需求及成本跃升的人群确定为管理目标人群，为如何识别优先级更高的健康管理人群带来了新思路。

案例6：成本跃升模型——通过预测即将有成本跃升的人群确定管理目标人群

成熟市场的成本跃升模型可以基于数据更精准地识别出哪些目标人群接受健康管理更为成本有效。明德咨询的相关研究分析发现，如果健康管理的目标人群为当年医疗费用较高的患者人群，在没有健康管理介入的情况下，会有71%的人员下一年的医疗费用低于当年水平（详见图2），人均医疗费用也会相较上一年下降31%。这些人员中可能包含刚经历了费用较高的急症相关手术的患者，他们未来的医疗费用会随之明显下降；如髋关节置换的患者，手术后的相关医疗需求往往以康复为主。因此，在健康管理中除了关注高费用、高风险的人群之外，还可以积极管理健康风险及医疗成本即将升高的人群，识别他们潜在的医疗新需求，并及时介入管理，从而有效维持医疗费用水平的可控性。

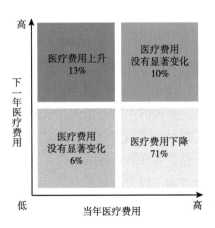

图2 有无健康管理的目标人群医疗费用变化情况

在健康管理中，除了应用数据驱动的风险评分进行人群分层、识别目标人群之外，基于数据开展管理方案的评估与决策也同样重要，包括目标人群接受哪些管理方案更有效，在哪些特定情景下更需要医疗干预等，都将利于管理效益的提升。案例7展示了美国一家健康险公司打造的数据技术平台，在对目标人群采取数据驱动的健康干预与疾病管理时为其提供决策依据。

案例7：美国Alignment Healthcare（校准卫生健康保险公司）——数据驱动的健康干预与疾病管理服务

Alignment Healthcare是美国一家成立于2013年的健康保险公司，主营业务是为65岁以上的老年人群提供Medicare Advantage。Alignment打造了人类动作识别系统（以下简称AVA）数据技术平台进行人群分层，其识别的慢病人群虽然在整体用户中只占10%，但理赔支出占73%。

Alignment因此构建了全方位照护（以下简称Care Anywhere）护理模式，基于AVA平台处理的临床数据以及识别的用户医疗需求，由其自建的医疗团队为慢病人群和潜在慢病人群提供及时的健康干预与疾病管理服务，以此提升临床结果与用户体验。例如，在处理一位同时患有多种慢性病的用户医疗信息时，AVA关注到其近期有多次急诊以及住院记录，并识别到其中存在药物相互作用的不良反应问题，判断该用户需要医疗团队及时介入提供疾病管理服务，从而降低该用户病情加重的可能性。

结论

在人口老龄化、医疗需求不断上升和国家战略持续推动的背景下，针对老年人群的健康干预与疾病管理受到业界越来越多的关注和重视。同时，我们也看到健康管理和临床干预手段结合了前沿的数据分析方法和技术，为老年人群提供了更专业、及时、有效的服务。

在老年人群健康保障领域，我国的保险公司也在积极拓展包括老年人群在内的非标体市场，开发了老年人群也能投保的带病体保险、特定疾病保险等。针对老年市场的健康保障需求，保险公司可以通过借鉴成熟市场的案例，进一步探索适合老年人群、对他们更有吸引力的商业健康保险产品，借力于数据和前沿的分析技术，以数据驱动健康干预与疾病管理。保险公司还可以基于风险评分预测模型提升对老年人群的风险认识，并在考量成本有效性的情况下，整合保险保障与医疗资源为老年人群提供健康管理服务。

10.

构建"产品+服务"创新型健康保险业务生态

■ 李源[*]

养老问题，关乎国家兴衰，社会进步，百姓安康。春秋时期，孟子拜见梁惠王，有了"老吾老，以及人之老；幼吾幼，以及人之幼。天下可运于掌"的经典论述。随着我国人口老龄化程度加深和家庭结构趋向小型化，养老问题日益突出，城乡养老资源分布不均衡以及"未富先老"等问题给康养产业发展提出了新的课题。

2017年10月，党的十九大提出"实施健康中国战略"，将人民健康放在优先发展的战略地位。2020年10月，十九届五中全会提出"实施积极应对人口老龄化国家战略"。2022年10月，党的二十大报告提出"推进健康中国建设，把保障人民健康放在优先发展的战略位置""实施积极应对人口老龄化国家战略"。

健康中国战略和积极应对人口老龄化战略是关系我国经济社会长远发展的战略问题，保险业坚决贯彻落实"两个战略"，保持战略定力，坚定不移地回归保障本源，积极参与健康中国、应对人口老龄化等国家战略的顶层制度设计，充分发挥保险功能作用，展现保险在应对老龄化上的独特价值、机遇和使命，推动保险业高质量发展。

我国老龄化发展趋势下的社会问题

2021年我国60岁及以上人口2.67亿人，占全国人口的18.9%，其中65岁及以上人口超2亿人，占全国人口的14.2%。按照联合国针对老龄化社会的标准，我国已经进入到深度老龄化社会。目前，我国人口呈现出老年人口规模大、老龄化速度加快、失能半失能老年人增多、应对人口老龄化任务繁重等显著特征，给社会和家庭都带来了一系列问题。

---

*李源，时任中汇人寿保险股份有限公司总裁。

老龄化速度在加快，高龄化、空巢化问题日益突出

据公开研究资料预测，2035年左右，60岁及以上老年人口将突破4亿人，在总人口中的占比将超过30%，进入超老龄化社会。中国80岁及以上人口在2020年达到3 660万人，预计2050年将增至1.59亿人，高龄老人将面临更为严峻的健康问题。随着人口向核心城市转移，空巢老人和独居老人的增长也将逐步弱化家庭养老的功能。

老年抚养比大幅上升，家庭养老和社会保障体系压力俱增

与发达国家相比，我国人口老龄化还具有"未富先老"的特点，中国人均GDP接近发达经济体下限，但14%的深度老龄化程度已经超过中高收入经济体10.8%的平均水平。2020年老年抚养比19.7%，预计2050年突破50%，这意味着每两个年轻人需要抚养一位老人，赡养老人和养育小孩成本高昂，年轻人两头承压。社会保障的压力也与日俱增，养老、医疗等社保体系压力巨大。

失能老人护理供给严重不足，社会层面的生活照料难度加大

2020年我国60岁以上失能老人已超4 200万人，占60岁以上老年人口比例约为16.6%，意味着每6位老年人中就有1位生活无法自理。从护理服务供给端来看，面临着护理人员短缺、年龄结构不合理、护理队伍专业性不强、缺少统一的行业标准等问题。我国老龄人口加速扩大、出生率下降、女性劳动参与率不断上升以及"4—2—1"的家庭小型化等结构性趋势将加剧失能老人在护理保障方面的风险。"一人失能，全家失衡"未来也将成为很多家庭的护理困境，为解决这一难题，长期护理保险以及与其相配套的照护服务成为保险业服务国家战略亟待解决的重要课题。

国际主要长期护理保险模式发展情况

老龄化已经成为全球各国面临的挑战，20世纪70年代以来，许多发达国家和地区已经建立了长期护理保障制度。一般来说，商业长期护理保险与所在国的公共长期护理体系并存，对公共计划起到互补、补充或替代作用，但商业长护险的发展程度取决于其社会保障制度环境。因此，各个市场的长期护理发展情况因其不同的市场环境、社会文化呈现出差异性和独特性[1]。

美国：商业长期护理保险主导模式

美国没有覆盖全面的公共长期护理保障机制，仅有针对老年人和贫困群体的一些社会救济计划，缺乏全民长期护理计划是美国商业长护险发展的主要动力。

美国的商业长护险自20世纪70年代末开始出现，到20世纪90年代末，已有100多家保险公司销售商业长护险产品。21世纪初，由于定价假设过于乐观，同时叠加全球长期化的低利率状况，导致很多寿险公司长护险业务出现亏损而退出了这个市场，到2010年只有不到20家保险公司销售单独的长护险保单。2020年，美国长期护理保险保费收入约102亿美元。美国商业长护产品类型多样，包含个人长护险、通过雇主购买长护险、持续护理退休社区提供的长护险、人寿保险或年金保险，满足了中高人群的长护需求。同时，开展长护险业务的商业保险公司会通过价格优势或者服务内容来吸引客户投保，在业务上与提供护理服务的机构进行密切合作，便于参保人核赔，有效控制业务风险。

日本：全民社会长期护理保险模式

日本的长期护理保险是典型的社会强制险模式，由法律强制实施，为解决日益严重的老龄化和家庭护理功能弱化问题，日本政府于2000年正式颁布了《护理保险法案》，建立了具有强制性的社会长期护理保险制度，用现收现付制筹资模式，由政府财政和社会保险共担。

日本长护险的保障对象范围是65岁及以上年龄人群，以及患有衰老相关疾病的40~64岁人群。日本长护险给付是以服务形式为主，无现金给付，并且主要是直接提供居家护理服务和设施护理服务。日本的居家护理服务内容非常丰富，主要包括家访照护、家访康护、日间照护、辅具租用、短期入院疗养、老人住宅修缮等13类子项目。服务项目囊括了老年护理所需的康复、日常护理、送餐、沐浴等各方面，充分体现了日本护理服务的精细化、专业化和个性化[2]。

日本社会长期护理保险计划负担了日本长期护理费用的90%，因此消费者没有购买额外商业护理保险的动力。截至2020年，日本商业长护险保单约380万件，仅占同期存量人寿保险保单的2%左右。

德国："社保+商保"的双轨运行模式

德国是"社会保险+强制性商业保险"相结合的模式，采取强制参保，所有拥有法定医疗保险的人都自动加入社会长护险，有私人健康保险的人必须参加长护险。儿童属于法定长期护理保险的保险人群，可以免费参加护理保险。法定社会护理保险通过雇主、雇员对半缴纳保险费并依照现收现付原则来筹资。私人护理保险机构采用的是预付基金制度，缴费率根据参保人参加私人护理保险时的年龄来确定，同时还会考虑个人最高可获偿付金额、风险附加保费以及家属联保等因素。

截至2019年，约88%的德国居民投保了社会长护险，11%的居民购买了强制性的商业长护险，以上两项强制性制度安排实现了长护险在德国社会的全覆盖。然而，强制体系仍然无法覆盖长期护理的全部成本，因此健康险公司和寿险公司还开发了补充性的商业长护险来填补缺口。

我国长期护理保险制度建设与发展现状

我国长期护理制度的建立与发展

我国于21世纪初引入长期护理这一概念，2006年12月29日，国务院办公厅印发人口发展"十一五"和2020年规划的通知，提出探索建立老年长期护理保险等社会化服务制度。"十三五"规划中提出，"建设以居家为基础、社区为依托、机构为补充的多层次养老服务体系，推动医疗卫生和养老服务相结合，探索建立长期护理保险制度"。2016年，人力资源和社会保障部办公厅发布关于开展长期护理保险制度试点的指导意见，确定了首批试点地区，初步确定了相对完善的长护险政策体系。这是我国首次提出探索建立多层次长期护理保障制度，"鼓励商业保险公司开发适销对路的保险产品和服务，发展与长期护理社会保险相衔接的商业护理保险，满足多样化、多层次的长期护理保障需求。"

为探索适应我国国情的长期护理保险机制，2020年9月，国家医保局在总结前期试点经验的基础上新增14个试点城市，由于各地经济发展水平、人口老龄化程度、养老服务供给和医保基金结余等都存在差异，因此，长护险至今尚未形成全国统一的制度框架。各试点城市本着"保重点、保基本，量力而行、逐步完善"的原则，根据自身经济社会特点设定了不同的资金筹措渠道、保障主体、筹措及支付标准[2]。

各试点地区长护险主要为长期失能人员提供两种保险服务，包括基本生活照料和与基本生活照料密切相关的医疗护理。随着长护险运行逐步成熟，各试点地区也在积极调整长护险涵盖的服务项目。

据国家医保局最新公布的数据，截至2022年3月，长期护理保险制度试点覆盖49个城市、1.45亿人，累计有172万人享受待遇。根据服务对象护理等级、服务提供方式等不同实行差别化待遇保障政策。人均报销水平约每年1.6万元，基金支付占到个人基本护理费用负担的70%左右。

长护险试点同时也为护理机构提供了政策和资金支持，推动了一级、二级医疗机构转型发展养护养老服务，优化了现有医疗资源配置。据不完全统计，近年来，全国为长护险提供服务的机构新增了约5 000家。从试点起步阶段从业人员不足8万人，现阶段已发展到接近30万名从业人员在直接提供长护服务。

我国商业长期护理保险发展现状和存在的问题

2005年，我国商业护理保险产品开始出现，个别公司推出商业护理保险，但是销量有限。随后，多家公司在2015年前后开发了理财型护理保险产品，保费规模快速增长，但存在重理财、重储蓄、轻保障的问题。2016年，原保监会出台文件加以规范，理财型护理保险产品纷纷下架，商业长期护理保险开始以失能为核心保障责任，回归护理保障功能的本质。

2019年发布的《健康保险管理办法》中对护理保险进行了明确定义。2022年的《"十四五"国家老龄事业发展和养老服务体系规划》明确指出："引导商业保险机构加快研究开发适合居家护理、社区护理、机构护理等多样化护理需求的产品。研究建立寿险赔付责任与护理支付责任转换机制，支持被保险人在失能时提前获得保险金给付，用于护理费用支出。"

截至2021年底，商业长期护理保险业务规模还比较小，受保障的人群有限，护理保险整体在健康险市场中的保费占比不足5%，还有很大的发展空间。与社保端长期护理保险的"热"相比，商业长期护理保险仍处于刚起步阶段，还存在产品供给不足、定价偏高、以给付费用为主、支付方式不够灵活，同时护理服务覆盖内容有限，以及民众的购买意愿不高等问题。

政策支持尚不完善，缺少统一标准和规范。虽然国家政策积极呼吁，行业监管也在积极推动，但是缺少切实有效的措施，激励商业保险公司开发多样性的产品、提升潜在客户购买意愿。目前我国仅有2021年8月国家医保局发布的适用于社保长护险的《长期护理失能等级评估标准（试行）》，而该试行标准是否适用商业长护险领域尚无定论。商业长期护理保险缺乏统一的失能等级评定标准。

缺乏经验数据，制约商业长期护理保险产品开发。由于我国长护险起步较晚，经验数据积累不足，包括失能失智发生率及持续时间、康复或加重概率、死亡率、长期护理费用通胀率、保单继续率等，精算定价和风险测算难度较大，加之美国长护险定价假设失误的教训，导致目前我国商业长护险整体定价偏谨慎，保费较高。

给付方式单一，可替代性较强。受到经验数据缺乏、产品设计谨慎、服务市场不成熟等限制，目前我国商业长护险的保险责任以现金给付形式为主，但单一的现金给付无法满足失能失智群体更迫切和实际的长期护理服务需求。同时，资金给付的方式，无法体现长护险独特优势和特点，相较于更成熟和更具市场认知度的年金险及储蓄型寿险等产品，并无竞争优势，可替代性较强，产品对客户的吸引力降低。

护理服务市场发展不成熟，制约长期护理保障供给。据国家卫生健康委数据，我国目前有4 000多名万失能老人，对养老护理员的需求多达600多万名，但目前仅有50多万名养老护理服务人员，护理服务供给人员上存在较大缺口。

中汇人寿长期护理保险的实践和创新

随着国家进入高质量发展的新阶段，保险业也进入发展转型的深水区，各保险主体积极落实健康中国战略和应对人口老龄化国家战略，围绕各自战略规划布局健康和养老产业。

2022年8月，中汇人寿立足新变化、新趋势和新格局，明确了公司"1+3"发展新战略，"1"是深耕寿险主业，"3"是指打造健康服务平台、打造养老服务平台、打造财富管理平台，实现"产品+服务""寿险+康养"协同发展，不断拓展公司经营边界并提升服务水平，实现中汇人寿高质量发展。

中汇人寿健康服务平台重点发展健康管理、医疗服务和康复护理等与寿险主业紧密协同三大业务，打造包含大医生、大医院、特效药、长期护理等全场景的"保险+健康服务"体系，同时与知名医院、健康管理机构、长期护理机构等专业机构进行合作，建立健康管理平台，从保险"病后直赔"服务向"提前预防""基因检测""功能医学""慢病管理治未病""就医协助"等全方位全过程健康服务转变，为客户提供覆盖"病前、病中、病后"全生命周期的健康保障。通过打造积极品牌形象和服务能力，增强客户黏性，增强客户满意度，助力保险营销，实现保险主业高质量发展。

为响应国家政策号召，向客户提供更精准、更专业的保障，解决客户因疾病或意外导致的失能失智而衍生的长期护理需求，中汇人寿将发展商业长期护理保险作为公司的重要业务之一，大力推进商业长期护理保险业务的发展和模式创新。

开发创新型产品，推出保障全面、投保宽松的长期护理保险

中汇人寿2021年底启动对长期护理保险的研究开发工作，联合专业机构对商业长护险产品进行深入研究，在充分评估不同年龄的消费者对康复护理的保障需求、投保偏好、风险认知能力等因素，全面考虑客户失能失智之后的针对护理和康复两个方面的资金需求，于2022年7月，正式推出两款商业长期护理保险产品："长护你长期护理保险"和"长相伴长期护理保险"，保障内容更加聚焦，投保范围更加宽泛，投保年龄、投保要求等标准进一步放宽，可为被保险人提供更加精准的保障，为更多的家庭送去关怀。

产品责任全面，保障范围较广。产品的保障责任从传统的特定疾病、意外伤残引

发的失能失智扩充到器官功能损失和特定康复，如因心衰、肾衰、呼吸系统衰竭和入住ICU病房的患者都可以享受到保障，包括长期护理保险金、一次性护理保险金、功能损伤护理额外给付保险金、特定手术康复护理保险金、ICU特定治疗康复护理保险金等（具体产品责任以产品条款为准）。

产品的特定疾病长期护理保险金共包含20种容易造成失能或者失智的特定疾病，如因特定脑卒中、特定脑损伤、特定运动神经元病、免疫系统疾病、特定器官衰竭、特定阿尔茨海默病等多个疾病导致的失能或失智，根据不同疾病，设置对应护理状态要求。

高龄关怀，投保宽松。老年人失能失智发生率高并对居家护理具有刚性需求，产品充分考虑了高龄客群对护理保险产品的需求，将首次投保年龄扩大到70周岁，超出重疾险投保年龄限制。同时，患有一般性心律失常、心悸、结节、囊肿、肿瘤类、大部分消化系统疾病、血液系统疾病、五官科疾病（不包括听力、视力障碍）等带病体人群，均可投保。针对患有高血糖、高血压的人群，根据病情，经过评估后，病情可控的也可以标准体投保。

分期支付，专款专用。一旦失能失智后，每年都需要持续的康复和护理费用，因此，考虑到患者出险后的长期照护和费用的专款专用，两款产品的长期护理保险金的给付期限为60个月或120个月，客户在投保时可以根据自身和家庭的情况灵活选择。保障的期间也可以灵活设置，如可选至被保险人年满80周岁保单生效对应日、90周岁保单生效对应日或终身。缴费期间可选一次交清，还可以按照3年、5年、10年、20年和30年缴等多种缴费方式。最大程度上对年轻阶段因疾病或意外导致的失能失智和中老年阶段的康复与护理费用进行收入损失补偿和费用支持。自首次符合特定疾病长期护理保险金或意外伤残长期护理保险金给付条件之日起，还能够豁免被保险人的续期保险费，真正凸显关爱。

产品上市以来，凭借人性化的产品责任和精准的保障功能，得到了市场和客户的高度关注，销量逐步上升。以个人营销渠道为例，截至2022年10月7日，"长护你长期护理保险"累计1 845件，件均保费达到6 100元。从投保主体看，值得关注的是45岁以下客户占比达62%，其中18~30岁投保人群体占比达14%，贡献保费9%，"90后""00后"群体逐步成为保险消费主体。

大力发展"护理保障＋护理服务"一体化的创新保险产品

中汇人寿积极探索一体化的创新商业护理保险，传统的商业护理保险，被保险人出险后，保险公司根据合同约定分期"给付资金"，但是被保险人在很多时候找不到专业护理服务机构和护理人员，即使拿到理赔款，也很难获得专业的护理服务，而家庭成员或者保姆实施的家庭护理一般缺少针对性，很容易错失恢复的关键期，所以分期给付资金仍然很难解决失能人员和家庭的"痛点"。

为了解决国内护理服务供给与需求不匹配的矛盾，中汇人寿认真研究和借鉴国内外长期护理保险的发展经验，创新了商业护理保险产品责任和理赔模式——将理赔资金转为理赔"专业护理服务"，开启了国内商业护理保险的一种新模式。

落实国家战略，借鉴国内外长期护理保险经验，引进整合照护（Integrated Care for Older People，以下简称ICOPE）理念，首创了可以直接提供专业护理服务的商业护理保险产品，全方位满足失能人员"照料与预防、康复、护理并重"的一揽子专业服务。

世界卫生组织提出了整合照护理念，从传统单一的"照料"向"照料与预防、康复、护理并重"的多层次需求导向转变，更加契合老年群体的实际需要[3]。

中汇人寿深刻洞察到了失能人员和家庭对于专业护理服务和护理人员的刚需，为了能够给失能人员提供"照料与预防、康复、护理并重"的一揽子服务，充分考虑失能人群和老年人群多样化居家护理需求，科学设计了护理项目。服务内容总计五大类，涵盖医院内术后护理、医院外基础护理、医院外医疗护理、线下康复护理上门指导、线上康复护理专家指导等36项服务。护理服务方式多样化，包括线上指导和线下上门、院内和院外、基础护理和医疗护理等多种方式。失能、半失能和失智人员，除了需要专业护理之外，还需要进行针对性的康复训练，帮助器官功能的恢复。产品设计的服务内容包括护理和康复两个方面，康复方面涵盖了线上康复护理专家指导和线下上门康复指导，服务体系更加完善。

整合国内优质护理服务资源，搭建专业的康复和护理服务网络，为客户提供居家照护、医疗护理、康复指导等一体化和专业化的康复护理服务，有效解决失能失智对客户个人及家庭带来的冲击。

国内目前专业护理机构数量有限，护理服务人员存在很大的缺口，护理服务的供给侧满足不了需求。中汇人寿投入资源，整合了能够覆盖公司分支机构所在区域的优质康复和护理服务资源，严格护理服务机构的准入，选择与服务品质好、人员能力强、并有多年经办社保长护险经验的护理机构进行合作。护理服务人员均为行业持证上岗人员，受过专业培训。护理服务内容严格按照行业规范，确保了提供护理服务的质量和规范。

客户达到理赔条件后，通过中汇人寿客服电话联络专业护理机构，真正解决了在客户突发失能事件后，家庭成员不了解护理行业、找不到专业机构和专业人员的痛点，第一时间解决了患者家庭彷徨无助、时间和精力不足的困难。患者可根据自身需要，灵活组合护理服务项目，自由选择服务的上门时间和服务频次，解决非专业人员护理可能导致失能后情况更加恶化的问题。同时，专业护理机构可以根据被护理人员的需求和身体状况，"量身定做"护理和康复方案，针对性更强。

与专业合作机构共同搭建"健康管理、医疗服务和康复护理"为主的健康服务平台，构建针对客户的服务生态，为客户提供"病前、病中、病后"全生命周期健康保障。

中汇人寿目前已经与健康管理、医疗服务、康复护理等健康产业链上的专业机构开展了全方位的合作，基本构建起了健康管理、医疗服务和康复护理为主的健康服务平台，与合作伙伴协作建立了覆盖客户"病前、病中、病后"全生命周期健康保障的健康生态圈。公司积极与国内专业的照护护理机构、健康管理机构进行有机整合，加强对客户的全流程健康管理，构建保险与养老护理、健康管理机构、被保险人的利益共同体。在护理责任发生前，提供预防性健康干预、健康管理服务、护理咨询等服务，对潜在护理人群和认知症风险人群进行精准化管理，降低失能失智风险的发生概率，减少理赔支出；在需要护理服务时，运用科学照顾理念，向被保险人提供专业、合理、恰当的康复护理方案，主动控制护理费用，提高被保险人的护理水平。

未来，中汇人寿会继续加强专业康复护理平台的建设，将会通过股权投资、业务合作等方式积极布局护理服务行业，不断提升和优化护理服务——养老照护生态圈。

加强和管控照护服务品质，构建中汇人寿"护理保障+护理服务"创新护理保险业务的核心优势和护城河，打造国内商业护理保险的品牌。

中汇人寿充分认识到将资金给付转为直接给付专业护理服务的模式，关键是服务能否做到标准化和规范性，因此，制定了包括服务机构准入和运营、日常监管、风险防控等一整套运营管理体系，打造"护理保障+护理服务"创新商业护理保险的专业优势和品牌。中汇人寿制定了严格的服务机构准入、考核和退出机制，建立了一整套的护理服务机构准入考核管理制度和退出机制，严格审核护理服务机构的专业资质和服务人员的医护资质，对于不合格的机构或者照护人员予以惩戒或取消资格。同时，加强对护理服务机构日常监管和服务质量控制，建立了护理服务机构日常考核机制，严格规范协议照护服务的考核标准，通过定期检查和不定期抽查，确保服务质量。加强对护理服务使用人员和家庭成员的回访，在回访过程中及时了解客户满意度，进行针对性地调整和完善。

此外，中汇人寿不断健全风险防控机制，聘请了专业公司对服务机构进行审计和评估，通过内部检查与外部核查，对服务的各环节进行监督管理，防范护理过程中风险事件的发生。在构建"产品+服务"创新保险业务的道路上，中汇人寿已经迈出了坚定的第一步。随着整个保险行业制度和市场环境的不断完善，中汇人寿将不断拓展公司经营边界并提升服务水平，实现高质量发展。

参考文献：

1.《中国商业护理保险发展机遇》，中国保险行业协会、瑞士研究院，2022.

2.刘颂，吴轲.保险理论与实践［J］.中国保险协会，2022（03）.

3.中国太平洋人寿保险股份有限公司课题组.保险理论与实践［J］.中国保险协会，2022（04）.

11.

商业健康保险与康养服务深度融合的创新与实践

■ 陈剖建[*]

中国健康保险业正处于前所未有的战略机遇期。党中央、国务院多次强调，没有全民健康，就没有全面小康，要把人民健康放在优先发展的战略地位，全面推进健康中国建设，全方位、全周期保障人民健康。党的二十大报告提出，建立长期护理保险制度，积极发展商业医疗保险；实施积极应对人口老龄化国家战略，发展养老事业和养老产业。中国式现代化是有效应对人口老龄化与健康风险挑战、持续提升人民群众健康水平、不断提高民生保障的过程，必然伴随着医疗、健康、养老、护理需求的加速释放。健康保险具有健康风险的"验血"功能、经济补偿的"补血"功能、资金融通的"造血"功能、社会管理的"活血"功能，在助力健康中国建设与养老保障中不可或缺。高质量发展阶段，健康老龄化的实现更需要发挥商业健康保险公司的专业支撑作用和龙头带动作用，助力从量的发展到质的飞跃，推动养老护理资源的合理化和效率化。

"十四五"规划时期，我国进入中度老龄化社会以后，老年人群健康老龄化需求加速释放，长期护理保障缺口进一步加大，养老护理产业存在巨大发展空间。据预测，"十四五"规划时期我国60岁及以上老年人口总量将突破3亿人，占比将超过20%；2035年，60岁及以上老年人口将增加到4.2亿人左右，占比将超过30%。目前，我国的失能失智老人近4 500万人，城镇地区的老年人长期护理服务总需求约达1.4万亿元，保障缺口超9 200亿元。

提升全社会的康养服务保障严峻且艰巨。社会各方需要形成合力，探索建立多方责任共担、可持续的长期解决方案。近年来，商业保险公司作为康养风险的专业管理者，正加快布局养老护理相关产业，特别是在提供保障和抵御风险的基础上，积极探索以健康医护和养老相关支付为主要内容的附加权益，不断满足老年人多样化的健康、医疗、康复和护理等康养服务需求，推动商业健康保险和康养产业的融合发展。

---

*陈剖建，瑞华健康保险股份有限公司董事长。

健康保险与康养服务深度融合过程中面临的挑战

随着养老保障市场商业化改革进程加快，商业保险公司凭借扎实的长期资金投管经验、出色的客户服务能力以及养老、健康、护理类产品供给优势等，深度参与养老保障三支柱体系建设，服务国家养老保障事业。然而我国商业保险公司布局康养产业正处于起步阶段，与西方发达国家相比，在产品、服务、业务模式方面还存在较大差距。

老年人康养保障产品专业化供给不足

老年人的康养服务需求随着年龄与身体状况的变化而存在着显著差异。一般而言，70~80岁的自理老人会选择居家养老和社区服务，此时需要的是生活照料和健康管理；80岁以后，老人身体半失能时，身体机能下降，最需要的是生活照料类服务，然后是医疗护理类服务；到了失能失智阶段，老人就会选择入住专业护理社区或请专业照护人员入户服务，此时看重生活照料和医疗康护。因此，保险公司需要根据老年人不同年龄阶段的康养需求，提供更有针对性的疾病保险、医疗保险、长期护理保险以及相对应的医疗、康复、护理服务。

目前我国商业保险公司推出的健康、养老保障产品存在商业养老保险养老属性模糊，多数产品仍然是多功能普通年金且产品同质化严重；长期护理保险产品受制于失能/失智人员评估分级、服务质量监管等相关政策细则支撑的匮乏，以及我国照护服务的发展尚不成熟，仍处于探索阶段；针对老年人的专病、慢病保险以及医疗保险受制于保险公司医疗费用管控能力与经营风险，缺乏创新与差异化服务，产品供给严重不足。

康养服务的数字化程度较低，与康养风险的精准管控要求不匹配

国内商业保险公司，如人保健康、泰康人寿、平安健康、中国太保等已经逐步开始建立自己的数字化健康养老管理体系。尽管各公司的康养服务管理模式不尽相同，但是在现阶段，康养服务管理主要集中在数据收集这一前端环节，后续如健康数据分析、健康风险管理干预、护理状态监测、评估反馈等关键环节尚处于缺失或者刚起步状态，尚未建立完整的数字化康养管理流程、形成精准闭环管理。

康养服务数字化程度较低的主要原因有：商业保险公司缺乏数字化转型意识，对康养服务的数字化投入力度不足；传统保险公司在构建完整的、闭环式的数字化康养服务方面经验不足且缺乏专业基础；在我国当前的医疗体制下，保险公司与医疗、养老、护理机构合作壁垒较高，在整合医疗、健康、护理数据方面困难重重。因此，低效率的数字化管理方式难以驱动健康保险与康养服务的深度融合与高质量发展。

健康保险与康养机构融合程度不高，与医疗、养老、护理等产业缺乏战略协同

保险公司是大康养产业生态圈的整合者，也是重要的支付方，应该在大康养产业链中发挥核心与枢纽作用，推动产业模式的创新与升级。目前国内保险公司在康养领域存在着"重赔付，轻康养"的问题，只关注被保险人得病后或失能失智后的经济补偿，而对预防保健、专病慢病管理和护理康复管理等服务环节重视不够，难以对老年人的生活照护与健康预防、诊断与治疗、用药、护理与康复实现全流程一体化的管理。

由于缺乏与流程中所有相关方的紧密合作，只能参与到其中的部分环节，保险公司难以控制及引导大康养产业模式的创新与价值增长。与国际普遍的全流程"健康保险＋康养服务"服务模式相比，我国在健康保险与康养产业协同发展中仍存在着一些亟待破解的问题，如医疗、医药、护理领域政策限制较多，保险公司整合医疗、医药、护理资源难度较大等。

健康保险与康养服务深度融合的创新方向

在政策与市场的双重驱动下，商业健康保险公司作为康养资源的整合者与重要支付方，正从传统的风险保障逐步转变为康养风险管理者，加速推进以健康保险为核心、以医疗健康、养老护理为服务内容的新商业模式建设。

打造差异化康养保障产品体系是深度融合的基础

2021年11月18日，《中共中央、国务院关于加强新时代老龄工作的意见》中提出要完善老年人健康支撑体系。具体措施有：提高老年人健康服务和管理水平，包括老年医学学科建设、城区县域医联体（紧密型医共体）建设，提高急救和慢性病管理能力；加强失能失智照护服务体系建设，满足当前刚性需求；整合医护资源，全专融合的基本保健服务进入社区，支持居家养老，实现医养结合等。

这些重大举措不仅丰富了老年人的健康、养老保障内容，而且为保险公司打造差异化的康养保障产品体系指明了创新方向。商业保险公司要深入理解老年人的真正诉求，根据其健康状况的大维度对老年人群进行细分，推动康养保障产品的专业化与差异化。

一般而言，老年人的健康状况由强到弱可分为四大类，即健康人群、慢病重病人群、半失能半失智人群、失能失智人群。通常健康人群的主要诉求集中在维持或改善健康状况，保险公司可以为其提供疾病险、医疗险以及老年医学方面的健康指导与健康管理服务，帮助其形成健康生活习惯，预防疾病发生。慢病重病人群希望通过健康管理项目有效控制病情，改善健康或功能状态，同时希望有专业的医疗干预和康复护理，提高

生活质量。因此，保险公司可以为其提供专病相关的医疗保障服务以及相应的康复护理保障。对于半失能半失智人群，保险公司应该侧重于长期护理保险与护理服务的创新，不断开拓居家护理、社区护理、机构护理等多层次护理模式，为其提供丰富的生活照料类服务和医疗护理类服务，保障其正常的生活，并降低家庭的财务压力。对于高龄失能失智人群，保险公司要积极整合医护资源，推动以医养结合为主要内容的长期护理服务创新，使其在晚年生活得更有尊严。

构建数字化康养保障模式是实现深度融合的关键

科技赋能已成为康养保障模式创新发展的重要突破口。健康保险与康养服务深度融合的关键成功要素在于聚焦老年人康养服务全流程、形成以客户健康护理数据为核心的运营与服务的闭环。美国凯撒医疗、联合健康集团所具有的核心竞争优势之一，就是通过数字化技术，把患者、医生、医疗机构、保险机构、护理机构、药品福利整合起来，借助智能健康与护理检测设备，对老年人群进行健康风险管理，实现从"被动医疗"到"主动改善健康与失能失智状态"，从而有效控制疾病与失能失智风险，降低保险的赔付成本，实现公司与客户的双重价值。

我国商业保险公司在数字化建设领域正处于起步期，在数字化产品、数字化营销、数字化康养服务管理、数字化内部运营等方面还存在诸多需要改进与升级的地方。面对发展空间巨大的康养服务市场，我国商业保险公司要加快科技创新步伐，坚持以科技赋能、数字化转型作为创新发展的突破口，基于老年医学认知和客户健康大数据，从不同健康状态老年人群的健康与护理需求切入，建立与医疗机构、护理机构等生态伙伴相协调、相统一的医护服务标准，加强智能保单与医疗护理数据的深度结合，优化基于医疗数据与护理服务管理过程的保险动态定价模型，打造"家庭、社区、机构'三位一体'、医养结合、全生命周期跟踪"的全链路智能化康养服务管理模式。

大康养产业生态的经营模式是深度融合的必然要求

未来的健康保险将趋向于服务型保险，即从经济补偿走向康养保障。保险的价值会从纯粹财务替代升级为服务替代。为了打造闭环式的康养服务产业，国外保险公司纷纷通过投资入股、并购、合资等方式开展与医药企业、医疗机构、养老护理机构等第三方的合作，建立康养服务产业生态圈。如美国健康险巨头联合健康2022年以54亿美元的价格整体收购到家保健上市公司LHC集团。LHC集团是美国到家保健的龙头企业。作为美国康养产业中的重要一环，到家保健主要负责院后康复和居家康复，即由医生、护士、康复师、到家保健助理等组成的服务团队为患者在家的康复治疗提供帮助。此次并购整合后将助推联合健康拓展家庭健康、居家护理服务等新业态。

为了推动大康养产业生态模式的创新发展，我国商业保险公司作为康养风险的专业管理者与重要支付方，要发挥在大康养产业中的核心与枢纽作用，善于利用投资入股、并购等多种方式深度参与医疗、健康、养老、护理等资源的整合，协同多方医疗、护理服务机构，提供基于长期健康保险为支付场景、以主动康养风险管理为核心价值、面向个人或家庭的一系列精准康养服务，形成多方共赢的全周期全场景大康养生态经营模式。

瑞华保险在健康保险与康养服务深度融合中的创新实践

在我国深化养老保障体制改革背景下，瑞华保险坚持以"专业化、数字化、生态化"建设为战略路径，聚焦老年人群康养需求，着力在业务模式、产品创新、科技赋能、生态建设等方面创新突破，构建起产品特色鲜明、数字化技术领先、生态聚合能力较强的深度融合发展模式。

差异化的康养保障产品体系

瑞华保险以大康养产业生态为基础，以 Health Care 健康促进为核心理念，以长期医疗、长期护理为重点，把握不同场景下老年人康养风险的新特征、新趋势，利用 Care 数字平台技术与国内外优质医疗护理资源，将健康保险与康养服务深度融合，持续推动产品向差异化、数字化、生态化方向发展，不断丰富由专病健康（Special Care，以下简称 SC）业务、急速健康（Urgent Care，以下简称 UC）业务、长期护理（Longterm Care，以下简称 LC）业务、传统健康（Tradition Care，以下简称 TC）业务四大产品线构成的"4C"产品体系，满足老年人群多维度的康养风险保障及服务需求。

SC 业务以既病人群为目标客户，聚焦肿瘤类疾病、慢性病、特殊人群专病，专注于提供"疾病险与医疗险+专病健康管理"。比如，瑞华保险与著名医疗机构、专家团队合作，针对高血压、糖尿病人群，重点打造老年专病慢病管理医疗特色服务。

UC 业务聚焦老年人较为急迫的医疗、护理以及健康需求，以康养服务为主，以健康保险为辅，专注于"较为急迫的医疗、护理以及健康管理+疾病险与医疗险"产品研发，快速满足老年人对紧急医疗或护理服务的刚性需求。

LC 业务聚焦老年人长期护理需求与储蓄需求，专注于提供"护理保险+护理服务"储蓄型护理险和"护理保险·护理服务"深度融合的护理服务产品，创新居家护理、社区护理、机构护理等多层次护理模式，形成差异化和特色化的失能风险管理服务体系。

TC 业务聚焦老年人综合性健康风险以及普惠健康需求，专注于"疾病险与医疗险+

康养服务"的创新与融合。比如围绕"疾病预防""就医服务""健康咨询"等健管项目，推出甲状腺结节、肺小结节、老年特色专病、颈动脉斑块、眼健康等多款健康管理产品。

全链路智能化康养服务管理模式

瑞华保险坚持科技创新发展道路，以全流程科技赋能为核心，结合"4C"产品体系以及老年人康养服务模式特点，构建了"健康保险+康养服务"深度融合的CARE数字平台——健康管家。该平台利用大数据、人工智能、云计算、智能可穿戴设备等技术，精准识别不同场景下的老年人康养风险，实现康养深度融合产品的精准定价与康养服务的精准匹配。此外，健康管家平台充分整合生态伙伴所拥有的客户健康护理大数据，建立了完整的老年康养数据库档案管理，并依托可穿戴设备及移动客户端，针对不同个体设计动态化健康促进行为模型，以人工智能方式进行健康危险因素和失能失智风险的评估、追踪和干预。通过自动排查个体的康养危险因素，健康管家平台会制订差异化的健康指导和治疗、护理干预方案，并进行定期监测追踪，形成了一套以老年医疗护理为核心的全链路智能化康养服务管理模式。

基于大康养产业生态的经营模式

瑞华保险以大康养产业生态为基础，深耕医疗、健康、养老、护理等领域，与国内多所医学院、三甲医院、特色医疗专家团队、国际高端医疗健康科技企业、养老护理服务企业建立了紧密的战略合作关系，构建起产、学、研、用一体化创新机制。当前，瑞华保险正以老年医学发展引领保险创新，协同多方医疗护理服务机构，共同研发老年康养服务标准产品包，创新与医疗、健康、养老、护理等上下游生态伙伴的合作模式，建立了全球化、多层次的康养保障服务网络体系——全球健保，成为连接个人、家庭、医疗系统、支付系统等各方的重要纽带。

瑞华保险经过长期实践与研究创新，不断拓展健康保险的服务边界，持续推动大康养产业的产品创新、服务创新与业务模式创新，有效发挥健康保险在大康养产业生态中的核心与枢纽作用，探索出一条专业特色鲜明、科技含量高、生态价值突出的健康保险与康养服务深度融合发展之路。

12.

关爱长者身心健康 浅谈适老健康险创新

■ 戚洪标 刘亚军*

未来几十年，我国将会面临非常严峻的老龄化问题。人均GDP目前排名在全球第59位，很多老年人将不得不面临"未富先老"的窘境，老年人的养老、医疗和健康需求日显突出，为保险机构创新研发适老健康险带来巨大机会和挑战。

老龄化社会加重家庭和国家负担

根据我国第七次人口普查数据显示，我国人口老龄化进程明显加快。图1反映了2000—2100年中国老年人口数量以及老年人口占比的发展趋势，从图中可以看到，我国老年人口数量及老年人口占比的增长速度都超过全球的增长速度。根据联合国预测，到2033年，中国老年人口占比将超过20%，进入超级老龄化社会。2033年以后，中国老龄人口的占比将持续快速上升至2060年的30%，2100年将达到32%。随着老龄化的加剧，中国正从人口红利期转入人口负担期（详见图1）。

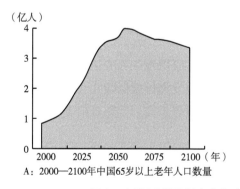
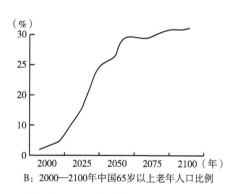

A：2000—2100年中国65岁以上老年人口数量   B：2000—2100年中国65岁以上老年人口比例

图1 中国65岁及以上老年人口数量及老年人口占比情况

资料来源：根据联合国发布文件整理。

---

*戚洪标，北京壹心壹翼科技有限公司董事长；刘亚军，北京壹心壹翼科技有限公司副总裁。

党的十九届五中全会第一次提出"实施积极应对人口老龄化国家战略",将积极应对人口老龄化上升为国家战略,国务院印发了《国家积极应对人口老龄化国家战略中长期规划》。虽然我国已形成了基本医疗保险、医疗救助制度、商业健康保险等共同发展的多层次社会医疗保障体系,但由于我国人口众多,城乡基础养老保障水平差距显著,老年人慢病、大病高发,失能风险上升,医疗、护理和保健方面的需求和支出也显著增加,给国家财政和家庭经济造成了很大的负担,亟待商业保险机构开展适老化健康保险创新。

健康保障应兼顾躯体健康和心理健康

世界卫生组织对健康的定义为:在躯体健康、心理健康、社会适应良好和道德健康4个方面皆健全。因此,保险机构在开展适老健康险创新过程中,应尽可能考虑老年群体的多元需求,而不应该只提供躯体健康相关的保障和服务。为老年人提供周全的"健康保险+健康医疗+健康服务",将成为商业保险机构面临的机遇和挑战。

躯体健康:常见慢性疾病、癌症、脑卒中、阿尔茨海默病、骨关节炎、帕金森病、其他身体机能衰退导致的生活自理能力下降是威胁老年人躯体健康的重要因素。根据世界经合组织的报告,2019年,中国痴呆症人口比率大约为0.7%,到2050年,这一比例将显著升高至2.4%。慢性疾病及恶性疾病的患病率和发病率大幅度上升,如60岁及以上老年人高血压的患病率为58.9%,糖尿病的总患病率为19.6%。

心理健康和社会适应能力:步入老年后,随着家庭结构的变化,越来越多的老年人面临着独居、空巢、社会角色和社会地位转变等现象,缺乏家庭关爱和陪伴,缺乏社会交往和人与人之间的交流,容易导致老年人孤独感加重。与此同时,老年人会面临体弱多病、丧偶等多重身体和精神压力,严重者可能选择自杀。根据中国统计年鉴数据显示,城镇和农村居民,随着年龄增长,自杀率稳步提高,50岁及以上的群体是自杀高危群体。城镇居民自杀人口中60岁及以上群体近几年约占40%,农村居民则高达60%。中国老年人心理问题主要体现在以下几个方面。

抑郁和孤独

随着年龄的增长,老年人的社交圈逐渐缩小,社交活动和社会参与度减少,加之生理和心理上的退化,老年人普遍存在情感孤独感和社交孤独感。据统计,我国65岁及以上老年人中有超过50%的人存在孤独感和抑郁症状。

焦虑和失眠

老年人在面对健康问题、家庭关系、经济状况等方面的压力时，容易出现焦虑情绪。由于老年人身体机能下降，睡眠质量也随之降低，失眠问题在老年人群体中普遍存在。

记忆力下降

老年人普遍存在记忆力下降的问题。记忆力下降给老年人的生活和社交带来了诸多不便，也可能导致老年人出现自卑、焦虑等情绪。

老年群体对健康保障和心理疏导有显著需求

根据上海财经大学2021年调研数据显示（参与调研人数3 633份），被访者不仅对老年健康风险有较为清晰的认知，而且对由此导致的经济压力和心理压力有很大的忧虑。正因为对老年健康风险的担忧，被访者对老年健康管理和医疗服务、老年医疗和疾病保障和老年失能护理、心理疏导等服务较大的需求（详见图2）。

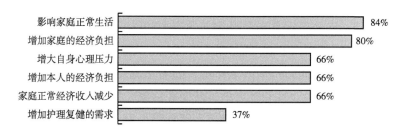

图2 被访者担忧的老年重大疾病对家庭带来的影响情况

调研发现，被访者对购买商业老年健康保险的态度较为积极。有79.8%被访者认为应当购买商业老年健康保险，其中，40.1%的被访者认为越早买保险越好，25%的被访者认为人到中年必须买保险，14.7%的被访者认为年轻时买保险便宜。另外，有15.9%的被访者视需要再购买，只有4.5%的被访者认为没有必要购买。受访者对老年人健康险的保障需求主要集中在住院医疗、门急诊费用报销、手术医疗、住院护理、中医理疗等方面。心理疏导未出现在保险保障需求中，考虑与市场上提供心理保障服务的保险产品较少及民众对于心理健康的认知不足有关（详见图3）。

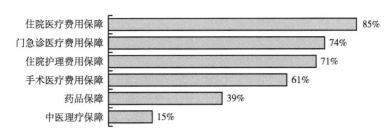

图3　被访者对老年医疗保险的保障需求情况

　　注：数据显示，被访者对老年医疗保险的保障范围需求较广，其中对住院医疗保障的需求最高，占85%；对门急诊医疗费用保障的需求排在第二位，占74%；但对中医理疗保障需求相对较低，只占15%。

主流老年健康保险产品现状

　　目前，保险市场上针对老年人的保险产品除了老年人意外险之外，主要以健康险为主，产品类型可以分为以下几种：

传统百万医疗险

　　百万医疗险是最近几年我国健康险中发展速度最快的险种，具有保障范围广泛、报销比例高等特点，多数产品不限社保目录，不限疾病种类，不限治疗手段，皆可报销医疗费用，且约定免赔额（一般疾病住院免赔额1万元，重大疾病住院无免赔额）和赔付比例。保险公司通过调整投保条件、调整免赔额和免赔比例控制投保费率和赔付率。该类产品的费率随年龄增长而增加，最高初次投保年龄以60~65岁居多，且超过50岁后的费率显著增高。该类产品可按照是否保证续保分为长期医疗险和短期医疗险，财险公司产品均为短期医疗险，不承诺保证续保。寿险公司和健康险公司可提供承诺保证续保的长期医疗险，有多家公司提供20年保证续保的产品，但多保留了根据赔付率情况调整费率的权利。

防癌医疗险

　　防癌医疗保险是一种针对恶性肿瘤的医疗保险，针对罹患恶性肿瘤的患者提供癌症住院医疗保险金、癌症手术保险金、化疗保险金、器官移植术或造血干细胞移植术保险金。相对于百万医疗险，防癌医疗险具备投保年龄更宽、投保条件宽松、费率更低等特点。由于癌症的赔付占比在重疾中高达60%~70%，只保障癌症的产品性价比较高，尤其专属老年防癌险产品，可以一定程度覆盖老年"三高"人群，深受老年人群的青睐。

重大疾病保险和恶性肿瘤疾病保险

重大疾病保险指以确诊合同约定疾病为给付保险金条件的保险。这种保单的给付方式一般是在确诊为特种疾病后一次或多次支付保险金。目前我国重疾险的保障较为全面，通常覆盖轻、中、重症等多达百种以上疾病。

另有仅保障恶性肿瘤一种疾病的恶性肿瘤疾病保险，相比防癌医疗险，恶性肿瘤疾病保险属于确诊给付保险金类型，与患者实际花费的医疗费用无关。

长期护理保险

长期护理保险是为因年老、疾病或伤残而需要长期照顾的被保险人提供保障的健康保险。2020年5月，国家医保局出台《关于扩大长期护理保险制度试点的指导意见》，将长期护理保险明确为独立的社会保险险种。目前，我国长期护理保险市场是以政策性保险为主导，商业保险机构主要承担"经办社会长期护理保险"和"开发并销售商业长期护理险"两大角色。

老年健康险产品的市场痛点

老年保险产品市场主要面临可选产品少、对保障年龄和健康条件要求严格、保险费率高、健康管理服务同质化严重四大痛点。

可选产品少，产品细分不充分

目前市场主流产品以百万医疗、防癌医疗、重疾险、恶性肿瘤疾病保险、长期护理保险为主，细分产品较少，如针对阿尔茨海默病、帕金森疾病的特定疾病相关的保险产品；针对心脑血管疾病所致的护理需求相关产品；针对骨折院内院外康复与护理需求相关保险产品；针对老年人心理健康相关保险产品等创新型产品相对供给不足。

投保条件要求严格

大多数健康保险产品设置了投保年龄限制和身体条件限制，50%以上的健康保险产品不支持65周岁及以上老人投保。另外，我国健康保险产品普遍存在对被保险人身体状况要求较高的情况，有疾病的次标准体极易遭保险公司拒保。由于老年人身体状况较差，患病率和死亡率较高，导致赔付率高，保险公司大多很难为老年人群提供长期保险。同时，高标准的身体续保要求和缺少保证续保条款使老年健康保险市场的发展受阻。

保险费率较高

针对50岁以上老年人，百万医疗险费率通常超过1 000元/年，且随年龄增长显著增高，最高可达几千元/年；保额为10万元的终身重大疾病保险（以某银行系重疾险为例），如果选择10年缴费，每年保费超过9 000元，缴费期满后累计所交保费与保额相比，杠杆率很低。

健康管理服务同质化严重，标准不一

目前，保险公司在健康保险产品中提供的增值服务多以重疾绿通、在线问诊、手术绿通为主，针对老年人所需要的交通出行、居家陪伴、日常交流、心理疏导、康复指导等服务相对缺失。长期护理保险虽然提供护理服务，但由于不同养老机构的评估标准纷繁不一，行业内缺乏统一的评估标准，从而对商业长期护理保险的运营造成了许多干扰，实施中存在偏颇。

聚焦老年人身心健康，创新健康险研发

2021年10月，原银保监会下发《关于进一步丰富人身保险产品供给的指导意见》，明确提出，要主动承担社会责任，提供适当、有效的普惠保险产品。要加快满足70岁及以上高龄老年人保险保障需求，适当放宽投保条件，对有既往症和慢性病的老年人群给予合理保障。科学厘定产品价格，简化投保、理赔流程，积极开发适应老年人群需要和支付能力的医疗保险和老年人意外伤害保险产品。加强老年常见病的研究，加快开发老年人特定疾病保险。

研发老年专属健康保险产品

根据老年的身心健康特点及需求，创新差异化的产品设计和核保规则，提高老年人的可承保性与可续保性；同时，老年专属保险产品的设计可以立足慢病人群，拓展可保人群，进行慢病产品开发，突破慢病老人"不能投保"的难关，满足老年人投保需求。

例如，传统重大疾病保险老年人费率较高，则可以考虑承保因重疾导致的长期护理需求，以降低发生率，降低费率；如心梗患者经支架治疗后，有的可基本痊愈，不影响

生活质量，而有的患者虽然经过治疗，仍会遗留严重心衰，需要长期卧床或静养，不能正常工作和生活，就可以根据心梗所导致的严重情况进行承保。

创新健康管理服务，周全考虑老年人多方位需求

未来的老龄社会，独居或空巢老人增多，出行多不便利，且很多老年人罹患难以根治的疾病和心理问题。据统计，中国老年人视力障碍听力障碍和慢性疼痛的发生率45%~80%、尿便失禁发生率15%~30%、睡眠障碍发生率约50%，这些疾病如得不到持续治疗和护理，将严重影响老年人的生活质量。

保险公司提供老年人健康保险产品的同时，为老年人提供多种健康管理服务项目，对慢性疾病进行预防和检测，并与社会健康医疗资源、社区服务资源相结合，将资源最大限度用在健康管理服务方面。通过创新护理保险、失能保险和医疗模式，满足老年人持续治疗和护理的需求。

另外，老年健康保险产品要为老年人提供专家预约、陪诊服务、代为配药、网上咨询、心理关爱、便捷出行、居家陪护等便利服务项目，真正解决老年群体身心健康需求。

创新探索医养结合新模式

医养结合指将医疗资源与养老资源有机衔接，推动医疗、康复、养生、养老等"医养一体化"发展，实现社会医养资源利用的最大化。其中，"医"包括医疗服务、健康咨询服务、健康检查服务、疾病诊治和护理服务、大病康复服务、心理疏导服务以及临终关怀服务等；"养"包括生活照护服务、精神慰藉服务、文化娱乐服务、居家陪护服务、协助便捷出行服务等。

"保险＋居家养老"服务

2019年，《国务院办公厅关于推进养老服务发展的意见》提出要建立以居家为基础，社区为依托，机构为补充，医养相结合的多层次养老服务体系，鼓励90%居家，7%社区，3%集中养老的养老格局。商业老年健康保险通过提供居家护理服务，将护理保险金转变为实际的服务，直接化解老年人就医、陪护、特殊护理、重症照护、心理疏导、康复治疗等难题，填补传统健康护理保险在服务方面的空白。作为保险人，我们应坚持以"老吾老以及人之老"的心态，坚持以为客户提供"老有所养、老有所依"的适老化产品为己任，持续探索产品创新和服务创新，为迎接老龄化社会的到来做好充分准备。

13.

中国老年服务平台建设的探索与实践

■ 王友广[*]

　　中国已经进入老龄化社会，养老行业正逐步成为中国未来经济发展的重要支柱行业。正如迎接黎明需要经历黑暗，养老行业的春天也需要孤勇的破冰者。对于一个民营企业而言，进入养老业是需要勇气的。

　　甲子科技公司2014年2月成立，至今已走过9个年头，期间，很多同行仍在坚守，但更多的同行已破产或者被迫转行。在很多人眼里，养老产业是朝阳行业，但为何他们坚持不到朝阳升起呢？本文中，笔者将结合甲子科技在中国养老领域9年的探索与实践经验浅谈自己的体会和看法。

中国人口老龄化的背景

　　中国在未来30年将经历人口老龄化的快速发展阶段。中国的人口老龄化不仅表现为老年人口数量的快速增加，也表现为高年龄人口比重不断升高的年龄结构变化。根据北京师范大学系统科学学院中国老龄化社会发展研究中心的预测，中国未来60岁及以上和65岁及以上老年人口的数量将持续增长，2020年60岁、65岁和80岁及以上老年人口的数量分别是2.64亿人、1.92亿人和0.36亿人，到2050年将分别达到4.78亿人、3.6亿人和1.13亿人。相对来看，60岁及以上人口数量呈现快速增长趋势，而65岁及以上人口数量则呈弱S型增长，拐点大致将在2034年出现，2020—2034年增长速度增加，而后放缓；80岁及以上人口数量则表现出先慢后快的增长轨迹。预计到2050年，中国老年人口达到4.8亿人，超过美国和日本的人口总和。

　　中国老年人口2010年和2050年的年龄金字塔结构如下图（详见图1）。

*王友广，北京甲子科技有限责任公司董事长、北京师范大学系统科学学院中国老龄化社会发展研究中心副主任。

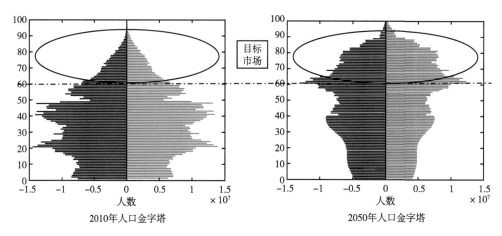

图1 中国人口金字塔图

资料来源：北京师范大学系统科学学院中国老龄化社会发展研究中心；《联合国人口预测》《世界人口展望——2010修订版》。

新生人口少是老龄化的主要原因。1949年以后（1949—1958年）中国新出生人口2亿人，3年自然灾害（1959—1961年）时期出生人口急剧下降，之后的14年（1962—1975年）中国新出生了3.5亿人口，这是当年的"婴儿潮"，是改革开放时期的人口红利；而60年后的2022—2035年，将迎来他们的"银发潮"，这段时间，中国平均年净增老年人口将达到1 000万人左右，中国最大的老龄化洪峰即将到来，同时，老年人口的高龄化、失能和空巢化问题将进一步加剧，人口老龄化所带来的养老压力以及社会经济可持续发展的严峻挑战。

养老行业的7种业态

中国养老行业是一个复杂系统，我们通过抽丝剥茧，总结出这个复杂系统的7个有机组成部分，即：养老标准、养老大数据、养老平台、养老用品、养老服务、养老金融、养老地产。把这7件事研究清楚，就基本上就把养老行业的事情讲清楚了（详见图2）。

国家的相关行业政策与标准是一切经济行动的纲领。为促进我国养老行业的健康发展，我国政府和相关部门出台了一系列与养老相关的政法规。其中，国务院2021年12月30日印发《"十四五"国家老龄事业发展和养老服务体系规划》的通知，是我国实施积极应对人口老龄化国家战略的总体规划，极大地促进了中国养老行业的发展。但是，目前的养老标准主要是区域性或试行期的标准，能全国性应用并经验证的养老标准还有待进一步完善。譬如，各地养老机构还缺乏一个可在全国推广施行的类似于"星级酒店"的标准。

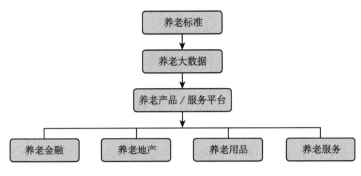

图2　养老行业发展的7种业态示意图

养老大数据来源于真实环境的海量客户，是整个养老行业的大脑，它将为养老标准的诞生提供佐证，也将指导养老行业上下游企业的高效投入。当前，围绕老年人糖尿病、高血压、高血脂、心脑血管、跌倒、阿尔茨海默病等专项疾病，我们尝试采集了一些数据并建立了模型。但是，由于缺乏全国性、国家级的养老大数据，其效果和作用尚不能得到充分发挥。

养老平台是直接服务老人的窗口，包括线上平台和线下平台。当前，市场上有很多针对女人、男人、小孩的购物/服务平台，但是缺乏针对老人的购物/服务平台。在中央电视台《对话》某期节目中，著名表演艺术家李明启老师曾发出"不知道去哪里买老年用品"的感慨。

养老服务主要涵盖"六助"服务：助餐——上门做餐、集中就餐、送餐上门、配餐、喂饭；助洁——上门打扫、晨间护理、晚间护理、清理排泄物、协助如厕、洗衣、理发、剪甲；助急——灯具修理、家电维修、下水道疏通；助行——代购商品、代缴公用事业费、陪同散步、陪同购物；助浴——集中洗浴或入户为老年人助浴、擦浴、洗头等；助医——陪医就诊、按摩及康复指导、康复护理、精神慰藉等。此外，养老服务还包括老年大学、老年旅居、老年婚介、老年就业等全方位服务内容。

养老用品包括清洁盥洗、出行代步、温馨睡眠、按摩检测、便利烹饪、健康食品、生活日用、宴客空间、智慧物联等适老化使用场景的各类产品，全世界养老用品已有约6万种。近5年来，我国有很多企业进入养老用品赛道，产品种类也从2 000种增长到6 000种左右，但产品质量及覆盖面相对日本特高步、安寿等头部企业的产品还有差距，相关企业的规模或体量也不够大。养老地产是很多地产商和保险公司转型的交汇点，其本质是打造适老化的家，具体按照老房新房可以分为老房的适老化改造和新房的适老化建造。

老房的适老化改造主要适应老年人生理机能的退化。原来的门可能只有1米甚至更窄，轮椅不易甚至无法通过；有一些较高的台阶，年轻时可以抬脚过去，年纪大了后就有可能成为致命的摔跤风险点；洗手间的门若被反锁，老人在洗澡或如厕发生风险时，外面人很难进去，严重影响老人在洗手间里摔跤或发生意外后的施救时间。对此，必须要对居家做一些适老化的改造或者适老化的装修：地面、墙面、家居、厨具、智慧物联等，重点改造卫生间、卧室、厨房等区域。调查发现，通过适老化改造后，家变成了温馨的、不会摔倒的家，让很多老人如获新生，重新开始美好生活。2020年，全国家装行业市场规模大概有2.6万亿元。新房的适老化建造是房地产的一种发展形势，包括泰康燕园、恒大健康谷等。

养老金融体系包括养老金金融，养老服务金融及养老产业金融3个部分，是以个人养老需求为核心，从国家、企业和个人3个维度建立的立体式的养老架构。养老金金融包括社保、年金和最近大力开展的个人养老金服务；养老服务金融包括金融机构提供的投资理财等养老金融资产配置等金融服务和老年客户权益体系等非金融服务；养老产业金融主要包括养老产业的投融资服务。

甲子科技在养老行业中的尝试

养老行业涉及几亿客户，数十万亿产值。其中有平安、泰康等资本大鳄，也有甲子科技之类的新秀。很多人预测养老行业会出现下一代的BAT*，但目前为止，还没有出现现象级的商业模式。甲子科技公司作为养老行业的试水者和探索者，在养老领域进行了多年的辛苦耕耘，并取得了一些初步的成就。

尝试一：甲子商城

甲子科技公司旗下的甲子商城（www.china60.com）已经运营9年，是国内领先的老年用品垂直O2O台之一。基于老年需求大数据库，聚焦居家养老场景，精选目标养老客户，描绘客户画像，优化客户体验，高效触达并优质服务目标客户。通过消费者口碑、广告推广、金融客户联合营销等方式，平台累计提供500+品类、6 000+SKU（最小存货单位）老年用品，实际服务客户超过1 000万。该平台在目标客户中认可度高、品牌优势明显，已初步形成"买老年用品上甲子商城"的良好口碑（详见图3）。

---

*BAT：中国互联网公司三巨头（百度、阿里、腾讯）

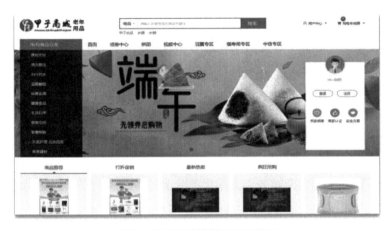

图3　甲子商城的首页界面展示

尝试二：适老化改造

我国每年约有5 000万老人跌倒，其中一半发生在家中。跌倒已经成为65岁以上老人致残或致死的第一因素。

适老化改造是预防老人跌倒的主要方法之一，是充分考虑老年人不同阶段的生理、心理、行为特点及居住需求，通过对老年人居家场所进行全面评估和方案设计，实施定制化的家居装修及改造，目的是为老人提供安全感、宜居感、亲切感的适老化配套服务（详见图4）。

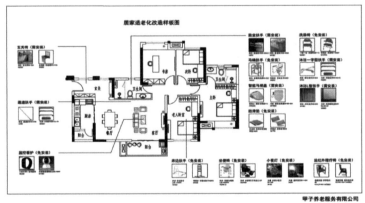
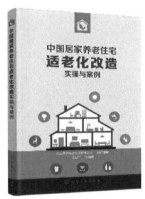

图4　适老化改造示意图

适老化改造包括三大环节：评估、解决方案、施工，其中评估是关键的第一步。

适老化改造评估是一种专门通过对老年人的生活环境、身体状况、生活习惯等多方面进行全面评估，为他们提供个性化的居家适老化改造解决方案和服务，其目的是帮助老年人在家中安全且舒适地度过晚年生活。居家适老化评估的主要特点和内容如下：

全面评估： 评估卡会对老年人的生活环境、身体状况、生活习惯等多方面进行全面评估，以确保所提供的服务能够全面地满足他们的需求。

个性化方案： 根据评估结果，评估卡会为每位老年人制定个性化的居家适老化改造方案，包括家具调整、环境优化和设施改造等，以确实地提高他们的生活质量。

专业服务： 甲子公司深耕养老行业9年，其中适老化改造业务曾被央视东方时空专栏专题报道。公司为百万老年人提供了高质量的服务，同时积累了丰富的经验和专业知识。

定期跟进： 评估卡会定期对老年人的生活状况进行跟进，以确保他们的需求得到满足，并根据需要及时调整改造方案。

优惠政策： 部分评估卡会提供优惠政策，如免费或优惠的改造服务，以降低老年人的经济负担。

尝试三：24H居家看护项目

截至2023年底，中国老人人口近3亿人，超过1.5亿户，其中50%的老人不与子女同住。老人在家里跌倒、失火等问题频频发生。为适应家庭养老服务的需求，甲子科技公司通过深入社区调研，创建了甲子居家养老云平台J-Link。该平台聚焦居家养老场景，一站式解决居家养老24H安全看护问题（详见图5）。

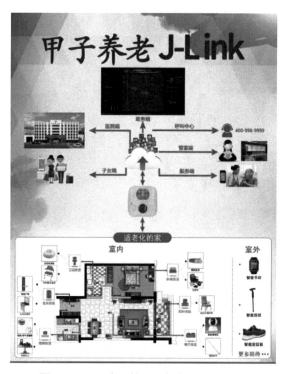

图5　24H居家看护——智能适老化的家

云平台应用部署架构包括展示层、应用层、平台层、网络层、感知层。云平台由运营总后台运营系统、管家系统、老人APP、子女APP、服务APP、数据大屏六大系统组成，致力于解决24H居家看护场景需求（详见图6）。

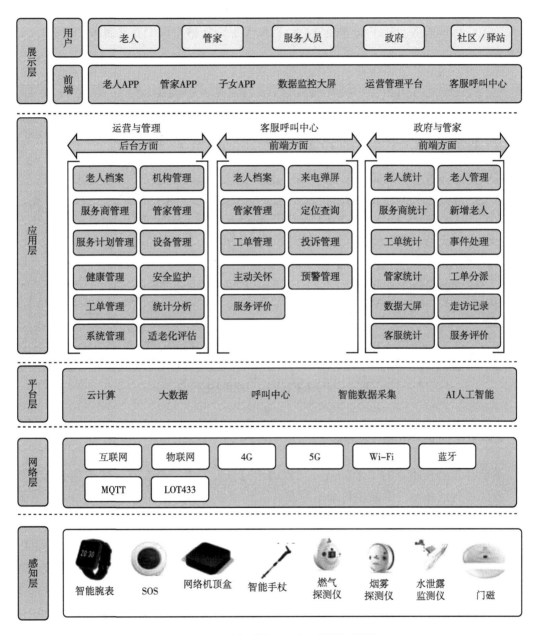

图6 24H居家看护——应用部署架构图

24H居家看护平台由运营总后台系统负责管理、统计、评级工作；管家通过老人家中安装的智能安防报警设备、智能通话设备和智能感应摔倒设备看护老人，一站式解决从报警通知、派单、接单、服务、结束、评价等闭环服务流程。借助AI，1个管家可以同步管理1 000个老人。老人通过可视对讲器、摄像头、红外体征感应、智能手环、烟感等设备，实现主动/被动24H看护；子女委托管家看护父母，平时不费心，关键时刻有人帮；服务系统链接甲子商城、甲子服务、甲子文化等自营和第三方服务机构，实现全程监控、标准服务，让子女省钱省心；数据大屏则让整个居家养老服务"可见"（详见图7）。

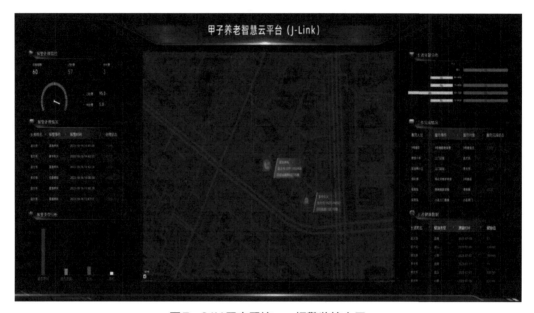

图7　24H居家看护——报警监控大屏

尝试四：全国城市养老指数

甲子科技公司旗下的甲子征信公司致力于打造专业老年数据库，构建相关标准体系。通过与北京师范大学系统科学学院联合成立"中国老龄化社会发展研究中心"、与国研中心国研智库联合出版了"中国城市养老指数蓝皮书"，该指数对中国300余地级市的养老环境与养老服务水平进行了综合评比。指数发布的新闻曾被CCTV1《晚间新闻》进行了报道。甲子科技公司还与中信银行合作发行"孝"主题联名卡，并在央视《对话》现场发布"百院万人大调查"，公司逐步形成独特且宝贵的老年行业评级评价能力和老年客群需求大数据洞察能力。公司"养老服务行业信用信息管理软件"获得了由国家版权局颁发的计算机软件著作权登记证书，并为包括北京市朝阳区民政局在内的一批政企客户提供相关服务。

结语

中国最大的人口老龄化洪峰在2022—2035年，中国的养老行业不仅要服务当前3亿存量老年人，而且要迎接1962—1975年出生的3.5亿人口。无论是政府、保险公司、银行等金融机构，还是养老用品、服务等实体机构，以及国家整体老年服务体系都将面临巨大的挑战，如何未雨绸缪、变危为机是整个社会面临的课题。

甲子科技公司这些年不断克服困难，积极进取，在中国养老行业领域进行了有益的探索和实践。我们很庆幸能在逆境中活下来，我们感恩于时代赋予我们的机遇。我们相信中国养老行业发展的春天很快将会到来，甲子科技公司也将更加积极地投身于中国养老行业的发展，为中国广大的老年朋友提供更加优质的产品与服务。

14.

智慧急救对老年保险保障的安全感赋能

■ 段雯[*]

当前，我国人口老龄化呈现加快趋势，并逐步迈入中度老龄社会。根据国家卫生健康委的预测，2035年左右，中国60岁及以上老年人口将突破4亿，在总人口中的占比将超过30%，进入重度老龄化阶段。

北京远盟健康科技有限公司（以下简称远盟）作为远盟康健集团旗下专门负责耕耘救援事业的企业，致力于通过数字化平台的科技创新为养老服务企业提供"风险认知——风险预警——风险干预——救援管理——预后康复"的一站式数字化安全风险管理解决方案，形成以安全感为核心的线上+线下的全新救援保障生态。

本文结合远盟自身在救援行业深耕多年的经验，浅析智慧急救在养老保障场景下的重要性，以及远盟在老年保险保障及老年群体"安全感"问题上的思考与探索。

老年人"安全感"的痛点浅析

老年人的安全风险隐患

1.中国即将进入深度老龄化社会，伴随而来的是高意外风险

老年群体作为特殊人群，由于身体机能和自理能力的衰落，更容易受到意外伤害的侵袭。据美国疾病控制和预防中心的统计，65岁及以上的老年人中，每年有1/3的人因为跌倒而受伤。在75岁及以上的人群中，这一比例更高，高达一半以上。这些跌倒通常发生在家中或户外，而且会导致骨折、头部受伤等直接伤害，还往往会导致瘫痪、失明、听力损伤等遗留伤害，严重影响了老年人的生活质量，根据美国国家老年人委员会的一项研究，65岁及以上的老年人中，每年有大约300万人因为意外伤害而失去了生活自理能力。

---

*段雯，北京远盟健康科技有限公司副总裁。

2.慢性病也可能是造成老年人突发意外的背后"推手"

目前我国60岁及以上人口已达2.67亿,中国老年人患慢性病的比例一直处于世界范围内的较高水平。以老年人最常见的慢性病之一"高血压"为例,根据中国卫生健康统计年鉴的数据,65岁及以上的老年人中,高血压患病率高达54.3%,远高于其他年龄段,高血压已成为诱发心脑血管疾病的元凶之一。

3.空巢老人背后的独居之殇

我国"十一五"规划过程中首次提出了"9073"模式,即90%的老年人由家庭自我照顾,7%享受社区居家养老服务,3%享受机构养老服务,这一模式已越来越成为我国养老模式的主要形态,国家近年来也不断推动养老服务发展的重心向居家与社区倾斜。

同时我们也看到,在社会老龄化程度不断加剧的同时,因为叠加了独生子女等因素,老人与子女分开居住乃至异地居住也成为非常普遍的现象,空巢老人、独居老人大量涌现。中国社科院在2016年发布的《中国养老产业发展白皮书》显示,我国空巢和独居老年人已经接近1亿人。

在90%均为居家养老的模式之下,老人一旦发生意外或突发疾病,如何及时报警及采取自救措施,能否及时得到送医治疗等问题成为一大挑战,如果错过最佳救治时间造成了不可逆的损害,后续康复时间和产生的费用都会相应增加,而这种情况对于空巢或独居老人而言甚至有致命风险。

智慧养老产品缺乏配套服务

伴随着数字经济在我国的飞速发展,人们的生活社交日益朝向线上化、智能化方向迈进,而由于近几十年我国的社会发展太过迅猛,这一代的老年人对于智能设备的操作使用存在接受程度低、不熟练、不会用等痛点,身处数字经济时代"马太效应"日益突出。

如市场上各类智能设备五花八门,但在交互使用上往往对老年人并不友好,一旦发生意外情况时,老年人难以第一时间发出求救信息,或清晰地表达自己的状况和位置,尤其在独居情况下若因意外丧失了行动或语言能力,就只能被动等待被人发现,导致严重贻误抢救时机。

近些年随着银发经济的发展,越来越多的企业进入到养老的垂直细分领域,除了房屋的适老化改造、生活协助、上门照护等服务外,智慧养老方向也是异常热闹,有专攻单一领域的,如老年穿戴设备、家居监测设备、智能语音设备等,也涌现了很多主打软硬件技术结合的智慧养老平台服务商,将多种设备接入统一的平台便于社区或专业养老机构对老人进行统一管理等。

纵观目前市场上这些常见的智慧养老解决方案,存在一个普遍现象,就是大家往往都比较关注有形的硬环境建设，却容易忽视无形的软环境服务配套问题。

以目前市场上非常丰富的智能穿戴和智能家居监测设备为例，往往都将养老场景下的SOS报警这个最刚需的而恰恰又是对处置专业度要求最高的功能，简单设计为"通知紧急联系人"而非对接到专业救援服务机构，这相当于把最棘手的高风险问题直接转嫁给了老人的亲属。一方面无形中更增加了老人子女尤其是独生子女家庭的负担；另一方面绝大多数"紧急联系人"并非医疗急救的专业人士，且往往并不在老人身边，很难判断自己该采取什么行动，俗话说"远水解不了近渴"，反而可能延误最佳的救援时机。

因此，即使是子女为老人配备了智能设备，老年人尤其是独居老人，仍旧非常需要来自外部的专业协助，否则仍旧无法顺利地享受数字生活的便利。

老年人的保险保障完善程度

自《关于开展老年人意外伤害保险的指导意见》于2016年5月出台之后，老年人意外伤害保险对于防范和化解老年人意外伤害风险，减轻家庭经济负担，提升老年人身心健康和生活幸福有积极作用。

但不可忽视的是，目前市场上针对老年人提供的各类意外险和医疗险更多侧重在事后的保险理赔，由于老年人风险发生率比较高、意外引发的各类并发症也会导致医疗费用被放大，使老年人保险的理赔率居高不下。如果能在事前、事中环节对风险加以有效管理，一定程度上降低理赔率，进而"反哺"给老年人群体性价比方面更好的保险保障产品，形成良性循环，不失为一种探索方向。

智慧急救如何给养老场景带来"安全感"

智慧急救是远盟基于多年在急救领域的深耕而推出的以数据应用为基础的一体化急救保障服务，它的实现基础与核心价值在于将专业急救、社会急救与商业救援服务三者的力量进行了有机融合，从而形成了完整且多维的急救场景解决方案，与意外及突发疾病高发的养老场景非常契合。

智慧急救在专业急救侧的落地

在前述痛点分析中提到，目前市场上的智能穿戴和智能家居监测设备基本都将SOS报警功能设计为"通知紧急联系人"，为什么这样设计？

一是这类产品有很多只有数据报警功能，无法发起语音通话，所以只能做信息提示；二是即使设备配有SIM卡或E-SIM卡，产品设计者也会回避一键呼到120，因为误报率很高，对公共急救资源干扰过大，并且最能够凸显产品"智慧"的定位、轨迹、体征监测等对救援具有价值的数据，只能通过设备配套的APP展示给"紧急联系人"，却因缺乏与120的信息通道而无法同步给救援人员。

因承担了2008年北京奥运会场馆外紧急救援服务商这一重任，远盟协助主办单位建设了以联动全国各地急救中心为核心任务的社会保障体系"绿色通道救援联盟"平台并从事相关运营工作，该平台因为在奥运服务中表现出色，在奥运会后便转为常态化运营。

为更好地提升报警人与急救中心之间的交流效率，远盟自2009年就开始着手建设与各地急救中心的信息通道，该通道可将报警人的位置、活动轨迹、医疗急救卡等报警辅助信息同步给急救中心，有效地弥补了传统电话方式急救报警中所有信息只能依赖报警人清晰口述的"门槛"，成为报警信息获取的有益补充，对提升急救派车与救治效率非常有价值。

更为重要的是，虽然120系统服务商也会将手机定位服务作为系统增值模块选项推荐给急救中心，但需要按使用量付费，并非所有急救中心都有此预算，尤其对报警量很高的城市而言，这是一笔不小的支出，因此该功能难以在全国范围得到普及。而远盟搭建的信息通道是公益性质的，不向急救中心收取任何信息服务费用，大大减轻了急救中心的资金压力，因此受到了广泛欢迎，目前已联通了250家急救中心，大约占到全国急救中心的60%，且规模每年还在扩大。

智慧急救与社会急救资源的嫁接

虽然已经联通了250家急救中心的信息通道是一项非常伟大的工程，但是仅仅联通急救中心这一侧是不够的，就像修高速公路是为了让更多的车走，信息通道也必须要让更多的急救报警数据在上边跑，只有把社会上能够提供有价值的急救数据源都嫁接到通道上来，才能让尽可能多的报警人从这个伟大的通道工程中受益，从而得到更加高效精准的公共急救服务。

国务院发布的《2022年通信业统计公报》显示，我国移动手机用户总数已接近17亿部，而据120急救中心统计，120受理的报警电话中有90%以上是通过手机拨打的，其中也包含少量装有SIM卡的智能穿戴设备。这些以智能手机为主要代表的智能设备，不仅拥有GPS、北斗等复合定位功能，并且通常都设计有医疗急救卡功能，是急救中心信息通道的最佳数据源。

远盟于2020年推出了大型公益性、社会性公共卫生服务项目"分秒行动——全民智慧急救效率提升项目"，旨在无缝嫁接各类智能设备与全国各地急救中心之间的急救报警辅助信息共享，目前该项目已免费连接了近3亿台智能设备，只要设备用户开通相关授权，就可以在拨打120急救号码时自动享有报警辅助信息共享服务带来的高效便捷，而无须支付任何额外费用。

此外，除了针对广大公众的急救报警协助，远盟还通过出资支持北京依众公益基金会，与中国残疾人联合会、聋人协会等机构合作推出了针对听说障碍人群的急救报警辅助产品，并得到腾讯SSV（可持续社会价值事业部）的大力支持，为急救报警通道的两端提供语音文字自动转换技术，使听说障碍人群可以正常与急救调度员交流，无须再求助于他人。

由此可见，远盟虽然是一家企业，但源于2008年的奥运服务基因，10多年来始终将自己定位为应急医疗社会型服务企业，将面向所有公众的公共服务利益置于自身商业利益之前，才得以携手大量志同道合的高品质伙伴们一起合力向善，这既是一种情怀，也是一种执着。

商业服务为智慧急救插上翅膀

如果说远盟通过公益项目实现了专业急救的信息通道建设与广泛的社会急救报警数据嫁接，推动公共急救服务资源更好地为公众服务，那么远盟在此基础上提供的商业增值服务加持，则更是为智慧急救插上了腾空的翅膀。

通过案件管理提升救治效率

远盟是做急救服务起家的，为该服务付费的会员数量已超过5 000万人，很多人会奇怪，有急救需求打120就行了，远盟又没有急救车，能提供什么急救服务呢？其实很容易区分，120提供的是紧急抢救与紧急医疗转运服务，属于公共卫生服务范畴，而远盟提供的是协同救治、进程跟踪与费用支付等急救案件管理服务，属于商业增值服务，两者并无重合，而是有益补充的关系。

举例来说，生命在线支持，通俗说法"在线急救指导"，是远盟急救协同救治服务中很重要的一项内容，我国的急救中心只有很少一部分能够提供远程急救指导，这使医疗急救中最宝贵的"白金十分钟"往往在等待急救车的过程中被白白浪费掉。数据显示，急救每提早1分钟，后期致残率将降低5%，致死率降低5%；心脏和神经系统急症，仅仅1分钟的延迟反应时间就会使死亡率增加1%~2%；而大脑和心脏等急症，每延迟1分钟，医院的治疗费用增加7%；心搏骤停患者抢救等待期若以10分钟为界，10分钟内得到抢救的心脏复跳成功率为18.9%，10分钟后仅为4.4%；我国因猝死造成的死亡有87.7%发生在医院外，即急救医生到达患者身边时患者已不可挽救，而急救指导作为增值服务，不仅能够对"白金十分钟"加以有效利用，挽救更多生命，还能够对患者及报警人提供陪伴与心理安抚，缓解其紧张情绪，从而更加理智地在等待急救车时采取必要的第一现场处置。

其实，在医疗急救过程中类似这样的痛点还有很多，如报警之后用户不了解进度的黑盒焦虑、急救费用结算便捷性问题等，而远盟的商业增值服务正是瞄准这些痛点、堵点、断点，为商业客户提供了更高效和更优体验的解决方案，从而实现对120公共急救服务的补充与完善。

远盟的急救案件管理增值服务对公共急救服务的有益补充（详见图1）。

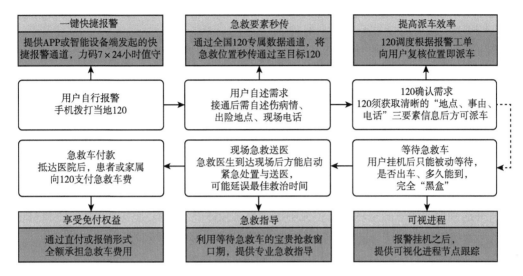

图1　远盟的急救案件管理流程

与智能设备形成服务生态的有益互补

众所周知，医疗急救相对于其他健康服务需求，发生概率比较低，但在养老场景中又是绝对的刚需。前述提到，目前市场上的智能穿戴和智能家居监测设备基本都将SOS报警功能设计为"通知紧急联系人"，其实是在没有更好解决方案下的一种妥协，远盟智慧急救服务恰好弥补了这个空白，使智能设备的SOS功能变得更有实用价值。很多具有市场敏锐度的设备商在了解到远盟智慧急救服务后，会迫不及待地接入服务，而经过远盟智慧急救服务赋能的设备也得到市场的广泛欢迎。

为尽可能多地兼容覆盖各种类型的智能设备，远盟设计了多种服务流程并研发了多种快速赋能模块，如针对只有数据报警没有语音功能的设备设计回呼服务流程，针对具备上网但无通话功能的设备提供SIP网络通话报警软件开发工具包（SDK）和APK[①]插件，针对全屋智能场景提供应急模式下的多设备联动方案，针对智能手机提供案件可视化交互应用等，使得不同类型的智能设备厂商都能够以较低的开发量快速接入远盟智慧急救服务。

远盟智慧急救服务流程详见图2。

---

① APK：Android应用程序的安装包。

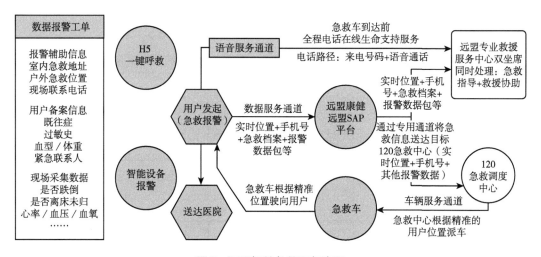

图2　远盟智慧急救服务流程

所有这些商业增值服务的推出，无不包含着远盟的匠心设计与大量的服务资源整合，同时这些增值服务可在社会公共服务的基础上无缝升级，从而兼顾到所有人群的需要。

智慧急救如何给老年保险保障带来"安全感"

目前市场金融保险机构面对老年人提供的各类意外险和医疗险更多侧重在事后的保险理赔，虽然保费较青壮年群体偏高，但高理赔率也是相对不可控的风险所在，如果能够将报案后才启动的应急医疗案件管理服务向前延伸至应急医疗风险管理范畴，以一种更科学的闭环管理方式，建立事前预防、事中救治、预后康复的全链条服务，将会有助于降低保险公司的赔付风险，提高整体控费能力（详见图3）。

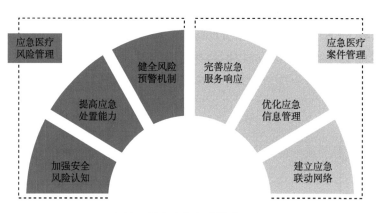

图3　养老应急医疗管家服务

鉴于此，远盟推出了"力码养老应急医疗管家"解决方案，整个方案由应急医疗风险管理、应急医疗案件管理及一体化智慧服务载体平台共同构成，涵盖预防、处置、善后的完整闭环，并充分结合智慧化手段，使服务更加精准、高效、环环相扣。

从案件管理向前延伸至风险管理

远盟在既有的案件管理服务基础上，投入研发建立了一套风险管理服务，其服务目标是通过对用户主观认知、客观能力及配套防御机制等方面的主动干预管理来实现降低风险发生的目的，是一套系统性服务。整个风险管理服务包中既包含风险测评类的工具型产品，也包含讲座、培训、预案手册等内容型产品，还包含医疗急救卡建档的数据型产品，以及针对日常身体不适提供好郎中咨询的服务型产品，力争实现对潜在风险早干预，对突发风险有预案。

比如，居家养老风险评估产品可以通过对处于活力、半失能、失能等不同状态的老人情况进行测评并给出居家安全指数，指出老年人在身体状况、精神状况、合理用药、生活习惯、居家环境等方面的安全风险点和改善建议，指导用户改进不良生活方式并加强管理自身安全健康问题。再比如，医疗急救卡档案产品，虽然各品牌手机和很多健康类APP里都有这个功能，但基本都是给自己看的，实际应用价值较小，而远盟的医疗急救档案产品则是与120信息通道对接的，用户一旦发起急救报警，档案会作为报警辅助信息一起发给急救机构，尤其是既往症、禁忌症等内容，对于减少紧急施救时因用药不当造成的次生伤害，有着重要作用（详见图4）。

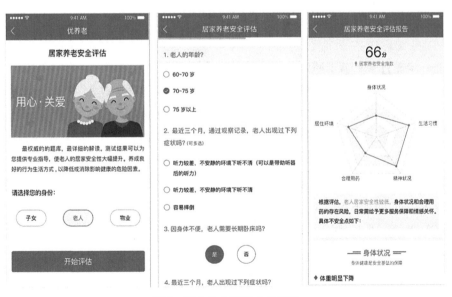

图4　居家养老风险安全评估

基于智慧载体提升用户需求感知与体验

远盟提供急救案件管理服务的传统方式是400服务热线，这种方式非常依赖于保险公司对服务的推广力度，推广不到位的话，往往用户有需求时，也会因为不知道自己拥有相关权益而没有及时通知远盟，而各式各样的智能设备因其丰富的数据采集与用户需求感知能力，与远盟智慧急救服务形成了绝佳互补。

一方面，当用户有紧急服务需求时，可以主动发起一键呼叫远盟7×24小时救援服务中心，并实现报警辅助数据同步上传给急救中心；另一方面，通过云云对接，远盟还可以将案件信息以可视化方式呈现给合作机构及事先预设的老人关联亲友，以便及时了解救助进展（详见图5）。

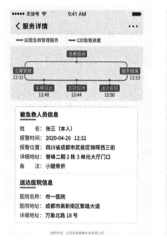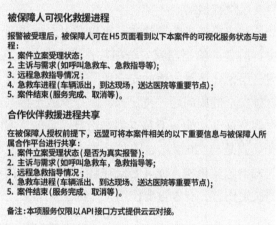

图5　远盟智慧急救服务

为进一步提升服务需求感知与用户体验，在已合作设备基础上，远盟不断扩大服务生态覆盖范围。针对不同目标场景建设了涵盖智能穿戴、智能家居、智能车载等多种设备类型的智慧服务载体库，如针对养老场景，有可以监测老人跌倒的毫米波雷达设备，可以监测老人离床不归或久滞的床垫设备，可以监测心率血氧等体征状态的智能手表，可以监测老人离开安全范围的智能胸卡、可以直接使用语音交互的智能音箱……虽然这些设备在市场上很常见，但大多缺乏配套的专业应急医疗服务，远盟与之进行数据、服务、平台等方面的全方位预对接后再将其纳入服务载体库，并给予产品品牌"力码救援"的服务背书，成为用户服务需求感知的神经元，与远盟智慧急救服务完美结合，一旦有项目需要，即可迅速上线。

从用户服务延伸至机构服务

相较于市场上常见的在线医生、绿通、陪诊等保险第三方健康服务，无论是远盟的应急医疗案件管理还是应急医疗风险管理服务，因其垂直性及专业性较高，往往不容易被合作伙伴快速理解并在实际使用中发挥出最大价值。

因此，远盟在力码养老应急医疗管家服务的实施架构中，除长者服务、亲属服务及针对保险公司的常规服务报告外，专门强化了机构服务部分，为保险公司配置专业实施顾问团队提供服务、数据、平台、运营等层面的全方位支持，力争将合作伙伴的后顾之忧降到最低。

在很多从事大健康服务的机构和企业眼中，医疗急救服务虽然是刚需，但因其发生率低、主观感觉上可参与程度低等特点，这个市场往往容易被忽略掉，但救援无小事，一旦遭遇且在任何一个点被延误，给患者和家属带来的就可能是一生的痛苦。

在专业从事救援服务的远盟眼中，整个急救过程中的每个环节和诸多细节都会被放大，这里可以提升的空间其实非常多，大有可为，且极具价值。从各类智慧报警入口的汇集，到报警与接警两侧的信息通道贯通；从报警与接警两侧在生命在线支持中的相互看见，到急救车辆在智慧交通中的联动畅行；从基于120急救报警的志愿者与AED协同联动，到急救费用的便捷支付，以及延展至院内的五大中心急症救治绿色通道，远盟在努力将社会上已经存在但非常碎片化的服务资源进行系统性整合，并通过引入各种创新科技手段将其中的断点或堵点进行衔接与疏通，而所做的这一切只围绕两个关键词："效率"和"生命"。

在老龄化社会的大背景下，保险在养老领域将越来越发挥出经济"减震器"与社会"稳定器"的重要价值。远盟希望通过在智慧应急医疗领域的不断创新，为养老保障场景提供更切实有效的赋能与支持，与保险公司携手为老年保险赋予更高的社会意义与价值，并坚信老年群体的保险保障市场大有可为。

15.

人口老龄化造成的慢病负担对健康和长期照护的影响

■ 施红[*]

2016年10月，中共中央、国务院印发《"健康中国2030"规划纲要》，明确以健康优先为核心理念。在国家决策层高度重视的背景下，人民的健康管理已上升为重要的国家战略。随着我国人口老龄化的加剧，医疗卫生服务体系面临着严峻的考验。如何积极应对人口老龄化，满足老年人日益增长的医疗卫生服务需求，为老年人提供全面、合理的治疗、照护与保健服务，已成为医疗卫生行业亟待解决的突出问题。我国居民慢性病致死比例逐年升高，提示慢性病仍将是今后防控的重点。

本文就近年来人口老龄化造成的慢病负担对健康和长期照护的影响进行分析。

中国人口老龄化

人口老龄化问题被公认为21世纪重大世界性社会问题之一，而我国目前已成为世界老年人口规模最大的国家，也是老龄化速度最快的国家之一。截至2019年底，全国65周岁及以上老年人口约1.76亿人，仅2019年65周岁及以上老年人就新增了945万人；同时，老年人口高龄化趋势明显，80周岁及以上高龄老人正以每年5%的速度递增，预计到2040年80周岁及以上高龄老人将增加到7 400多万人，老龄人口的增加导致医疗费用的增加，未来医疗资源将有近50%的比例用于老年人口，这种变化给有限医疗资源的配置带来巨大挑战[1]。

我国老年人口的快速增长，为我国医疗卫生事业和养老服务业带来前所未有的挑战。

---

*施红，国家老年疾病临床医学研究中心办公室主任、北京医院老年科主任。

我国人口老龄化的原因

主要是人口平均寿命延长和人口生育率、出生率下降。随着国家医疗卫生事业的不断发展，人民健康水平不断提高，我国老年人口死亡率在不断下降，人口平均寿命也在不断延长，人口预期寿命和死亡率接近发达国家水平，导致老年人口越来越多，在总人口中的占比也越来越大。

长期以来，我国为了控制人口过快增长，减轻人口对经济社会发展造成的压力，自20世纪80年代开始实行计划生育的基本国策，由此大大降低了全社会的生育水平，导致较低的生育率。现在受经济发展、社会观念转变影响导致了生育意愿下降。目前中国的生育率已经降到更替水平以下，出生率也逐年下降，年轻人口在不断减少，老年人口却在不断增加，导致人口结构发生明显变化，随着20世纪中期出生高峰的人口陆续进入老年，21世纪前期将是中国人口老龄化发展最快的时期。

我国人口老龄化的特点

我国具有独特的人口老龄化特点。

规模巨大：我国老龄人口超过了日本总人口，2025年将相当于美国总人口，2040年将达到近4亿。

增长迅速：65岁以上老年人占总人口的比例从7%提升到14%，大多数发达国家至少用了45年的时间（法国130年、瑞典85年、美国79年、英国45年），而我国只用了22年。

地区失衡：中国的老年人口在地域上的分布极不平衡，老龄化程度东部地区明显快于西部，长三角、珠三角以及京津冀三大经济发达地区的老龄化程度不尽相同。

城乡倒置：老龄化发展分布不均衡，发达国家城市老龄化高于农村，而我国农村老龄化发展趋势比城市更迅猛。我国农村老年人口比例高于城镇1.24%，城乡倒置将持续至2040年。

女性多于男性：国家统计局2015年发布数据显示，我国60岁以上人口男、女性比例为1:1.058，而女性老年人口的60%都在80岁以上。

"未富先老"：发达国家经济发展与老龄化基本同步（发达国家进入老龄社会时人均GDP一般为5 000~10 000美元），而我国是在经济尚不发达的情况下提前进入老龄社会。人口老龄化的进程对社会经济发展、居民生活方式、健康与疾病流行模式均带来巨大影响[2]。

慢病负担及其对健康和长期照护的影响

慢性病及共病

近几十年来，由于公共卫生事业的快速发展以及医疗技术水平的不断提高。急性传染性疾病的发病及死亡明显减少，而慢性非传染疾病的患病率及致死情况日趋严重。随着年龄的增长，老年人的组织器官发生老化、生理功能下降，身体在老化的基础上，容易发生各种常见的慢病（如冠心病、高血压、糖尿病、脑梗等），还会新发生各种与老化直接相关的老年特有的疾病、出现多种老年问题（如营养不良、痴呆、退行性骨关节病、白内障、尿失禁、跌倒等）。这些慢病会引起器官功能衰竭，影响老年人的日常生活能力，并且需要长期治疗，甚至会导致生活能力的丧失或受限（失能）。

慢性病主要以心脑血管疾病、癌症和慢性阻塞性肺疾病为主，已成为全球60%以上死亡人口的死因，预计到2030年将达到3/4；我国居民慢性病死亡构成比从1990—1992年的76.5%上升到2004—2005年的82.5%，2018年已达到88.4%，且有持续升高趋势，近来流行病学研究显示，我国老年居民慢性病死亡构成比已经高达9.4%。

《柳叶刀》发表的2017年中国疾病负担研究结果显示，脑卒中、缺血性心肌病、呼吸系统（气管、支气管、肺）癌症、慢性阻塞性肺疾病、肝癌、道路交通伤害、胃癌、阿尔茨海默病及其他痴呆症、新生儿疾病和高血压、心脏病位居中国居民死亡病因前列。我国居民慢性病致死亡比例逐年升高[3]。

共病是指同一患者同时患有两种或两种以上慢病，即多病共存。老年共病可以是躯体上的疾病共存，也包括精神心理（如抑郁、焦虑）及老年人特有疾病的共存。共病在老年人中非常常见，随着年龄的增长、寿命的延长，有多种慢性疾病的老年人的数量和比例正在增长，老年人的共病现象十分突出。根据调查显示，我国76.5%的老人存在共病问题，最常见的疾病是高血压，其次是冠心病、糖尿病、慢性阻塞性肺病、脑卒中及关节炎。最常见的共病模式是高血压与冠心病共存，其次是高血压与糖尿病共存。社区老年人中慢病的患病率达91.7%，2种及以上共病率达76.5%，患有3种或3种以上慢病人群占54.9%。一般每位老年人平均患6种疾病，一项早期的统计显示，我国60~69岁组的老年人平均患独立疾病7.5种，70~79岁组为7.8种，80~89岁组为9.7种，90岁及以上为11.1种。

慢病负担对治疗和健康照护的影响

慢性病共存患者需要拜访多个领域医生，需要多项治疗和护理，服用多种药物，进行多项检查等，会承受更加严重的治疗负担。治疗负担是指患者为恢复健康所做的努力，使患者感知到过多的时间和精力的投入，治疗负担随着患者病情和治疗的改变而改变，也是多维的，包括经济负担、用药负担等。

据统计，60岁以上年龄组的人均医疗费用为60岁以下年龄组的人均医疗费用的4.6倍。患慢性病数量和医疗卫生支出呈明显正相关，在其他因素不变情况下，患慢性病种数每增加1种，医疗卫生支出增加36.5%。此外，随着老龄化程度加深，高龄老年人长期照护费用将大幅度上升。治疗负担会导致患者对治疗的依从性和自理能力降低，从而导致治疗效果不佳，生活质量下降，高住院率、死亡率等。为老年人提供全面、合理的医疗保健服务远多于单一的医疗服务，尤其是衰弱、半失能或失能老年人，他们对康复护理与生活照护等方面的健康保健服务需求更为迫切。

我国健康保健服务体系的现状及面临的挑战

人口老龄化对健康保健服务体系的挑战主要体现在老年人的"刚性需求"，即医疗、康复和照护需求。我国老年人疾病负担的最主要疾病分别为：脑卒中、恶性肿瘤、缺血性心脏病、呼吸系统疾病、糖尿病、心理疾病、高血压心脏病等。预计从2015年到2050年，全社会用于养老、医疗、照料、福利与设施方面的费用占GDP的比例，将由7.33%增长到26.24%。2017年，65岁中国男性和女性的预期寿命分别为18.6岁和15.7岁，健康预期寿命分别为14.0岁和12.2岁，预示老年人从不健康状态如衰弱或失能到去世，平均将会持续3~5年的时间。这段时间离不开他人的生活照料与护理，将消耗大量医疗保健资源[4]。

我国在应对快速老龄化相关的政策、机构、队伍、资源和社会支持体系准备不足，难以满足老年人的医疗、养老及社会服务等方面的巨大需求和社会保障，仍约有1/3的应住院老年人没有得到住院服务（2008年我国女性人群中该比例为33.7%，男性为30.0%），8.7%的老年人未享受任何社会医疗保障。

健康照护与长期照护体系建设不完善

目前我国的老年医疗以专科、医院急性医疗为主，老年健康保健服务体系仍不完善，存在针对老年疾病特点的综合性预防和诊疗服务不够健全；医疗服务与养老服务分离，医院不提供长期住院服务，而养老机构不能满足就医需求，无法满足老年人的需求；老年医疗、康复、照护服务功能不够完善，专业人才队伍建设不够；针对失智、失能、半失能老人的医疗、养老服务存在政策瓶颈和短板；老年人医疗保障制度不够完善等问题突出。

与"边富边老"和"先富后老"的发达国家不同，我国在刚迈入老龄化社会时处于

"未富先老"状态，人口老龄化进程超前于经济发展进程，而在2026年老龄社会到来之际，我国凭借现有的经济发展趋势也难以达到"富有"的水平，这使我国面临的风险与挑战比发达国家更为严峻。

医疗服务体系的适老化不足

世界上大部分卫生系统是按照急症照护模式建立的，老年患者大多具有多器官系统功能减退、多病共存的特点，但大部分医疗机构仍然采取单病诊治模式，无法满足老年病诊疗的需要。

我国现有的医疗服务体系也是如此，注重单病、短期和机构化治疗，忽视健康教育、预防和康复护理、长期照护以及安宁疗护，严重缺乏老年病急性前后期的服务，服务链条不完整。

在健康教育方面，由于患者较多，且部分老年人的听力和理解能力等有所下降产生交流障碍，导致医务人员忽视或者没有足够的耐心和时间进行讲解；在疾病预防方面，基层医疗卫生机构和全科医生团队在老年病防治中的"健康守门人"作用发挥不足，对老年人的疾病预防与健康管理没有给予足够的支持；在康复服务、护理服务方面，供给明显欠缺，与老年康复、护理需求之间存在巨大缺口。同时，康复、护理与疾病诊治之间的衔接及双向转介流程尚需优化；在安宁疗护方面，全社会的认知水平较低，安宁疗护存在床位较少、服务标准不健全等情况，各层级、各系统的老年医疗服务信息尚未实现标准统一和高效共享，基层首诊、分级诊疗、双向转诊的就医秩序尚未健全，基于老年患者自身疾病诊疗需要的有序转诊流动机制尚未形成。

医疗服务体系中的年龄歧视也不容小觑。在医学教育中，老年相关内容较少，且医学生很少学习怎么处理老年人多重复杂的健康问题和优先事项。有些医务人员认为老年患者无法共同参与自身治疗方案的制订。在老年人用药方面，往往也是遵循成年人的用药规格和习惯，忽视老年人因生理变化可能需要的调整。医疗机构设计及服务流程等未考虑老年人的特殊性，有些医疗机构缺少方便老年人使用的厕所、候诊需要排长队，对身体残疾或行动受限以及患有尿失禁的老年人而言颇具挑战。此外，紧急状况下老年人的医疗服务需求容易被忽视或受到阻碍，如新冠疫情初期，患有慢性病的老年人无法定期及时去医院复诊取药，住院期间无法获得充分的照护，线上预约挂号给老年人带来了不小的难度，甚至导致老年人无法就医。

医疗保险需求大幅增加，长期护理服务的保险不完善

失能老年人口规模的迅速扩大直接导致了长期照护服务需求的迅速攀升，而中国以家庭为主要责任主体的传统老年长期照护模式已难以应对持续增长的长期照护服务需求。

从家庭照护负担来看，失能老人的照护大多是在家庭中发生的，其配偶或成年子女是直接的照护服务供给者。然而，随着人口预期寿命的增长以及家庭少子化的发展趋势，一对年轻夫妇需要赡养并提供长期照护服务的老年人数量将会增长，导致直接照护的压力显著增大，从家庭成员所承担的照护费用来看，根据中国保险行业协会发布的《2017中国长期护理调研》报告显示，60~69岁、70~79岁、80岁及以上老年人的长期照护费用分别在900元、1 000元以及1 510元，而子女等家属所承担的费用比例都在一半以上；即便如此，在60~69岁、70~79岁以及80岁以上老年人中，仍分别有9%、12%以及15%的老年人没有能力购买长期照护服务[5]。

现阶段我国长期照护服务供给体系还未形成，在服务供给数量和质量层面都无法满足失能老人的长期照护需求。一是由于家庭成员、保姆或钟点工提供的家政或看护服务在数量和质量上都难以保障，导致失能老人在居家情况下难以获得全天候的家庭照护；二是由于公立照护机构一床难求、私人照护机构数量较少且收费高昂，导致有入住长期照护机构需求的失能老人往往因为经济能力的限制而难以入住。患有慢性病的部分失能老人甚至会选择在医疗机构进行疾病治疗后不办理出院手续，长期占据医疗机构床位，导致社会性住院现象的发生，造成了医疗卫生资源的浪费。

当对失能老年人的长期照护因失能老年人口数量持续攀升、传统家庭照护模式难以满足失能老人长期照护需求、照护服务费用日益增长、社会保障制度缺位、市场供给严重不足以及政府资源难以独立负担时，就显现了中国进入长寿时代后面临的严峻形势与社会危机。综合性、系统性的长期照护体系是应对危机的必要举措。持续性地满足失能老人的长期照护需求并非易事，它需要通过老年长期照护制度的构建来支持长期照护服务的发展，为失能老年人提供可持续的长期照护服务奠定制度基础。因此，构建老年长期照护制度便成为中国进入长寿时代后的紧迫诉求。其目的是给生活不能自理或具有丧失自理风险的老年人，提供必要的社会支持以保障失能老年人获得正常生活和尊重的权利。

健康老龄化是积极老龄化的重要支柱，健康老龄化的实现离不开积极老龄化倡导的保障与参与，离不开全生命周期视角下个人、社会组织和政府各部门间的统筹与通力合作。我国应在"十四五"时期好好把握应对人口老龄化的重要战略机遇期，在积极老龄化国家战略指引下，实现医疗卫生资源进一步优化配置，把积极老龄化战略目标的践行与实现，作为我国积极实施健康促进、提升老龄社会治理体系和治理能力的重中之重。

参考文献：

1.庞国防，胡才友，杨泽.中国人口老龄化趋势与对策［J］.中国老年保健医学，2021，19（01）：3-5.

2.何耀，杨姗姗.健康老龄化与老年流行病学研究进展［J］.中华流行病学杂志，2018（03）：253-257.

3.胡世莲，王静，方向，程翠.中国居民主要致死性慢性病的人口死亡趋势及应对策略［J］.中国临床保健杂志，2022，25（03）：297–302.

4.刘尚昕，于普林.人口老龄化对我国健康保健服务体系的挑战与对策［J］.中华老年医学杂志，2020，39（03），255–258.

5.中国保险行业协会，普华永道.2017中国长期护理调研报告［R］.北京，2017，15–18.

16.

构建中国居家养老照护服务体系的思考与建议

■ 朱琰[*]

居家养老照护服务市场的社会现状和趋势

调查显示,我国社会老龄化加剧,正从人口红利期转入人口负担期。根据2021年我国人口普查数据60岁以上人口为2.64亿人,占总人口18.7%,全国每6人中就有1名老年人。积极应对人口老龄化,事关经济社会发展和民生福祉,是实现经济高质量发展、维护安全稳定的重要举措。

全国政协2021年7月26日召开的"积极应对人口老龄化,促进人口均衡发展"专题协商会强调,要加快构建多层次养老服务体系,推进基本养老保险全国统筹,丰富商业养老保险产品供给,探索建立长期护理保险制度,推进医养结合延伸至社区,积极发展互联网+居家养老,让每位老年人都能老有所依。要大力发展"银发经济",制定《"十四五"老龄产业发展规划》,扶持具有福利性质的为老服务产业发展,推动养老事业和养老产业协同发展。

目前,我国各级政府部门针对民生领域的养老照护服务方面出台了许多支持文件,也开展了大量扶持工作,本文仅从作者自身工作所接触到的有关居家模式下养老照护服务社会现状和服务供给侧痛点角度,提出相关人才建设、信用体系建设的一点思考与建议。希望能带来一些更市场化的居家养老照护服务供给侧改进与改革,对政府民生工作开展有益的补充。

---

*朱琰,中华慈善总会长期照护专业委员会总干事。

购买第三方养老照护服务是老龄化背景下的大趋势

根据2021年中国人口普查数据，我国家庭结构已经发生变化，由过去多年龄层次的5口人以上共同生活的传统家庭结构，转变为以3口人共同生活的新型家庭结构。随着老龄人口抚养比持续攀升，家庭单元规模逐渐减少，家庭养老的人手压力逐渐凸显出来，特别是一线、二线城市，子女不在身边同居的老年人群日益趋多，成为一种普遍的社会现象。

我国计划生育政策实施前，一个家庭的两位老年人平均有2位的家庭子女分担照护，当老人处于介助、介护、失智或失能阶段，家庭子女也可以轮流安排老人的生活起居、就医陪诊等照护服务。但随着老龄化人口寿命的延长，计划生育政策下的独生子女所面临的是夫妻二人甚至一个人需要负担多位家庭老年人的养老问题。虽然传统观念我国老年人群的养老问题都是由家庭子女成员承担，但是由于城镇化进程以及居民工作地域的变迁、人才的高流动性，造成了家庭老年人群与子女的生活半径已经远超出共同生活或者就近生活的范围。因此，越来越多的子女为父母购买第三方居家养老照护服务，以及越来越多的老人为自己或伴侣购买第三方居家养老照护服务，这种外采服务已经成为家庭解决养老照护服务刚性需求的消费新趋势。

具备专业医养照护服务能力的从业人群供给严重短缺

我国老龄人群的健康问题突出，养老服务市场目前还没有形成一套安全、科学、可持续的医养结合养老服务方案，具备医养照护服务能力的从业人群供给严重短缺。

根据2021年中国卫生健康统计年鉴数据，我国医疗健康卫生疾病诊疗84亿人次，其中2.4亿人次的住院数据中60岁以上老年患者占42%。罹患疾病和慢性疾病的老年人群就医出院后以家庭生活起居环境为主，在其自理阶段基本由自己独立完成生活起居或购买第三方家政人员提供的家政服务，这些家政服务仅能够为老年人群提供最基本的家庭劳务工作，没有任何先进的健康生活照护方案和健康管理服务方案。老年人由于多数罹患一种或者多种疾病和慢性疾病，在其介助、介护、失智或失能阶段需要科学、健康和专业的居家养老照护服务时，市场却没有家政服务人员有能力提供专业的服务，而医疗卫生健康机构的医疗服务已经不堪重负也没有动力提供。

据商务部不完全统计，我国目前有3 700万名家政服务从业人员，依旧无法满足人民群众日益增长的家庭服务需求，特别是养老照护服务不是一项简单的家政家务工作内容，它是一项长期、持续的居家养老照护服务，不仅需要养老照护服务人员具备良好的健康生活照护技能与素养，同时需要养老照护服务人员能够与医疗健康卫生服务机构合作，共同为居家老年人群解决慢性疾病的居家康复、生活照护等健康促进与健康维护方案的执行、跟踪。至今，养老服务市场还没有形成一套安全、科学、可持续医养结合的居家养老照护服务方案，以及能够提供真正具有居家养老照护服务能力、稳定的、职业化的从业者。

居家养老照护服务市场供给不足的核心问题

居家养老照护服务市场供给不足的核心问题是专业化人才的短缺。

我国的养老照护服务事业从未遇到今天如此复杂的局面，养老照护服务人才也从未遇到如此严峻的形势。

鉴于90%左右的人民群众普遍接受居家养老模式，就不再赘述占比3%左右的机构养老模式。我国老年人群群体在其自理阶段尚可独立生活、社交，但随着进入介助阶段大部分老年人无法独立生活，需要常年持续24小时一对一的居家养老照护服务。现在我国家庭能够购买的只有家政类服务，提供服务的人员普遍以家政阿姨为主，且从业人群又普遍以农村农业人口为主。

城市人口不愿意进入到家政服务领域的主要原因：一方面人们普遍认为这个工作劳动收入低、社会地位较低；另一方面是劳动环境复杂。居家养老照护服务人员的服务场景是具有高度隐私性质的居民个人家庭居住环境，入户工作的养老照护服务人员与老年人群及其家庭成员均可能面临或涉及自身及对方的人身、健康、名誉、财产等多方面的风险。同时，劳动强度、劳动内容、劳动时长无法标准化，劳动保护工具也没有规范，更谈不上所谓的社会保障、职业规划与晋升通道，所以造成从事这些家政服务90%的劳动者是从农村来到城市的务农人员。

从事家政服务的务农人员的文化素质与职业素养较低。从业者年龄普遍在40多岁、50多岁，造成其接受新的专业化技能培训的基础薄弱，不适用新形势下的医养结合养老照护服务的提升计划，且工作稳定性也受其农业农耕时间安排的影响很大，播种、收割时节都会离岗返回参与农村劳动，因此对这种高流动性人群开展专业化、职业化培训成本非常高。

当然，国家也积极出台了很多养老服务人员培养计划，但是学校院校培养的养老服务人才毕业后转行较多，能留在养老行业的也主要进入机构型养老机构，只能服务社会上3%的机构养老需求。

养老企业、养老行业、政府如果不能通过提高从业人员的社会信用、社会地位，加强从业人员的执业保障，并且开展多种有益的社会保障机制吸引城镇富余劳动力人口进入这个职业领域，就没有办法解决现在一线的养老照护服务人才的短缺问题，也没法解决服务技能与服务质量向标准化、品质化、专业化转变与提升的问题。

居家养老照护服务市场供给侧建设的对策建议

那么，要想发展居家养老照护服务，该如何打破困局？我仅从市场角度以及从业人员角度提几点思考。

提高从业者群体社会尊重的共识，设立"慈善信用积分"机制

养老照护服务行业具有一定的"公益性"。一方面，需求侧的老年人群身体机能必然随着时间有所退化，心理和情绪也与其健康状态紧密关联而有所变差，特别是一些失智老人还会有谵妄行为、暴力行为，对提供养老照护服务的从业者造成伤害；另一方面，供给侧的居家养老照护是服务工作人员长期独自承担照护的服务任务，同时居住与工作的环境都是在老年人生活的居所，造成照护服务工作人员遇到问题孤立无援，长期的心理压力也无处解决。他们面临的不仅是工作强度繁重、工作性质复杂，而且还面临很多心理层面的压力。

因此，我们应该大力宣传，提高居家养老照护服务从业者的社会地位与必要的尊重。同时，也要鼓励企业利用"5G"技术与人工智能技术参与到照护服务过程中，利用大数据记录照护服务工作人员的"慈善信用积分"，建立全社会的养老照护服务"慈善信用"机制，让"助老护老"有社会尊重、有社会回报。

完善居家养老服务个体职业补贴机制

近几年，我国政府通过财政补贴做了大量的养老服务方面的培训，以及家政公司提质扩容培训。为什么全社会还是面临没有优质的居家照护服务人才？因为大量的培训公司、家政公司只是从贫困地区招募来参加培训的务农人员，大部分是农闲时间冲着免费吃、住来参加培训，培训后也没有继续从事相关工作的意愿。培训公司、家政公司更多地为了补贴而培训，没有真正关心照护服务人员的服务能力、职业规划。因此，建议将职业补贴从补贴家政公司转变为补贴居家养老照护服务从业者，让真正服务从业人员最终能享受到自己职业发展所获得的政府财政支持，政府与扶贫部门的补贴也能与市场转化结合，便于后续跟踪。

建立居家养老照护服务从业者个人执业信用体系

2019年，由二十一个部委联合制定促进健康产业高质量发展行动纲要（2019—2022年）中重点提出，要开展互联网＋护理提升工程以加快落实《"健康中国2030"规划纲

要》。养老照护服务与从业者信用数字化密不可分，不仅上述提到的慈善信用需要有一套数字化技术支撑，还需要囊括真实服务提供、服务评价、服务管理、服务监督，包括服务培训补贴的发放与监督。

目前，我国还没有成熟的居家养老照护服务人员信用体系。构建居家养老照护服务人员信用体系，不仅可以解决居家养老照护服务提供者、购买者双方基于安全的顾虑，而且可以大大提高从业人员的社会地位与社会信用等级，从而促进城镇下岗人口的再就业，吸引更多城镇年轻人加入这个具有专业技能门槛的为老服务行业。

建立居家养老照护人员执业保障体系

居家养老照护人员多是通过第三方养老服务机构或是线上平台获得劳动机会。但受劳动场景、劳动时长、劳动强度、劳动属地、劳动内容不确定等因素影响，没有哪家企业、平台敢于采用固有的劳动关系为这部分人员承担社会保障，这部分人群理应获得劳动保障却得不到，合法权益也无法得到保护。居家养老照护服务人员应该可以自由选择缴纳社保的方式，由其自助在接单的平台账户上自主缴纳或者由平台代缴，释放更多的松散灵活的就业模式，让城镇人口里面的兼职人群获得劳动机会的同时也能获得社会劳动保障。

同时，对于居家养老照护服务人员服务过程中可能出现的民事纠纷、服务事故等应借鉴、完善国外成熟的养老服务职业商业保险以及风险管理经验，并且建立工会组织提供法律方面的援助。

引入国外成熟的行业标准、机构、专家、人才、培训、教材

国外老龄化发展较早，养老照护服务的职业教育、职业标准比我国有更多的经验与案例。如德国标准化学会（DIN），研究居家养老照护服务的标准化流程、服务内容、质量控制与风险控制。包括日本介护服务非常适合我们国家，日本养老介护服务的培训，培训内容非常实用、服务流程非常注重隐私保护，服务内容非常细致、人性化，能深刻感受到养老照护服务品质（现在日本也大量缺少年轻的养老照护服务人才，日本大量招聘东南亚国家的人力到日本从事这个业务）。建议国家放开引入国外养老人才在华的工作签证审批，引入专业师资力量和培训教材。

鼓励城镇就业人员、医疗健康领域专家参与居家养老照护服务发展

好的养老照护服务离不开提供养老照护服务者的认知提高、技能发挥、情感投入、服务内容的设计、服务边界的标准、服务风险的法律援助。居家养老照护服务所需要的前述社会保障机制逐渐配套后，吸引更多城镇具有一定文化素质、职业素养的就业人群

参与行业发展，才能极大改善居家养老照护服务交付水平与数量。

同时，鼓励医疗健康领域的专家积极参与建立多学科养老照护服务共识，社区卫生机构工作人员，特别是家庭医生、护士从运动、营养、睡眠、慢性疼痛的健康管理服务为老年健康管理服务开展远程或上门指导，让居家养老照护服务人员在健康管理服务指导下开展更有价值的工作内容，提升社区卫生机构家庭医生、护士、居家养老照护服务人员的自身收入结构，也切实通过服务改善老年人的生活品质与健康状况。

增加居家养老服务家庭消费报销机制

我们看到，为了改善生育问题，2021年6月26日《中共中央、国务院关于优化生育政策促进人口长期均衡发展的决定》加强税收、住房等支持政策。研究推动将3岁以下婴幼儿照护费用纳入个人所得税专项附加扣除。

建议增加居家养老服务家庭消费报销机制，鼓励企事业单位为购买老年居家年照护服务的职工报销一定比例的费用。家庭在职成员的消费（以发票为准）可以在本单位工会经费、员工福利以及补充医疗保险等目录列支，也可以在年底个税清缴中进行减免。

设立居家养老照护服务发展基金

养老照护服务行业是人力密集型行业，利润与增长是线性轨迹，服务对象是家庭老年人群，服务工作具有普惠性质，不是一个暴利行业，这样的业务特性会造成投资回报低、周期长，不是资本市场喜欢、追捧投资的领域。因此，也造成了社会资本放弃或者不看好该领域的投资。建议国家从政治高度重视，鼓励地方政府成立行业早期的VC资本，加大这个行业的股权投资力度，鼓励资本市场支持行业龙头企业上市融资。

17.

长期护理保险经办中照护管理师的探索与实践

■ 黄春芳[*]

日本经验

日本介护保险背景

日本随着人口老龄化，老龄及失能人员剧增，照护服务相关人才显现出巨大缺口。为了应对这些情况，日本于2000年颁布了《介护保险法》，宣布了介护保险制度正式确立。该制度每5年会修改一次。

介护保险的制度框架

目前，日本介护保险在市町村内统筹。

从参保范围来看，40岁以上公民强制缴纳。日本介护保险的参保范围按年龄分为65岁以上（称为"第一类参保人"）及40~64岁（称为"第二类参保人"）两部分。两者在筹资方面有所差别，总体呈现"课税越少、收入越低的缴纳倍率越低，反之越高"的趋势。筹资金额每3年调整一次（详见表1）。

在服务体系方面，两类参保人群在保障范围方面有所区别；服务内容不仅囊括了生活照料和医疗护理，而且涉及了失能预防、健康管理；待遇水平方面，日本是按照介护等级不同进行了严格区分，由地方政府（市町村）直接支付（详见表2）。

---

*黄春芳，泰康养老保险股份有限公司照护保险部总经理。

表1	参保人群在参保范围方面的区别
参保范围	第一类参保：年龄在65岁以上的所有人员（不论是否参加了医疗保险）； 第二类参保人：年龄大于40岁小于65岁的已参加各类医疗保险的人
筹资渠道	政府财政+个人缴费
筹资标准（年）	中央政府25%+都道府县（相当于中国的省级政府）12.5%+市町村12.5%+第一类参保人个人承担22%+第二类参保人个人承担28%，形成全国性基金； 第一类参保人：定额缴费，在确定全国平均额度的基础上，针对不同收入人群设定调整系数，缴纳保费的调整系数分为9档； 第二类参保人：按比例缴费，保险费依据基本收入及居民税课税情况在基准额的0.5~1.5倍之间分设6个档次。初期在职者缴费比率大概为月收入的12‰（扣缴基准上限设为34万日元，即缴费上限4 080日元）加奖金的12‰（扣缴基准上限设定为年度累计540万日元）；退休人员缴费比率为退休金的12‰（扣缴基准上限设为20万日元，即缴费上限2 400日元）

表2	参保人群在保障范围方面的区别
服务对象范围	满足以下任意一条件即可： （1）65岁以上的居民有护理需求即可申请享受待遇； （2）40~65岁的居民有护理需求且仅限定在被确诊患有16种特定疾病（帕金森、晚期癌症、慢性风湿性关节炎等）
服务类型	按照服务类型，接受居家服务（含预防）的388.5万人、社区依托型（含预防）服务的81.3万人、机构服务的93.0万人
服务内容范围	生活照料、医疗护理、失能预防、健康管理、辅具及适老化改造
服务支付标准	各护理档均设有支付限额，在限额内使用服务时，个人自付10%。超出限额个人全额负担，共分为7级别：（单位：日元/月）： （1）需要护理1级：10 641； （2）需要护理2级：12 505； （3）需要护理3级：17 169； （4）需要护理4级：19 639； （5）需要护理5级：22 992； （6）需要支援1级：3 189； （7）需要支援2级：6 677

业务流程和主要角色

从国际上长期护理保险经验来看，包括日本在内的各国均根据业务流程中不同长期护理人才需求，建立相应的人才培养和认证机制。

结合日本介护保险业务流程来看，参保人从参保到享受服务需要经过逐级审核：参保人根据个人情况与主治医师进行商讨是否需要提出失能评估申请；在经得主治医师同意后，参保人要先向地方申请，之后由地方政府进行调查和审查；如果地方政府审查认定该参保人确实需要照护，会组织专业小组（专业小组由医事人员、照护管理师等组成）根据参保人的情况认定3个不同的标准，即需要护理、需要支援、自立（不需要护理）。根据身体状况，需要护理又分为5个等级（需要护理1~5级），需要支援又分为两个等级（需要支援1~2级）。接下来，照护管理师会为参保人制订照护计划。介护士会为参保人提供服务。服务结束后，服务给付则由地方政府（市町村）直接进行结算（详见图1）。

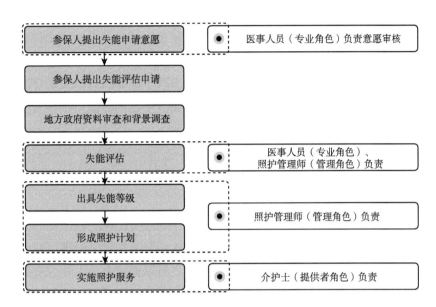

图1 日本介护保险业务流程示意图

针对以上不同流程中对人才的需要，日本将介护保险中照护服务相关的角色进行了严格划分，划分为管理者角色（照护管理师）、专业角色（医疗专业人员、医事人员）、长护服务主要提供者角色（介护士）等，确认了照护管理师是必须设立的职位，并对照护管理师内涵定义、工作职责、资格认证、培训内容等做出了明确的规定。2006年，日本出台《关于照护管理师素质提高事业的实施法规》，增加了照护管理师的资格更新制度，并对照护管理师工作流程和进修体系做出全新的规划与要求。

照护管理师职业介绍

照护管理师（日文称"介護支援専門員/ケアマネージャー"，英文称"Care Manager"），国内有学者将其翻译成"介护支援专门员""介护经理人"等。根据日本《介护保险法》第7条第5项的规定，照护管理师是指为参保人能够在家里享受照护服务，根据参保人的生理状况、心理情况、生活环境等，结合参保人及其家属意愿，制订相应的照护计划，并及时与照护服务人员进行沟通与协调的专业人员。照护管理师可全职或者兼职（兼职照护管理师通常由照护服务机构中有资历的管理人才兼任）。不论是全职或者兼职，履行照护管理师职能时，由照护管理机构统一进行管理。照护管理机构也叫"介护支援机构"或"介护管理机构"，区别于照护服务机构，为只负责管理、协调照护管理师的独立机构，不提供具体照护服务，该类机构由地方政府进行管理。

日本照护管理师职位的设立，规范了介护保险服务提供流程，不但使照护服务更贴合参保人需求，而且在一定程度上保证了服务效果。目前，照护管理师已经成为日本介护保险中不可或缺的职业。从工作量上来看，每一位照护管理师同时服务参保人的理想人数是35人左右，并保证每月去1次参保人家里确认参保人满意度和身体情况变化，必要时调整照护方案。为此，照护管理师每天一般要走访3~4家，通过事前准备资料和事后整理记录实现对参保人情况了如指掌。本报告主要介绍日本照护管理师主要工作内容、培养路径、认证条件、晋升通道等，为提高我国长护险试点服务质量水平提供借鉴。

主要工作内容

照护管理师是介护保险中的"管家"，负责了解参保人照护需求，制订照护计划，推荐照护服务机构，协调服务资源。

从工作流程上来看，照护管理师提供服务具有严格流程，共分为七大阶段。

第一阶段：接受失能评估申请。参保人根据个人情况与主治医师进行商讨是否需要提出失能评估申请。在经得主治医师同意后，参保人可以提出申请，并与就近照护管理机构签订服务合同；合同签订后，照护管理机构会分派照护管理师，由照护管理师接受失能评估申请。

第二阶段：评估及出具失能评估结论。由专业小组（专业小组由医事人员、照护管理师等组成）上门共同完成失能评估，照护管理师负责对参保人的身体情况、家庭情况及服务需求进行了解，确认参保人失能等级。

第三阶段：制订照护计划。照护管理师对参保人失能情况、病理生理特征等情况进行研究，在综合考虑照护服务类型、服务需求频率、家庭状况等基础上制订初步计划，并向参保人说明、取得参保人及其家属同意；根据参保人个性化照护需要，照护管理师会适当推荐照护服务机构，介绍不同照护服务机构的特点、专长、既往服务情况，由参保人进行最终选择。

第四阶段：召开照护小组会议。该会议由参保人及其家属、主治医师、照护服务机构负责人及机构服务人员、照护管理师共同参与，不但对参保人的情况及需求进行进一步的了解，还对照护计划进行调整、细化。

第五阶段：监督照护服务实施。一般是通过定期回访的方式进行监督服务结果，并不监督服务过程。

第六阶段：定期回访。照护管理师定期上门确认参保人状况、服务满意度、意见与建议，并与介护士进行沟通。

第七阶段：调整介护计划。在经得参保人同意的前提下，照护管理师每月都会为其填写服务利用表，并根据具体情况对介护计划进行调整（详见图2）。

从工作模式来看，照护管理师并非"专人独断"，以"照护小组共同研究作业"为基本工作模式，由参保人及其家属、主治医师、机构服务人及机构介护服务提供者及照护管理师共同参与，强调照护管理师与照护服务机构之间的良性互动。"照护小组共同研究作业"模式能够有效提高照护服务供给效率与供给质量，避免照护服务资源浪费，从而能更好地保证参保人过上有尊严的生活。

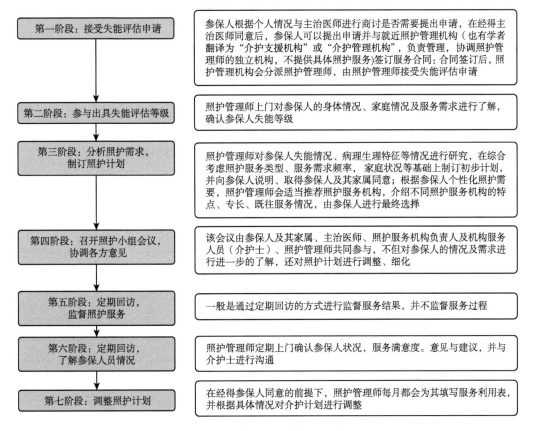

图2　照护管理师工作流程示意图

培养路径

整体来看，照护管理师采用的是职业资格认证的培养方式。

从管理部门来看，日本采取统一管理方式。日本主要由厚生劳动省管理培养、都道府县负责认证。

从培养内容来看，照护管理师需要修完87课时研修课程才能提起认证。

认证条件

通过以上工作内容和模式，照护管理师不仅需要熟练掌握失能评估、分析照护服务需求的能力，同时还需要有照护服务、保健医疗服务、福祉服务领域的理论知识和实践经验，并了解相关领域政策法规，所以照护管理师经过培训之后，仍然有严格的认证条件（详见表3）。

表3　　　　　　　　　　　照护管理师认证条件

		照护管理师研修课程	学时
讲座		长期护理保险制度的概念、现状与护理管理	3
		了解护理管理相关的法律法规	2
		以社区为基础的综合照护体系和社会资源	3
		与医疗合作意义和护理管理所需的多学科	3
		人格、权利倡导和道德规范	2
		护理管理流程	2
		培训方向	1
讲座加练习		自立支援护理管理基础	6
		作为咨询援助专业人士的基本立场和咨询援助技术的基础	4
		利用者、多种职业的解释和约定	2
		护理支持专家所需的管理（团队管理）	2
	护理管理基本知识和技术	接待和咨询合同	1
		如何评估和理解需求	6
		制订家庭服务计划等	4
		服务人员会议的意义及如何进行	4
		监督和评价	4
		实训回顾	3
	护理管理的发展	基本认识	3
		脑血管病相关病例	5
		痴呆症相关病例	5
		肌肉骨骼疾病和废用综合征病例	5
		内脏功能障碍病例（糖尿病、高血压、血脂功能障碍、心脏病、吸盘病、肾病、肝病等）	5
		护理相关案例	5
		评估和家庭服务计划等的综合练习	5
		回顾整个培训，交换意见，评论	2
实践培训		护理管理基本技术实践培训	
合计			87

从申请条件来看，照护管理师的申请人可选择全职或者兼职，且对职业有所要求（全职要求原职业，兼职要求现职业）。首先，必须来源于《介护保险法》中所规定的21种职业之一（如介护福祉士，看护师/准看护师，医师，药剂师，保健师等），并具备5年以上医疗保健方面的工作经验；其次，照护管理师的职业来源主要来自介护福祉士、看护师/准看护师、咨询援助业务等3种，其中，介护福祉士占照护管理师总人数的

43.9%、看护师/准看护师占照护管理师总人数的24.0%、咨询援助业务等从业者占照护管理师总人数的11.2%。

从认证条件来看，照护管理师资格并非国家认定，而是根据政令、省令的规定，申请人在完成相关考试及培训要求后，由申请人所在的都道府县知事为其颁发照护管理师资格证书。照护管理师考试内容分为照护支援和保健医疗服务两部分，总分为60分，不同年份对两部分的合格成绩要求有所不同。

晋升通道

优秀的照护管理师可通过进修、认证等方式晋升为主任照护管理师。晋升需要满足以下条件，取得照护管理师满2年，且任职期间由都道府县认定为表现优秀，同时符合以下①至⑤中的任一项。

①全程参与照护管理师官方研修企划、同时有课程讲师和主持人经验的人；

②每年参加4次以上地区综合支援中心和职能团体等举办的非法定研修等的人；

③在日本护理管理学会等举办的研究大会上，有演讲等经验者；

④日本护理管理学会等认定的护理经理；

⑤对主任照护管理师业务有充分的知识和经验，被都道府县认证。由于晋升渠道严苛，晋升人数寥寥无几。

泰康照护管理师团队建设的实践

长期护理服务的质量保障是长期护理保险制度长效运行的关键。试点期间，护理服务计划制订及提供主体主要为养老护理员，而养老护理员专业能力不足，因此两大问题尤为突出，即服务供需不一致和护理服务质量低。

泰康借鉴日本照护管理师经验基础，依靠集团内部医养资源，在长期护理保险制度体系下，于2019年首创建立照护管理师制度，旨在通过制订个性化护理计划，按需满足参保人护理服务需求、指导和监管照护服务实施，解决了长护险中照护服务供需不匹配和服务质量低的两大难点。

主要工作内容

结合长期护理保险经办服务和日本照护管理师工作职能，泰康照护管理师工作内容主要包括照护计划制订、照护服务指导、监督照护服务实施和定期回访及满意度调查等。此外，还提供公益培训等创新服务，组织所辖片区内护理服务人员或失能人员亲属开展照护服务技能公益培训。

照护计划制订：根据参保人失能评估结果、病理生理特征等情况，在政策范围内为失能人员制订个性化、差异化，适宜适度的照护服务计划；

照护服务指导：熟练掌握长期护理保险护理服务标准和操作规范，具备指导家属和护理服务人员开展服务的专业技能，定期通过电话、视频、上门等多种方式开展照护服务指导；

监督照护服务实施：定期或不定期对居家上门护理服务人员（或亲属）服务真实性、完整性、有效性核查，以及居住地周边的侧面走访调查工作；

定期回访及满意度调查：定期上门确认参保人失能及生存状态、服务满意度。

管理体系

培训管理

为持续提升照护管理师队伍专业素质和技能，泰康将结合项目特点每年度制订专业技术人才培训与发展计划，采取集中授课、在职学习、以会代训、网络学习等多样化形式，针对围绕理论知识、护理技能、医学知识、稽核风控和沟通技巧等维度开展专业培训，针对不同层级的照护管理师设计了差异化的培训课程，课程难度及能力要求随职称等级依次递进，全面提升照护管理师团队的专业技能和综合素质。每层级总培训时长不低于30小时。

培训考试分为理论知识、技能以及综合评审三大部分，均实行百分制，成绩皆达80分以上者为合格。

考核管理

为保障照护管理师专业能力，每年度集中组织考核工作，制定属地化考核管理细则，围绕工作态度、工作内容、工作能力和工作纪律4个维度，对从事照护管理工作的经办服务人员进行全面、客观的考核，考核结果作为照护管理津贴发放及晋升的依据。

晋升通道

照护管理师等级共分为"三阶六级"，由低到高依次为初级照护管理师、中级照护管理师、高级照护管理师，每阶内部分二级，逐级申请晋升。从低阶到高阶晋阶必须通过培训及考试形式获得，每阶内晋级必须通过年度考核形式获得。

泰康实践初步效果

截至2022年12月底，泰康已组建116人的照护管理师专业队伍，累计服务时长218 650小时，累计服务736 380人次，其中上门照护指导35 352人次，公益培训46 233人次。服务过程中主要发现两大问题并及时解决：一是护理服务与需求不匹配，如待遇享受人周某（失能情况：进食及修饰均得分10分），但其护理服务计划却常规性提供协助进食和面部与口腔清洁等护理服务；二是护理服务不按计划执行或执行过程不规范。

长期护理保险照护管理师团队推出以家庭为单位，定期一对一上门针对失能老人家属进行居家照护指导，辅以政策宣讲、专业知识培训等特色护理模式，有效纾解失能老人护理之忧。

周伯伯现年83岁，患有多发性脑梗死、脑梗死后遗症，偏瘫在床，生活无法自理，多年来一直由体形消瘦的王阿姨照顾。2022年6月1日周伯伯被评为重度失能，开始享受长期护理保险。其进食及修饰均得分10分，但护理机构为周伯伯常规提供协助进食和面部与口腔清洁等护理服务。

得知这一情况后，长护险经办人员中有着护理专业背景的照护师管理团队根据周伯伯的身体状况进行分析研究，删减不需要的协助进食和面部与口腔清洁两项服务项目，并制订了一套专属周伯伯的护理服务计划，包括翻身训练、两肢摆放、健康知识教学、心理服务建设、多方资源聚合、科学饮食调节等，定期一对一上门与周伯伯聊天、互动、护理指导。几周下来，周伯伯的精神状态较之前好了不少，从闭口不言到慢慢吞吞地说出一些简单的话语，脸上的神情也有所改变。经过有效的心理疏导及专业的护理计划，周伯伯身体状态也有所好转，从一开始的卧床不起，逐渐在心理服务建设下同意通过家属搀扶，进行适当的肢体锻炼，长期卧床形成的压疮也有了明显的好转。慢慢地，王阿姨掌握了体位护理、进食护理、皮肤护理的各项要点和风险点，两位老人自信心都得到了增强。

启示、风险点及探索

启示

自日本《介护保险法》实施以来，照护管理师作为参保人和照护服务人员之间的协调者，对于改善照护服务效果、提高照护服务水平起到了至关重要的作用。

照护管理师制度实施的合理性主要体现在如下五大方面。

一是以参保人的服务需求为导向，设计出具有针对性的介护计划，能够合理管控参保人接受照护服务的数量，提升参保人接受服务的质量。

二是能够缓解参保人的家庭照护者负担，照护管理师的介入，既可以通过安排服务项目、提供服务信息和资源等方式节省家庭照护者的时间成本，又可以通过交流、倾听、鼓励等非职责规定的方式为家庭照护者提供一定的情感支持。

三是注重提升照护服务的实际效果，通过照护管理师与照护服务人员之间的良性互动，及时对参保人的照护计划进行适当的调整。

四是实现对参保人健康状况的全过程监管,有利于形成弹性的照护服务准入与退出机制。

五是有效控制照护费用支出,根据《介护保险法》的相关规定,不同等级的参保人都有其相对应的费用给付限额,当参保人在使用介护服务过程中费用超过了其对应的费用给付限额,超额的费用必须由参保人本人承担。照护管理师的一项重要职责就是对参保人的介护费用进行管控,避免给参保人及其家庭造成额外的经济负担。

风险点

虽然照护管理师制度的实施带来诸多益处,但该制度也需要关注一些问题。

一方面由于照护管理师可以由照护服务机构管理人员兼任,这部分兼职照护管理师与照护服务机构存在着雇佣关系,在利益驱动的作用下,安排的服务内容组合可能侧重于满足照护服务机构的盈利动机,诱导参保人进行过度消费,既浪费了介护保险基金又降低了服务利用效率;另一方面,站在照护管理师自身的立场,有些照护管理师为了积攒人脉、扩大社交圈,向参保人推荐介护服务机构时偏向于"关系户"优先。

泰康探索

泰康在借鉴日本照护管理师基础上,立足我国长护险试点情况,首创照护管理师团队。一方面,照护管理师从参保人角度出发,结合其具体情况,制订个性化照护服务计划,确实提高了照护服务供需匹配程度,提升了长护基金的使用效率;另一方面,照护管理师针对每个家庭的不同需要,通过指导服务过程,监督服务结果,不但体现了泰康人文关怀,也在一定程度上提升了照护服务质量。

同时,在照护管理师团队建设的实践过程中,泰康作为商业保险公司,其培养的照护管理师和参保人、照护服务机构之间不存在雇佣等利益冲突关系,有效规避了介护保险中照护管理师存在的风险点。

18.

我国居家康复护理服务的探索与实践

■ 虞娟*

居家康复护理服务发展概述

居家康复护理服务的需求

人口老龄化已是全球普遍现象，人口快速老化也已经成为当前及今后很长一段时期我国最重要的基本国情。国家统计局数据显示，2021年我国65岁以上老年人口约2亿，占全国总人口的14.2%，呈现老龄化程度加快的趋势。预计到21世纪中叶我国老龄化将达到高峰，65岁及以上人口占全国总人口的比例将接近30%。随着老龄人口的快速增长，因病/意外失能的老年群体也将不断扩大，根据全国老龄办调查统计结果，我国约有4 000万失能老年人，占同期老年人口的近20%。

人口老龄化进程的加快导致社会养老问题日益突出，大力发展居家养老服务模式既符合我国老年群体的传统观念、满足他们在熟悉的环境安度晚年的情感需求，也能弥补机构养老远离亲情缺乏安全感的缺陷、降低养老成本、节约社会资源、提升我国养老保障体系整体水平。目前，我国已经形成了顺应国情的"9073"养老模式，即约90%的老年人选择居家养老，约7%的老年人依托社区养老，约3%的老年人选择养老机构养老。作为居家养老服务的重要组成部分，居家康复护理服务可以通过居家状态下科学康复训练、专业护理、预防指导及心理关怀等多个方面，有效提升老年人康复效率、预防并发症及复发，提高生活品质，延缓他们进展到失能半失能的长期照护状态。

从行业现状来看，出于专业程度受限、市场供给不足等原因，国内居家康复护理服务常常难以满足老人的真实需求。老年人居家康复护理服务体系的完善、服务供给能力的提升、服务标准规范的制定和行业政策的保障对于帮助老年群体恢复身体机能、提升

---

*虞娟，上海抚理健康管理咨询有限公司董事长。

老年居家生活品质等多个方面有着重大意义。

居家康复护理服务的价值

促进功能恢复，提升生命质量

失能半失能或患病出院后的老年群体在面对家中熟悉的群体和环境时，独立生活的责任感随之增强，同时主动参与康复的能力和意识增强。通过接受科学的居家康复护理服务，有助于促进功能恢复、缩短康复进程，从而改善生活质量。同时，老年人在居家康复过程中常出现严重的情绪、社会心理和认知问题。居家康复护理服务的心理干预，能够有效改善其心理状态，保持稳定的情绪，提高对医嘱的依从性，进而加强其自我管理水平，促进康复。

为家庭照护者赋能，提高照护者的照护能力

面对失能半失能或患病出院后的老年群体，家庭照护者常无法快速适应新的角色，缺乏相关护理知识，身心无疑都承受着巨大的压力，从而产生了诸多精神、心理等方面的问题和对照护知识的迫切需求。若家庭照护者缺乏照护技能，未能给予正确的照护，则易导致老年人很多康复问题，降低其生活质量。居家康复护理服务能提升家庭照护者的专业知识及照护技能，对提高老年群体的康复效果有重要价值及意义。

节约医疗成本，降低家庭及社会经济负担

当前，在我国专业康复资源十分有限的情况下，科学的居家康复护理服务能够促进医疗资源的合理分配、显著节约医疗成本费用的开支，减轻老年群体家庭与社会负担，加快老年群体身体机能恢复，减少再入院率、降低疾病复发率等，提高社会整体卫生经济效益。

居家康复护理服务发展的驱动因素

政策端

近年来，我国大力发展居家养老服务，政策脉络不断清晰，政策资源持续倾斜，加快推动居家养老发展。

一是加大政策支持力度。国家先后出台近百项养老服务发展的综合性政策，内容包括社区服务、养老方式变革、养老服务市场化等多个方面。同时也明确提出要"引导商业保险机构加快研究开发适合居家护理、社区护理、机构护理等多样化护理需求的产品"，满足老年人日益增长的多层次、高品质健康养老需求，发挥保险公司社会"稳定器"的作用。

二是强化财政的支持。2016年起，财政部和民政部在全国启动改革试点，重点支持发展居家养老七大领域。

三是加强基础性制度建设。面向困难、高龄、失能等弱势老年群体，支持扶助困难群体政策不断推出。

与此同时，各地也加快推进居家康复护理服务专业人才队伍建设：扩大了人才培养的规模；创新了人才培养的模式；提高从业人员的专业及职业素养。

需求端

人口老龄化程度持续加剧，居家康复护理服务发展势在必行。当前，我国老年人口基数大、增长快，高龄化、空巢化的趋势明显，需要照料的失能及半失能老人比例也随之增高。在这样的背景下，进一步提升了老年群体对于居家康复护理服务的保障需求。

除此之外，人口结构的变化也加剧了家庭养老的负担，助推了居家康复护理服务的发展。目前，我国的家庭人口大多是"四二一"或"四二二"的结构，也有大部分属于"八四二一"的结构，这样的家庭结构也就直接导致了老年人口抚养比迅速上升，养老负担日益沉重。

居家康复护理服务发展现状

服务体系不完善

目前，我国居家康复护理服务体系尚不完善，服务项目/内容比较单一且层次低。随着物质生活水平的提高，人均预期寿命的延长，老年群体在经济、文化、需求等领域的诉求呈现出多样化、分层性的特点。老年人亟须的日常照料、康复护理、医疗救助、精神慰藉等多个方面的需求发展较为滞后，特别是针对高龄、空巢、失能等不同类型的老年群体的不同需求甚至复合型需求难以满足，而老年群体迫切需要有人为他们提供专业化、多样性的居家康复护理服务。

服务供给不足

中国居家康复护理服务还处在发展初期阶段，面临着康复护理服务人员短缺、年龄结构不合理、康复护理服务队伍专业性不强等问题。养老服务从业人员无论是从数量上还是质量上均无法满足社会需求。据全国老龄委数据，我国生活无法自理的老年人已经超过4 200万人。按照国际护理员与失能失智老人3∶1的配置标准要求，至少需要1 300万名护理员；按照中国民政部标准5∶1计算，也至少需要800万名护理员，我国居家康复护理服务人员严重不足。

我国从事老年人康复护理的专业人士很少，多数居家康复护理服务人员年龄偏大、技能薄弱，缺乏对老年人生理、心理等方面的需求了解。受工作环境、经济收入、社会地位等因素的影响，专业护理员流失严重。同时，由于从业人员相关的职称评定、养老保障等政策支持不完善，导致专业人才极度匮乏。

行业标准缺失

2016年国家长护险出台为失能老人的长期照护需求提供了基础保障，康复护理领域也在国家政策支持下快速发展，但社会依旧面临着巨大的供需矛盾。尽管商业保险机构也在大力推荐"保险＋健康管理"相结合的创新举措，但尚缺乏行业统一的、符合我国市场现状的居家康复护理相关专业服务标准和规范，而居家康复护理服务的标准化建设与实施，有助于保险公司进一步探索"保险＋服务"的创新产品开发。

抚理健康的探索与实践

居家康复护理服务内容完善

针对失能半失能及病后、术后有康复需求老年人群

针对失能及半失能老年人群，抚理健康为其提供长期的居家康复护理服务，提升失能人员居家生活品质、减轻照护者的照护负担。针对病后、术后有康复需求的人群，抚理健康为其定制个性化的阶段性居家康复护理服务方案和上门康护指导服务，提升康复效率、缩短康复周期。历经6年，抚理健康服务团队已将含生活照料、专业护理、预防指导、心理关怀、康复锻炼和健康管理在内的"六位一体"专业居家康复护理服务带入数万户家庭。

针对患有专项疾病的老年人群

针对患有脑卒中、帕金森、阿尔茨海默病、呼吸功能衰竭、心功能衰竭、髋关节置换等专项疾病的老年人群，抚理健康为其提供专项疾病居家康复护理服务。根据不同疾病的特点及患者具体症状表现，结合专病评估结果，从舒缓病情、风险控制、机能恢复和照护者赋能4个方面着手，为患者定制阶段性、针对性的居家康复护理服务计划并提供上门康护服务，帮助患者减轻身心痛苦、预防复发风险、减缓疾病恶化，同时提升照护者应对能力，让照护者更好地配合患者锻炼、提供日常照护。

专业居家康复护理服务人才培训

抚理健康重视专业建设，自建了经验丰富的以执业医师、执业护士和养老护理员为

主的2 000余人的全国居家康复护理服务团队，并搭建了国内1 000余家权威三级医院及2 000多名副主任以上级专家合作网络，服务资源有效覆盖全国31个省份及直辖市的331座主要城市。

抚理健康现已建立完善的培训课程体系，重点围绕客户服务、业务流程、服务技能、专业技能、理论知识、专业提升等几大板块为全体服务人员进行定期培训并考核，确保培训做到服务岗位全覆盖、服务项目全覆盖和服务环节全覆盖，培训形式含直面授课、在线课程、案例讨论、实操演示等。通过6年多的实践与积累，该培训体系已经在南通、上海、北京、成都的长期护理保险服务中，以及与商业保险公司在院后居家康复护理服务的合作中得到了充分的验证。

此外，抚理积极投入专业力量，与复旦大学医学院、上海交通大学医学院、第二军医大学、苏州大学医学院、南开大学保险系及上海心理学会等专业院校及学会开展科研合作，持续对外输出专业知识。近几年来，抚理深度参与泰康溢彩护理骨干、管理者培训教材及系列培训、南通市医保局长护险照护培训、国寿蛮牛科技健康培训、平安养老长护险照护培训等多个项目，助力行业加快推进养老服务业人才的培养。

启动居家康复护理服务标准化建设

近年来，商业保险机构在大力推进保险+健康管理相结合的创新举措，从保险产品创新及"服务+保障"方面做了许多的探索和尝试，但是仍缺乏行业统一的、符合我国市场现状的相关专业服务标准和规范。

基于这样的背景，为了促进居家康复护理服务的规范发展，加强健康保险与居家康护服务相结合，提升保险机构在提供居家康复护理类健康管理服务方面的专业性，中国健康管理协会与中国保险行业协会于2021年9月17日共同发布了《保险业健康管理标准体系建设指南》。为推进该指南的标准化体系建设，中国保险行业协会与中国健康管理协会于2022年初开始启动保险服务健康管理标准化建设工作，并于2022年3月9日正式召开了"保险业健康管理标准体系建设第一期论证会"，抚理健康作为行业领先的居家康复护理领域的专业服务公司，向参加本次会议的行业协会领导、相关领域专家进行了脑卒中居家康复护理服务标准提案的专项汇报，得到与会领导和专家的肯定，正式批准立项，由抚理健康牵头启动脑卒中居家康复护理服务行业标准制定工作。

服务实践：服务规模及服务发展现状

针对失能、半失能老年人群的居家康复护理服务实践经验

2016年，抚理健康于南通成立国内第一家专业"照护服务"有限公司与"专属居家照护实训与体验中心"，作为第一家专业居家照护服务机构参与南通市居家照护项目设

计，成为南通模式的"服务践行者"。

2017年，上海抚理护理站成立，凭借专业的服务，上海抚理护理站成为市人大长护险调研单位。

2019年，抚理北京、成都事业部先后成立，北京抚理成为北京市石景山区第一批长护险试点单位，成都抚理则顺利推动长护险居家照护实践落地。

目前，抚理已成为北京、上海、南通、成都、天津、南京、南宁、常州、无锡等地国家长护险定点服务机构，拥有数十家医疗护理站、日间照料中心、社区健康评估中心等服务机构。抚理健康在历经6年时间、超百万次居家康复护理服务的锤炼下，已经将专业居家照护服务送入近5 000户家庭。在不断扩大服务覆盖人群的同时，抚理也坚持将服务品质放在首位，长期在各地卫健、医保、民政及第三方客户满意度稽查中名列区域前3，客户服务满意度保持在99.7%以上。

"家庭病床＋延续护理"居家康复护理服务实践经验

2019年，抚理健康与南通市第一人民医院组成医疗联合体，于南通市第一人民医院神经内科病区设立延续护理评估工作站，开启江苏省第一个专业延续护理服务试点。

抚理健康在脑卒中院后居家康护服务上取得一定成效。2019年9月起，抚理健康为脑卒中、颅脑外伤患者提供院外居家康复护理服务，打造"医院—社区—居家"一体化闭环服务，实现服务延续、管理全程、康护到家。自试点服务以来，共有219名患者享受这一居家康复护理服务，取得了相对可观的成效（具体可参见服务成效评估表），患者及家属的满意率达99%。作为江苏省首个专病护理惠民项目，获得学习强国平台专题报道（详见表1）

表1　　　　　　　　　　　　　服务成效评估表　　　　　　　　　　　单位：%

评估内容/服务成效	ADL	IADL	微型营养	跌倒风险	疼痛专项	心里痛苦	深静脉血栓形成风险	压疮风险
好转率	76	63	82	84	78	84	68	100
部分好转率	13	24	16	6	18	8	—	—
不变	11	13	2	10	4	8	32	—

针对病后、术后人群的居家康复护理服务实践经验

2018年，针对病后、术后人群面临的院后居家康复周期长、康复效率低、并发症风险高、患者及家庭心理和照护压力大等痛点，抚理健康首创以患者为中心的院后居家康复护理服务产品，包含身体状况评估、康护目标确定、康护计划制订及上门护理服务、心理咨询、服务评价等一整套完整的闭环居家康复护理服务。

截至目前，抚理健康累计为超20 000位客户提供60 000余次康护服务，服务实际送达全国301座城市，服务满意度达99.6%。同时，抚理共为60余家大中型保险公司及再保险提供了200余个综合服务解决方案，服务覆盖超2 500万被保险人。

　　未来，随着国家政策的大力支持、行业标准和规范的建立和完善、长护险和各种商业护理险种逐渐丰富以及更多的专业居家康复护理机构的出现，我国居家康复护理行业也必将在资本推动、护理人才培养、社会办医机构市场快速发展之下进入"高速路"，为日渐加快的人口老龄化社会提供完善的"后勤保障"

鸣 谢

在本报告付梓之际，我们衷心感谢给予我们宝贵支持的机构和个人。各机构提供的翔实数据和宝贵经验使本报告的分析和论证更具说服力和实践指导意义；各位专家和同仁的专业见解、深邃研究及无私奉献，为本报告赋予了更加丰富的内涵和更高的学术价值；我们衷心感谢关注支持本报告的读者们，期待能在我国老年健康保险保障创新发展过程中提供更多的建议。

我们衷心感谢：

中华联合人寿保险股份有限公司

中国人寿再保险有限责任公司

中国人民健康保险股份有限公司

泰康养老保险股份有限公司

泰康之家（北京）投资有限公司

太平洋保险养老产业投资管理有限责任公司

中汇人寿保险股份有限公司

招商局仁和人寿保险股份有限公司

大家保险股份有限公司

瑞华健康保险股份有限公司

新华养老保险股份有限公司

北京壹心壹翼科技有限公司

阳光人寿保险股份有限公司

君康人寿保险股份有限公司

新华家园养老服务有限公司

中国老龄科学研究中心

中国健康促进基金会

中华慈善总会

中民养老规划院

明德丰怡精算咨询（上海）有限公司

上海抚理健康管理咨询有限公司

北京甲子科技有限责任公司

北京今日保信息科技有限责任公司

远盟康健科技有限公司

北京远盟健康科技有限公司

中国健康管理协会与北京群畅健康管理应用技术研究院向所有贡献者致以最崇高的敬意和最诚挚的感谢！